ナーシング・プロフェッション・シリーズ

腎不全・透析看護の実践

松岡由美子／梅村美代志 編

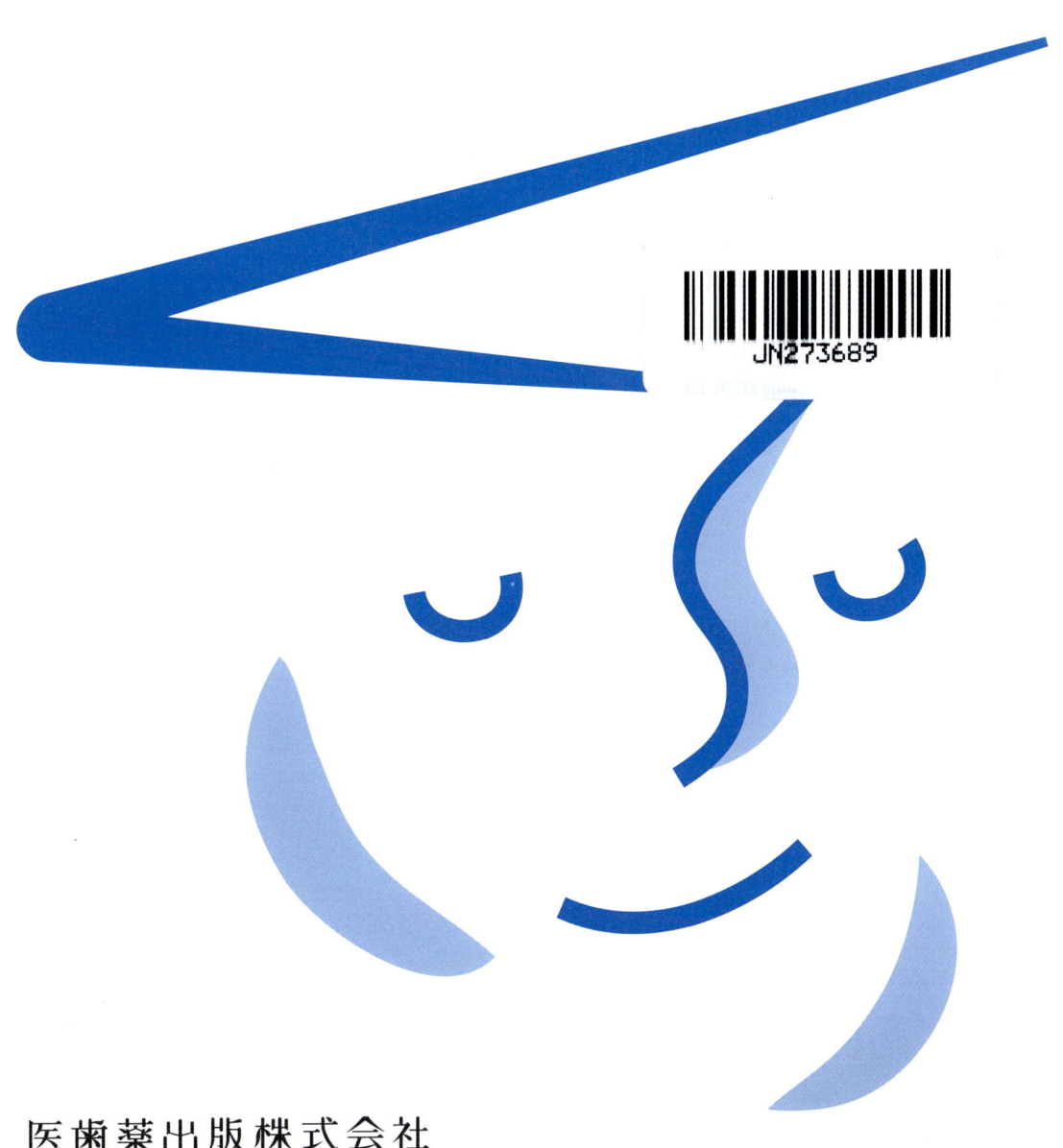

医歯薬出版株式会社

<執筆者一覧>

●編　集
松岡由美子	御徒町腎クリニック，透析看護認定看護師
梅村美代志	東京女子医科大学 看護学部 認定看護師教育センター

●執　筆（五十音順）
石川　弘子	総合病院取手協同病院 看護部，透析看護認定看護師
伊東久美子	静岡徳洲会病院 透析室，透析看護認定看護師
大星　知佳	公立岩瀬病院 看護部，透析看護認定看護師
小宮　恵子	善仁会丸子クリニック，透析看護認定看護師
島崎　玲子	慶寿会さいたまつきの森クリニック 看護部，透析看護認定看護師
髙嶋　節子	福井赤十字病院 看護部，透析看護認定看護師
谷口　裕子	山口県済生会下関総合病院 血液浄化センター，透析看護認定看護師
戸田さやか	東京医科大学病院 人工透析センター，透析看護認定看護師
永井美裕貴	甲南病院 看護部，透析看護認定看護師
中村　雅美	田附興風会医学研究所北野病院 血液浄化センター，透析看護認定看護師
二之湯勝則	市立四日市病院 看護部，透析看護認定看護師
藤田　文子	千葉大学大学院看護学研究科 助教，透析看護認定看護師
松岡由美子	編集に同じ
山口　伸子	慶応義塾大学病院 看護部療養支援室，透析看護認定看護師
山田　敦美	京都大学医学部附属病院 看護部，透析看護認定看護師

This book was originally published in Japanese
under the title of :

NÂSHINGU PUROFESSYON SHIRÎZU

JINFUZEN TÔSEKI KANGO-NO JISSEN

(Practice of Renal Insufficiency and Dialysis Nursing)

Editors :

MATSUOKA, Yumiko
　Certified Nurse in Dialysis Nursing, Okachimachi Jin Clinic
UMEMURA, Miyoshi
　Tokyo Women's Medical University, School of Nursing, Certified Nurse Education Center

ⓒ 2010　1st ed.

ISHIYAKU PUBLISHERS, INC.
　7-10, Honkomagome 1 chome, Bunkyo-ku,
　Tokyo 113-8612, Japan

はじめに

　透析予備軍といわれる慢性腎臓病（CKD）ステージ1〜5の患者数は，約1,330万人と推測され，CKDステージ5Dの慢性維持透析患者は29万人を超えています．これだけ多くの人が腎不全看護の対象者です．

　腎不全看護の対象者は，透析医療の発展にともない長生きできるようになりました．しかしながら，CKDのステージが進むほど心血管疾患（CVD）発症リスクは高まります．また，高齢者や糖尿病性腎症の透析導入が増え，腎臓病以外にもさまざまな合併症を抱えている人も多くなりました．こうした対象者を看護するには，腎不全看護に対する高度な知識や熟練した技術が求められます．生活している患者の全体像を捉えるために，看護以外の知識として，病態生理はもちろんのこと，臨床工学，薬学，栄養学，さらに透析患者を支える社会資源の活用方法などの知識が必要です．看護の技術としてのフィジカルアセスメントや状況判断能力など臨床判断能力と実践能力を習得すること，さらに家族や他職種と連携するためのコーディネート技術も求められます．

　透析療法は末期腎不全（ESKD）患者の延命維持のための代替療法であり，腎臓移植をしない限り，生涯にわたり治療を続けなければなりません．①透析導入とともに生活は変化し，失うものも多いと思います．このような状況にある患者への看護の目標は，透析導入時期をできるかぎり遅延すること，②透析導入後の新たな生活を自分の価値観に合ったスタイルに少しでも近づけられること，③長い透析生活が安定し，合併症や経済的な不安のない生活が送れることです．透析看護は，患者の身体的側面，精神的側面，社会的側面の3つを同時にケアしなければなりません．

　本書は，慢性腎臓病と診断されてから末期腎不全に至るまでの看護，透析導入直前の代替療法受容と透析方法選択時の援助，腎臓移植時の看護，透析療法の知識と技術，透析生活において重要な自己管理支援や家族支援，社会保障について論じています．これらを書いた透析認定看護師は，長い間腎不全看護に取り組み認定看護師という道を開いてくださった先輩方の看護を土台に，透析看護の専門性を追求し続けています．専門的知識を用いた臨床判断に基づく個別的ケアおよび自己決定の支援，安全かつ安楽な透析療法の実施，生活調整・時間調整などの患者ケアをコーディネートし，日常生活の活動性と生活の質の維持・向上を図っています．保存期腎不全・血液透析・腹膜透析患者と関わり，患者の言動，介入後の状態をみて，看護の評価を繰り返しています．そして私たちは，患者とともに迷い，教えられ培ってきたスキルを持っています．こうした「経験知」を腎不全看護に携わる看護師の皆様に伝えたいと，この一冊にまとめました．日々の腎不全患者への看護で疑問や不安を感じた時，また自分の看護実践を振り返ってみる時の参考にしていただければ幸いです．

　本書を読んで，一人でも多くの看護師がよい看護を実践し，透析医療を受ける患者が幸福で安寧な生活を送れるようになること，一人でも多くの方が透析を導入しなくても生活していけるようになることを願っています．

2010年11月

編者　松岡由美子／梅村美代志

もくじ

I　透析看護師の役割　1（松岡由美子）
1) 患者自身が疾患を理解し，透析療法を受け入れるために　4
2) 健康回復・維持，合併症の予防のために　4
3) 合理的・効率的な質のよい透析療法を行うために　5
4) まとめ　5

II　慢性腎臓病とは　6（山口伸子）
1) 腎臓の働き　6
　　腎臓の構造 6／腎臓の役割 7／腎臓の内分泌作用 9
2) 慢性腎臓病とは　10
3) 病期分類　11
4) 原疾患　12
　　糖尿病性腎症 12／慢性糸球体腎炎 14／腎硬化症 14／多発性嚢胞腎 14
5) 保存期腎不全の治療　15
　　生活習慣の改善 15／食事療法—水分，塩分，タンパク質，エネルギー，カリウム，リンについて 15／高血圧の治療 16／尿タンパク，尿中微量アルブミンの減少 16／脂質異常症の治療 17／糖尿病（耐糖能異常）の治療 17／貧血の治療 17／尿毒症毒素の治療 17
6) 保存期腎不全患者への看護　18

III　透析療法選択への援助　20（石川弘子）
1) 透析療法選択とは　20
2) 腎代替療法　20
3) 血液透析の基礎知識　21
　　血液透析とは 21／血液透析を始めるための準備 21
4) 腹膜透析の基礎知識　23
　　腹膜透析とは 23／腹膜透析を始めるための準備 23
5) 療法選択が必要となった時の患者の特徴　24
　　身体面 24／精神面 25
6) 透析療法選択時の看護目標　25
7) 看護の方向性　25
　　情報提供 25／情報収集 26／継続支援 26
8) 説明時のポイント　27
　　透析生活によいイメージが持てるように説明をする 27／患者の語りを引き出す 27／生活スタイルを把握する 27／家族支援 28

IV 透析患者への看護 29

1 導入期の看護 29 (谷口裕子)
概念 29／特徴 29／問題点 29／看護の方向性 30

2 維持期の看護 34 (谷口裕子)
概念 34／特徴 34／問題点 34／看護の方向性 35

3 糖尿病透析患者の看護 38 (谷口裕子)
概念 38／特徴 38／問題点 38／看護の方向性 40

4 高齢透析患者の看護 44 (石川弘子)
概念 44／特徴 44／問題点 45／看護の方向性 46

5 小児透析患者の看護 48 (石川弘子)
概念 48／特徴 48／問題点 49／看護の方向性 50

6 体重増加の多い患者の看護 52 (石川弘子)
概念 52／特徴 52／問題点 53／看護の方向性 53

7 カリウムの高い患者の看護 56 (高嶋節子)
概念 56／特徴 56／問題点 57／看護の方向性 57

8 リンの高い患者の看護 60 (高嶋節子)
概念 60／特徴 60／問題点 60／看護の方向性 61

9 透析を受容できない患者の看護 63 (高嶋節子)
概念 63／特徴 63／問題点 63／看護の方向性 63

10 透析患者の手術時の看護 66 (谷口裕子)
概念 66／特徴 66／問題点 67／看護の方向性 69

V 家族支援 73 (大星知佳)

1) 家族形態の変化 73
2) 家族関係のアセスメント 73
3) 家族支援の実際 75
家族の情緒的支援 76／家族関係の調整 76／家族間でのコミュニケーションの調整 76／家族内の役割分担の促進 76／疾患と透析療法の理解 77／社会資源の活用 77

VI 自己管理支援 79 (小宮恵子)

1) 自己管理に必要な患者の要件 79
2) 自己管理支援のためのアセスメントの視点 80
身体的状況をとらえる 80／患者のこれまでの経過・既往症・生活歴から個別性を描く 80／問題を導き出す 81

3）自己管理の指導 81
体重管理 81／食事管理 82／服薬管理 84／シャント管理 85

VII 血液透析の実際 86

1 血液透析の概要 87 （松岡由美子）
血液透析とは 87／血液透析の原理 87／血液透析の種類 87

2 透析開始前の看護と観察 89 （松岡由美子）
透析者入室前の注意 90／患者の状態把握のポイント 90／抗凝固薬の確認 90／ドライウエイト 91／除水量の設定 92／バスキュラーアクセスの確認 93／穿刺方法 97

3 透析中の看護と観察 100 （松岡由美子）
透析中の観察事項 101／透析条件・設定の確認 101／透析中の合併症 104／透析終了操作 113／止血方法 113

4 透析後の看護と観察 115 （松岡由美子）

5 透析中のトラブルと事故・医療過誤 117 （二之湯勝則）
血流不良 117／透析中の事故・医療過誤 120

6 災害時の対応 125 （中村雅美）
災害時の透析患者と看護 125／災害場面での行動 125／平常時からの準備 127／情報システム 131／透析スタッフの災害対策への姿勢 131

7 透析中の一時離脱方法 132 （松岡由美子）
離脱時のポイント 132／離脱手順 132

VIII 腹膜透析の実際 135 （藤田文子）

1 腹膜透析の概要 135
腹膜透析とは 135／腹膜透析の原理 136／腹膜透析の種類 136／腹膜透析と血液透析の相違 137／腹膜透析の利点と欠点 137／腹膜透析の適応 138

2 腹膜透析システム 140
カテーテルの基本的な構造 141／接続方法の特徴と種類 141／自動腹膜灌流装置 142／腹膜透析システムの選択 144／透析液の配送と廃棄方法 145

3 バッグ交換 146
環境整備と手洗い 146／バッグ交換の手順 147／導入時の患者教育 150／維持期におけるバッグ交換手技の再教育 151

4 腹膜透析カテーテルと出口部ケア 152
出口部ケアと方法 152／出口部ケアのポイント 153／シャワー浴・入浴方法 155

5 腹膜透析に伴う合併症とトラブル時の看護 158
出口部・トンネル感染 161／細菌性腹膜炎 162／腹膜機能低下 167／被囊性腹膜硬化症 169

6 適正透析 171
適正透析所見 171／外来での管理・指導 171

7 食事管理 173
総摂取エネルギー量 173／良質なタンパク質の摂取 173／食塩摂取量 174

IX 腎移植の看護 175（山田敦美）

腎移植の現状 175／生体腎移植 175

1) インフォームドコンセントにかかわる支援 176
インフォームドコンセントにおける看護師の役割 176／インフォームドコンセントの内容 177

2) 心理・社会的側面への支援 177
レシピエントの心理状態 177／ドナーの心理状態 177／チーム医療 178／ピア・グループ 178

3) 腎移植手術までの看護 178
レシピエントの適応・基準 178／透析患者で注意を要する状態 180／身体状態の観察と看護 180／至適透析の実施 181

4) 術前・術後の自己管理行動への支援 181
自己管理教育とその必要性 181／自己管理能力の把握 181／手術後の自己管理項目 182

5) 特殊血液浄化法 182
血漿交換 183／二重膜濾過法 183

6) 医療費について 184
健康保険 184／特定疾病療養費制度 184／更生医療 184

X 透析患者の合併症 185

1) 血液系合併症－腎性貧血 185（高嶋節子）
概念 185／病態 185／検査データ 185／症状 186／原因 186／対策 186

2) 心・血管系合併症 188（高嶋節子）
A. うっ血性心不全・肺水腫 188
概念 188／病態 188／検査データ 188／症状 188／原因 189／対策 189

B. 脳・心血管障害 190
概念 190／病態 190／検査データ 191／症状 192／原因 192／対策 192

3) 骨・ミネラル代謝異常（CKD-MBD） 194（島崎玲子）
A. 二次性副甲状腺亢進症 194
概念 194／病態 195／検査データ 195／症状 195／原因 196／対策 196

B. 異所性石灰化 197
概念 197／病態 197／検査データ 197／症状 198／原因 198／対策 198

4) 透析アミロイドーシス 200（島崎玲子）
A. 手根管症候群（CTS） 200
概念 200／病態 201／検査データ 201／症状 201／原因 202／対策 202

B. 破壊性脊椎関節症（DSA） 203
概念 203／病態 203／検査データ 203／症状 203／原因 203／対策 204

5) 消化器合併症 205（伊東久美子）
A. 便秘 205
概念 205／病態 205／検査データ 205／症状 205／原因 206／対策 206

B. 消化管出血 208
概念 208／病態 208／検査データ 208／症状 208／原因 209／対策 209

XI 検査データの見方　210（永井美裕貴）

1) 血液透析効率を判断するために必要なデータ 210
　標準化透析量 210／尿素除去率 211／標準タンパク異化率 211／血中尿素窒素 211／クレアチニン 211

2) 適正体重を判断するために必要なデータ 212
　心胸比 212／総タンパク，アルブミン，ヘマトクリット 212／ヒト心房性ナトリウム利尿ペプチド 212／下大静脈径 213／超音波検査 213

3) 貧血を評価するために必要なデータ 213

4) 栄養状態を評価するために必要なデータ 213
　アルブミン 213／総タンパク 213／クレアチニン，BUN，nPCR，貧血データ 214

5) 電解質 214
　ナトリウム 214／クロール 214／カリウム 214

6) 骨代謝 214
　カルシウム 215／リン 215／インタクト副甲状腺ホルモン 215

7) その他の検査 215

XII 感染症対策（スタンダードプリコーション）　217（島崎玲子）

1) 標準予防対策法（スタンダードプリコーション） 217
　スタッフ側における対策 217／患者側での対策 220

2) 感染症の特徴に合わせた予防対策 221
　メチシリン耐性黄色ブドウ球菌（MRSA）感染症 221／B型・C型肝炎ウイルス，HIV 221／結核症 222／インフルエンザ 223／カテーテル関連感染症 223

3) おわりに 223

XIII 透析患者と社会保障　224（戸田さやか）

1) 医療費にかかわる保障 224
　特定疾病療養受療証 224／医療費助成制度 225

2) 社会生活にかかわる保障 226
　身体障害者手帳 226／介護保険 227

3) 事例：社会保障制度の活用で退院し，外来通院透析の継続が可能となった透析患者 228

4) 経済問題にかかわる支援 229
　傷病手当金 229／障害年金 229

5) おわりに 230

資料　認定制度　231（伊東久美子）

索引　235

表紙／本文デザイン：小川さゆり

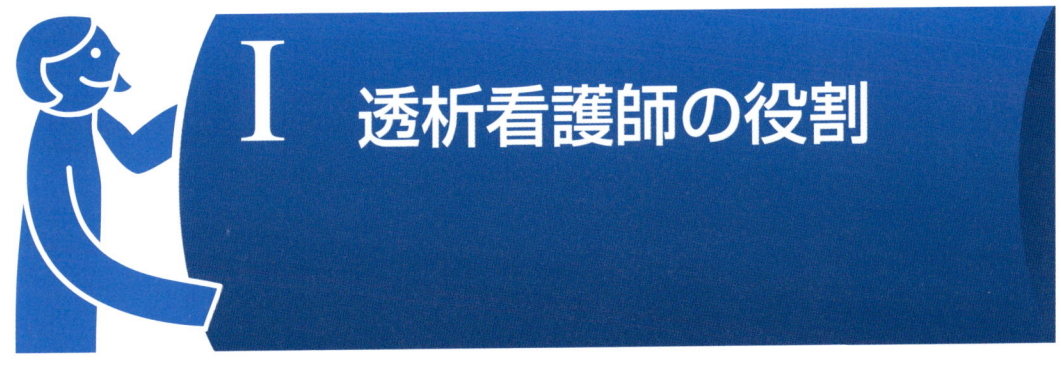

I 透析看護師の役割

　2009年末，わが国の透析医療の現状は，慢性透析患者数，約29万人（平均年齢：男性65.0歳，女性67.0歳）で，そのうち血液透析を受けている患者は96.6％，残り3.4％の患者は腹膜透析を受けている（図1-1, 1-2）．原疾患の第1位は，慢性糸球体腎炎（37.6％），第2位は，糖尿病性腎症（35.1％）以下，原疾患不明（7.8％），腎硬化症（7.1％）である．慢性糸球体腎炎は毎年減少し，糖尿病性腎症は増加している（図1-3）．

　2009年透析導入患者数は，約37,000人（平均年齢：男性66.4歳，女性69.1歳）で，透析導入原疾患の第1位は糖尿病性腎症（44.5％），第2位は慢性糸球体腎炎（22.0％）であり，第3位の腎硬化症（10.7％）は，昨年3位であった原疾患不明と入れ替わった（図1-4）．

　1998年に糖尿病性腎症による末期腎不全（end-stage kidney disease；ESKD）が慢性糸球体腎炎と入れ替わり，透析導入の原疾患の第1位となった[1]．糖尿病患者の増加に加え，透析医療の発展と透析療法の普及により，ハイリスクなケースでも透析導入が可能になったことも影響していると考えられる．透析医療の発展とともに透析歴の長期化，また，透析導入年齢も上昇している．透析患者の高齢化が進んでいる要因として次のような点が挙げられる．

・糖尿病性腎症が糖尿病発症後10〜15年を経て出現するといわれていること
・以前透析導入原疾患第1位であった慢性糸球体腎炎が，検尿などの検査によって早期発見され，腎臓専門医の早期介入で透析に至る期間が延長してきており，透析導入年齢が高齢化してきていること
・社会の高齢化に伴い，高血圧に関連した腎硬化症が増加していること

　糖尿病，高血圧は心血管疾患（cardio vascular disease；CVD）の重大なリスクであり[2]，導入時から合併症を伴っている患者が多い．近年の透析患者には，安全で安定した透析療法の提供や合併症の予防に加え，通院・介護支援が必要になっている．こうした状況の中，診療報酬の改定により透析医療費が削減され，透析医療の質と量の低下が危惧されている．このような医療環境で，透析医療・看護の質の維持，向上を目指すには，効率的で質のよい透析療法の提供が必要であり，透析看護師にはより専門的な知識や熟練した技術が求められている．

I．透析看護師の役割

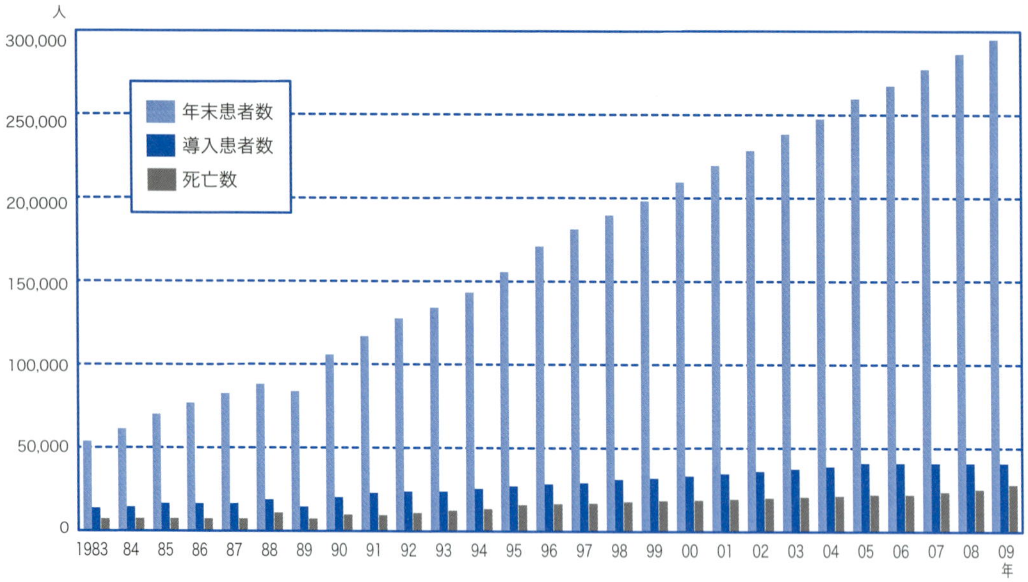

年	1983	1984	1985	1986	1987	1988	1989	1990	1991	1992	1993	1994	1995
年末患者数	53,017	59,811	66,310	73,537	80,553	88,534	83,221	103,296	116,303	123,926	134,298	143,709	154,413
導入患者数	11,348	12,606	13,416	14,175	14,699	16,470	14,174	18,411	20,877	22,475	23,874	24,296	26,398
死亡数	4,538	5,000	5,770	6,296	6,581	7,765	6,766	8,939	9,722	11,621	12,143	13,187	14,406

年	1996	1997	1998	1999	2000	2001	2002	2003	2004	2005	2006	2007	2008	2009
年末患者数	167,192	175,988	185,322	197,213	206,134	219,183	229,538	237,710	248,166	257,765	264,473	275,119	282,622	290,675
導入患者数	28,409	28,870	29,641	31,483	32,018	33,243	33,710	33,966	35,084	36,063	36,373	36,909	37,671	37,543
死亡数	15,174	16,102	16,687	18,524	18,938	19,850	20,614	21,672	22,715	23,983	24,034	25,237	26,901	27,729

（日本透析医学会，2010）

図 1-1 年別透析患者数，導入患者数，死亡数の推移[1]

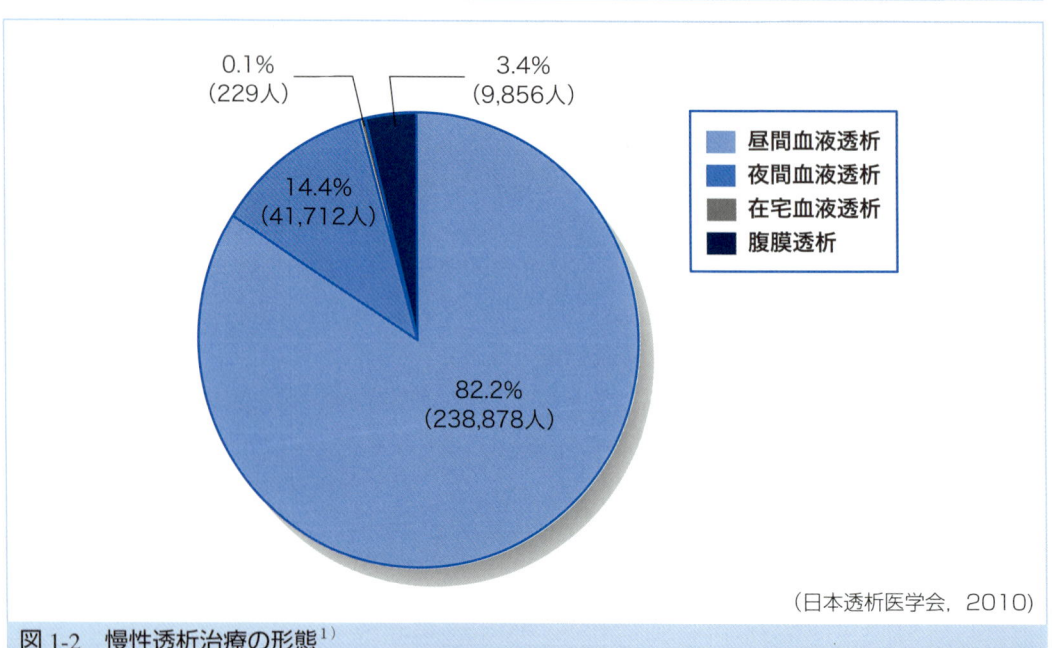

（日本透析医学会，2010）

図 1-2 慢性透析治療の形態[1]

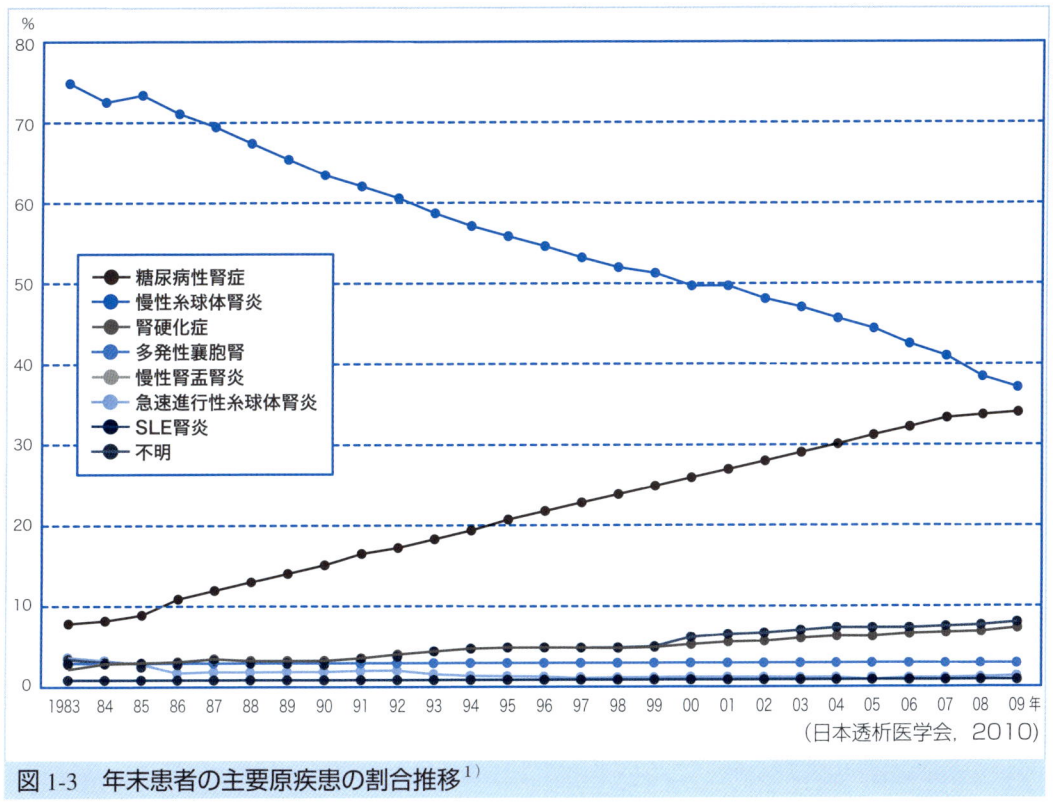
図 1-3 年末患者の主要原疾患の割合推移[1]

（日本透析医学会, 2010）

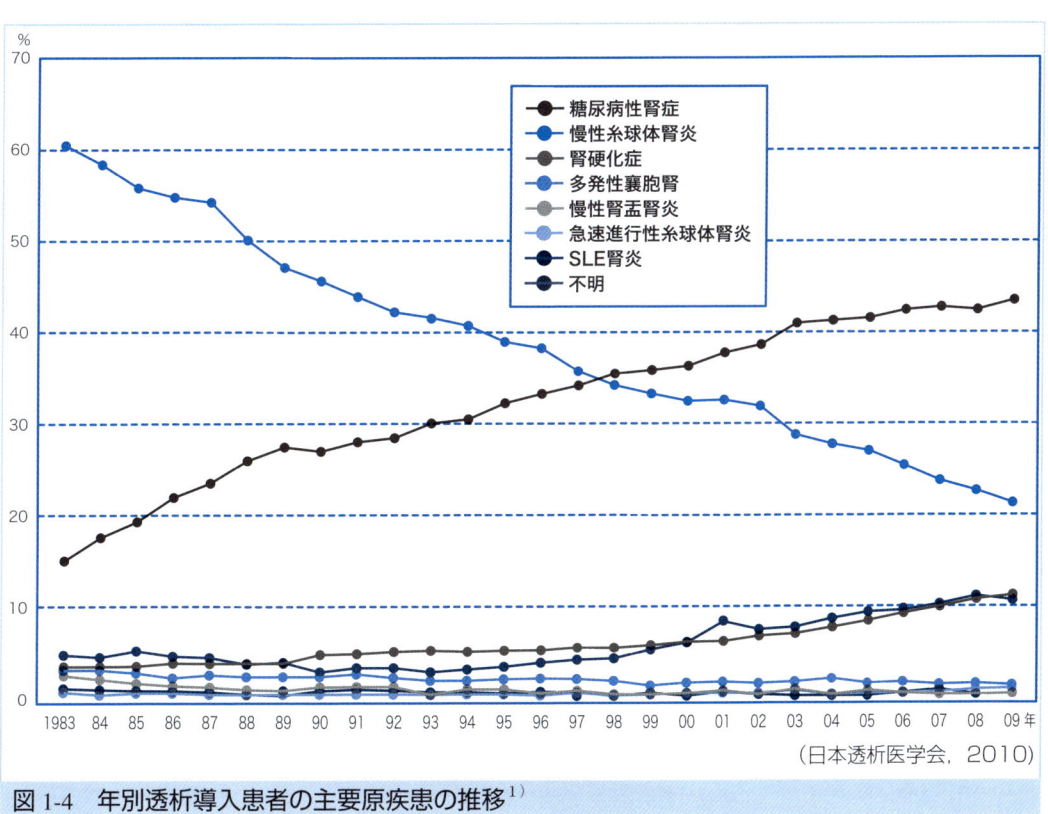
図 1-4 年別透析導入患者の主要原疾患の推移[1]

（日本透析医学会, 2010）

1) 患者自身が疾患を理解し，透析療法を受け入れるために

　透析療法は，失われた腎臓の一部を代行する血液浄化療法であり，ESKDの治療は腎移植である．このため，腎移植をしない限り，透析療法を続けなければならない．しかし，透析療法を受けるということは，腎臓が廃絶し健常な人でなくなる自分を認めなくてはならない，身体障害者となり生涯にわたり機械に依拠した生活を送らなければならないなど，精神・心理的苦痛に加え，家庭生活や社会生活にも影響を与える．透析導入が遅れれば，尿毒症の悪化や合併症など身体的苦痛も加わる．透析看護師は，透析導入時期を迎えた患者に対し，透析療法の必要性を理解してもらい，患者が納得した状態で透析療法が始められるように支援しなければならない．患者自身が疾患を理解し，透析療法を受けると意思決定するには，自分の身体がどのような状態で，どのような治療が必要なのかを十分に理解したうえで，これからどう生きていきたいのかを明確にし，そのための方法について，医療者からの情報やアドバイスを受ける必要がある．

　患者が自分の価値観に合った透析生活を送るためには，治療に参加し，医療者とともに治療プログラムを立て管理することが望ましい．患者が参加する医療は，一方的に与える医療や看護ではなく，疾患や治療について十分な説明をし，患者が治療に参加するには，一方的に与える医療や看護ではなく，疾患や治療について十分な説明をし，患者がその治療方針に納得し，同意を得るインフォームド・コンセントと，患者が医療者から十分な説明や情報を収集し，自己責任において，治療方針や方法を選択し決定するインフォームド・チョイスを同時に行うことが必要である．透析看護師は，患者が意思決定できるように専門性に基づいて援助・支援し，支持しなければならない．また，医療連携だけでなく，患者や家族，多職種との連携により患者を中心としたチーム医療の体制が必要となる．

2) 健康回復・維持，合併症の予防のために

　患者の健康回復・維持，合併症の予防には，効率のよい透析療法，適切な薬物療法，食事療法が重要であり，患者自らが体重管理，食事管理，内服管理を行わなければならない．

　合併症の出現による苦痛や疼痛，衰弱，運動障害など日常生活活動（ADL）の低下は，生活・就労状況の変化，社会生活の制限につながる．これに伴って，予後に対する不安や死への恐怖，生活の質（QOL）の低下による不安や悲嘆，家族の負担に対する罪悪感や孤独感など心理的な変化も生じる．また，絶え間ない自己管理に際し，やらねばならないとわかっていてもやる気になれない，うまくいかない，努力しても効果が出ない状態が続くと，自己効力感の低下を招くこともある．食事・体重管理がうまくいかない患者は，医療者の助言を怒られていると受け止め，自己嫌悪や劣等感から抑うつや攻撃的になるといったことが問題になることもある．

　患者が自己管理行動を遂行するためには，自分の意見や要求が取り入れられ，遂行可能と思えるレベルから始められること，自己管理をして健康回復・維持するための目的がはっきりと認識できていることが重要である．看護者は，患者の価値観，食習慣，生活・就労状況，経済状況，

家庭環境などから患者の行動をアセスメントし，必要な援助は何かを見極める必要がある．患者の意欲や主体性を損なわないように注意し，自己管理行動を習慣化できるように継続して援助を行う．さらにストレス状況にある患者がストレスを認知し，コーピング行動がとれるように，必要な情報の提供や支持，助言などを行い，危機を円滑に乗り越えて，健康回復・維持できるように支援しなければならない．また，透析患者を支える家族の不安や負担の軽減に対する支援も必要である．

3）合理的・効率的な質のよい透析療法を行うために

度重なる診療報酬の改定により，以前のような透析医療の質と量を維持していくことが難しい状況になりつつある．患者に安全で適切な透析方法を設定し，十分な透析効率が得られるような透析療法を提供するとともに，自己管理支援や透析液の清浄化による貧血の改善や合併症の予防が重要となる．また，安定した透析療法を提供し，透析療法中の看護度の軽減を図り，チーム医療の連携やシステム化により，スムーズで無駄のない医療と看護の継続ができる環境づくりなど合理的，効率的で質のよい透析療法と透析看護が求められている．

4）まとめ

透析看護師には，多様化する患者への看護や進歩する医療変化に対応するために，腎臓病，透析分野の知識や技術の習得に加え，他分野の医学，看護学，臨床工学，薬学，栄養学，社会資源の活用方法など幅広い知識が必要となる．

患者が安寧で穏やかな自分の価値観に合った生活が続くように，安全・安楽で効率のよい透析療法の提供を維持しつつ，透析医療の現状をとらえ，現在の医療制度の中で透析看護の水準を維持，向上していかなければならない．

（松岡由美子）

■ 文 献
1) 日本透析医学会：図説 わが国の慢性透析療法の現況（2009年12月31日現在）．2010.
2) 安田宜成・他：かかりつけ医と腎臓専門医のCKD診療の重要性—糖尿病，高血圧における診療連携．腎と透析，65(6)：835，2008.
3) 前掲書2)：835-844.
4) 江崎眞知子：患者指導．透析看護 QUESTION BOX2，水附裕子・大坪みはる編，pp2-9，中山書店，2007.
5) 日台英雄：透析医療費の質と給付の関わり．臨床透析，20(13)：13-22，2004.
6) 水附裕子：透析看護総論—透析看護師の必要性と役割．透析看護，第2版，日本腎不全看護学会編，pp262-267，医学書院，2005.
7) 酒井美也子：看護大辞典．和田 攻・南 裕子・小峰光博編，p198，医学書院，2003.

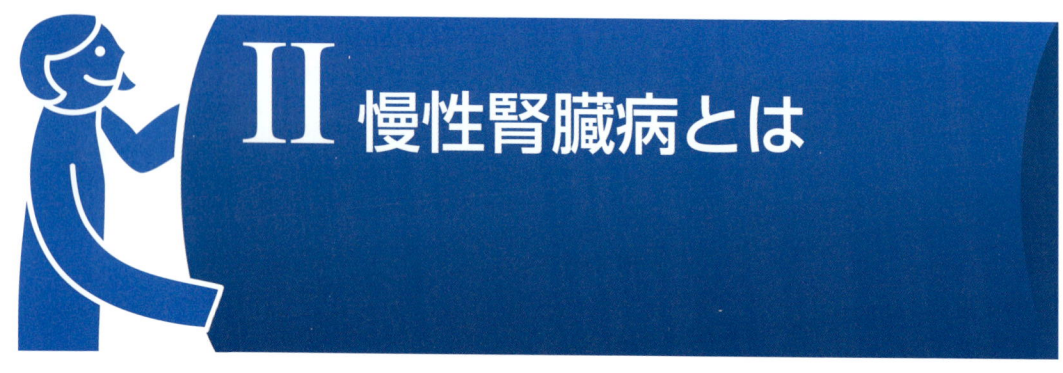

II 慢性腎臓病とは

1) 腎臓の働き

　腎臓は，人間の内部環境を維持していくために大きな役割を果たしている．腎臓病の特徴は，多くの場合，病状がかなり進行するまで，自覚症状が現れないことである．また，腎機能が低下すると回復が難しい．腎機能低下が進むと腎移植もしくは生涯にわたる透析療法が必要となる．腎臓病を悪化させないためには，患者自身が腎臓の働き，治療についてよく知り，生活に注意していくことが重要である．本章では腎臓の働きとして，腎臓の構造，腎臓の役割，腎臓の内分泌作用について述べる．

(1) 腎臓の構造（図 2-1）

　腎臓は後腹部の第11胸椎から第3腰椎の高さにある一対の器官で，大きさは，長さ約10cm，幅約5cm，厚さ約3cm（握りこぶし程度）で，そら豆のような形をしている．重量は120〜130gである．腎臓の中央内側のくぼんだ部分は腎門と呼ばれ，腎門から腎静脈と腎動脈と尿管の三本の管が出ている．腎臓の割面をみると，暗褐色の部分（腎皮質）と蒼白な部分（腎髄質）に分かれている．
　糸球体とボーマン嚢で成り立つ腎小体から尿細管に連なる構造をネフロンとよぶ．1個の腎臓は約100万個のネフロンによって構成されている．血液は糸球体で濾され原尿となり，ボーマン嚢の内腔を通り尿細管に流れる．原尿は尿細管，集合管を経て最終的に尿となり，腎杯，腎盂を通り，尿管，膀胱，尿道より排泄される．
　糸球体は，糸くずを丸めたように毛細血管が球状になったものであり，ボーマン嚢は糸球体を形成する毛細血管の束を包み込むように受け皿として袋状になったものである．輸入細動脈は，糸球体毛細血管となり輸出細動脈として糸球体から出ていく．輸出細動脈は再度毛細血管になり，尿細管や集合管の周囲をめぐり，糸球体を通過した必要な物質を再吸収して静脈系に戻る．
　尿細管は，近位尿細管，ヘンレ係蹄を経てもとの糸球体の近くに戻り，遠位尿細管を経て，集合管につながる．ヘンレ係蹄の一部である太いヘンレの上行脚は，血管極（糸球体が血管に出入りする部分）で，輸入細動脈，輸出細動脈と接する．ここで形成された円錐状の部分を，傍糸球体装置とよぶ．傍糸球体装置は傍糸球体細胞，密集斑，糸球体外メサンギウムによって構成されている．

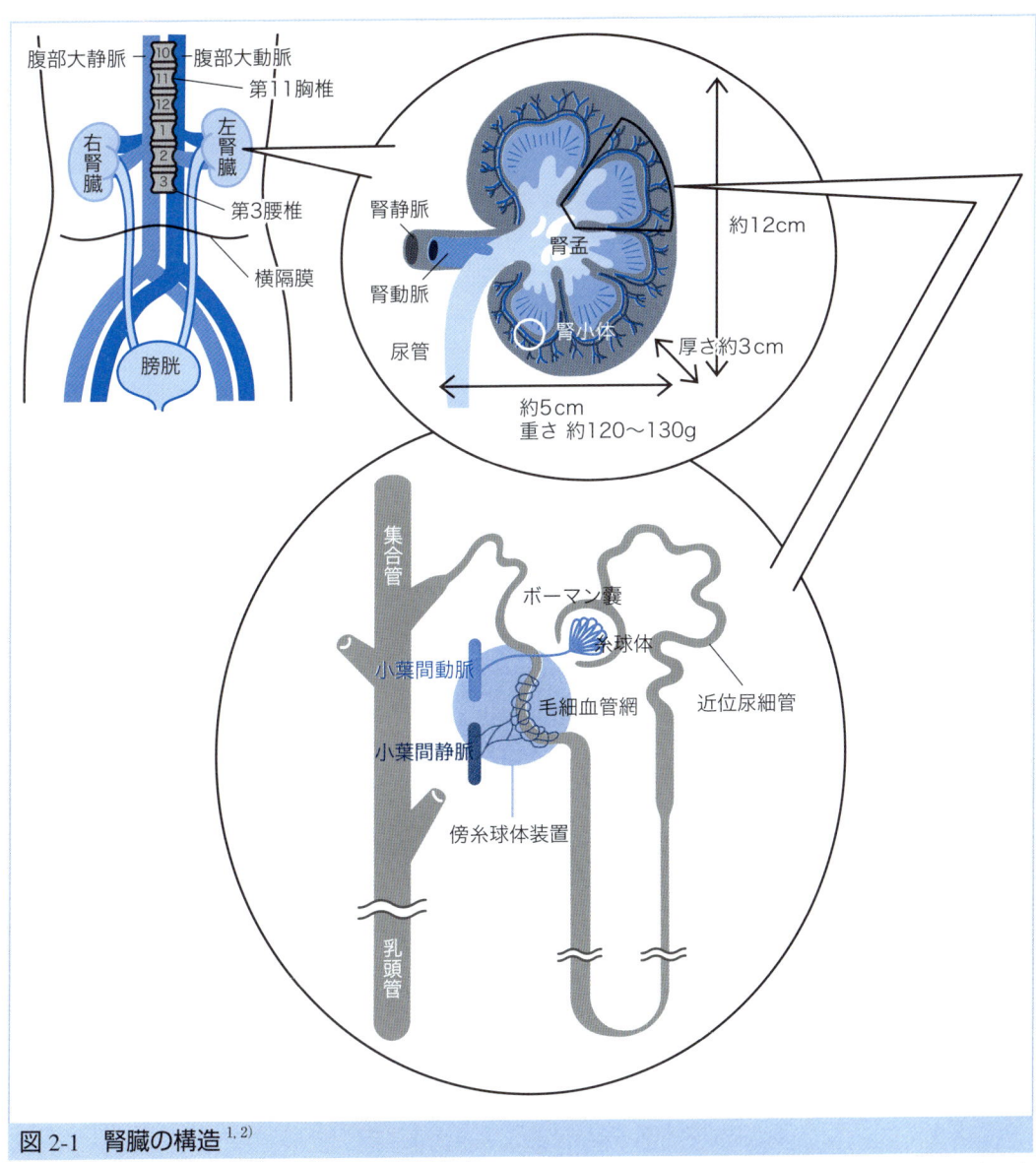

図2-1 腎臓の構造[1,2]

(上の2点は尾岸恵三子・遠藤和子編：腎臓病のあるナーシング．p18，医歯薬出版，2003．を　下の1点は中野昭一 編：図説・ヒトのからだ．p170，医歯薬出版，2001．を参考に作成)

(2) 腎臓の役割

　生体内では細胞が生きていくために代謝が行われている．代謝とは生体内の化学反応のことで，体外から取り入れた物質から他の物質を合成したり，エネルギーを得たりする．代謝には，体に必要な高分子の化合物をより単純な化合物からエネルギーを使って合成する同化と，高分子化合物を分解してエネルギーを生み出す異化がある．また，人間の体は，外部の環境がある程度変化しても，体の内部の状態（内部環境）を一定の範囲に維持する恒常性（ホメオスターシス）を備えている．内部環境とは，生体を外界から包む外部環境に対して，生体の組織・細胞を浸し，その活動を内部的に支えている媒液たる体液部分をいう．細胞の生存の場である内部環境は，体

の内部のすべての細胞に適度な水分，栄養，酸素を供給している．このように，調整された内部環境のもと，人間の体は，栄養を摂取し代謝を行い，エネルギーを得ることで生きている．

　これらをふまえて腎臓の役割をみてみる．腎臓の大きな役割は，体液の恒常性を保つことである．人間の体は約60%が水分である．水分の内訳は，細胞内液と細胞外液に分けられる．細胞外液は間質液と血液に分けられる．細胞内液は体重の約40%，細胞外液は体重の約20%（間質液15%，循環血液量5%）となっている（図2-2）．細胞膜で仕切られた細胞内液と細胞外液ではイオン組成，pHが大きく異なる（図2-3）．腎臓は，水・電解質の調節，酸・塩基の調節，タンパク代謝産物の排出，ホルモン分泌などを行い，細胞外液の調整をし，体液の恒常性を維持する役割を果たしている．タンパク質アミノ酸の代謝過程で生じたアンモニアは，主に肝臓の尿素サイクルで毒性の低い尿素となり腎臓で排出される．内部環境は食事や安静など生活に大きく影響されるため，腎臓の働きと生活は大きく関係する．

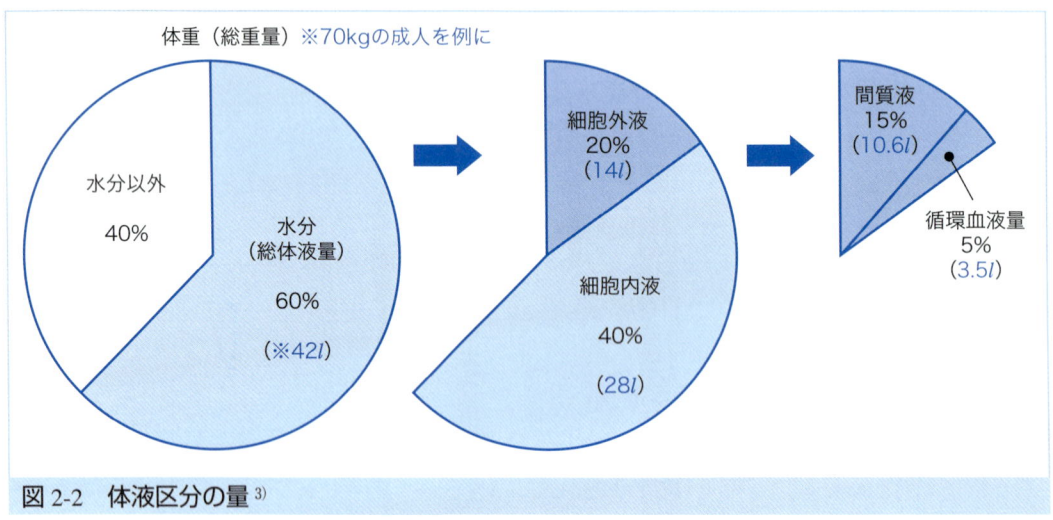

図2-2　体液区分の量[3]

（今井　正：パワーポイントで学ぶ腎臓の働き．p15，東京医学社，2004．を参考に作成）

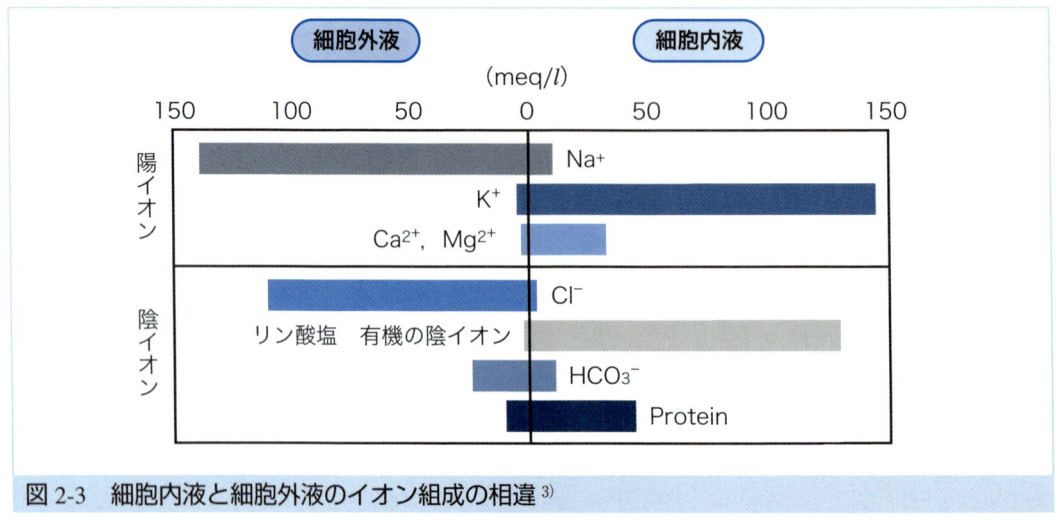

図2-3　細胞内液と細胞外液のイオン組成の相違[3]

（今井　正：パワーポイントで学ぶ腎臓の働き．p15，東京医学社，2004．を参考に作成）

❶ 糸球体

糸球体の主な役割は「濾過」である．糸球体には，上皮細胞，血管内皮細胞，血管を束ねるメサンギウム細胞の3種類の細胞がある．上皮細胞には多数のタコ足状の突起があり，上皮細胞同士でスリット膜構造をつくっていく．内皮細胞には50〜100nmの小さい孔があり，血液は内皮細胞，基底膜，上皮細胞がつくるスリット膜の3つの障壁を通って原尿になる．腎臓には毎分800〜1,000ml，1日当たりでは1,200〜1,500lの血液が供給されている．これは心臓からの拍出量の20〜25%に当たる．臓器100gあたりの血流量をみると，腎臓が約420ml/分で一番多い．2番目に多い心臓の血流量が約84ml/分であることからも，非常に血流が多い臓器であることがわかる．多くの血流から，約150l/日の原尿がつくられ，必要な物質は再吸収され，最終的に尿になるのは1.5l/日程度である．

❷ 尿細管

尿細管は「再吸収および排泄」の役割をもつ．近位尿細管では，濾過された水，ナトリウム，塩素などの約2/3，およびカリウム，ブドウ糖，アミノ酸，タンパク質などのほぼ全量が再吸収される．ヘンレ係蹄では，選択的にナトリウム，クロールが再吸収され尿が濃縮される．遠位尿細管では，ナトリウムの再吸収と交換に，カリウム，水素イオンが分泌される．遠位尿細管での交換を促進するホルモンがアルドステロンである．

❸ 傍糸球体

傍糸球体装置は「糸球体濾過量の調整」を行う．遠位尿細管の塩素イオンの濃度上昇に反応して血管収縮物質を分泌する．これは，尿細管−糸球体フィードバックという仕組みで，遠位尿細管を通る尿の流量によって糸球体濾過量を調節している．尿流量が増えると濾過量を減らす制御が行われ，過剰な濾過を防ぐという重要な役割を果たしている．

(3) 腎臓の内分泌作用（表2-1）

腎臓から分泌される主なホルモンは，レニン（renin），エリスロポエチン（erythropoietin：

■ 表2-1　腎臓から分泌するホルモンと腎に影響を与えるホルモン

	ホルモンの名前	分泌部位	作用
腎から分泌されるホルモン	レニン	腎臓	レニン−アンギオテンシン−アルドステロン系を介して血圧を上げる．
	エリスロポエチン	腎臓	赤血球の生成を促す．
	プロスタグランジン	腎臓	血管を拡張させ，血圧を低下させたり，血管を収縮させ血圧を上げたりする．
	活性ビタミンD_3	腎臓	腎臓で活性化されビタミンD_3となる．
腎に影響を与えるホルモン	エピネフリン（アドレナリン）	副腎髄質	末梢血管を収縮させ活血圧を上げる．
	アルドステロン	副腎髄質	腎尿細管に作用してナトリウムの貯留とカリウムの排泄を促進する．
	抗利尿ホルモン（ADH）	下垂体後葉	遠位尿細管における水の再吸収を促進し，カリウムの排泄を促進する．
	副甲状腺ホルモン	副甲状腺	尿中へのカルシウムやリンの排泄を促進する．

EPO），プロスタグランジン（prostaglandin；PG），活性型ビタミン D_3（1,25dihydroxy vitaminD_3）である．

　レニンは，アンギオテンシノーゲンからアンギオテンシンⅠを生成する．次いで，アンギオテンシン変換酵素により，アンギオテンシンⅠからアンギオテンシンⅡができ，これは副腎皮質に作用して，アルドステロンの分泌を促す．そしてレニン-アンギオテンシン-アルドステロン系を介して血圧を上げる作用がある．エリスロポエチンは，骨髄での赤血球の分化を促す．腎不全になるとエリスロポエチンの産生が減少し，腎性貧血となる．プロスタグランジンは，血管を拡張させ，血圧を低下させたり，血管を収縮させ血圧を上げたりする役割がある．ビタミンDは肝臓と腎臓で活性化され，活性ビタミン D_3 となる．活性ビタミン D_3 は，小腸からのカルシウム（Ca）の吸収を促進しCaの利用を高める作用がある．そのため，腎臓の機能が低下するとCaの吸収が悪くなり，くる病や骨軟化症，骨粗鬆症の原因になる．また，低Ca血症になると，筋肉痛，しびれ感，全身痙攣発作などが起こる．

　腎に影響を与えるホルモンは，エピネフリン（epinephrin），アルドステロン（aldosterone），抗利尿ホルモン（antidiuretic hormone；ADH），副甲状腺ホルモン（parathyroid hormone；PTH）である．エピネフリンは，交感神経が興奮した状態で分泌され，末梢血管を収縮させ心拍数や血圧を上昇させる．アルドステロンは，遠位尿細管，集合管でのナトリウムイオンの再吸収を促進し，カリウムイオンと水素イオンの分泌を亢進することにより，尿中へのナトリウムイオンの排泄を低下させる．抗利尿ホルモンは，水の再吸収を増加させる．抗利尿ホルモンはバソプレッシンともいわれ，視床下部で産生され脳下垂体後葉に蓄えられる．水分の欠乏によって体液の浸透圧が上昇したり，循環血液量が減少したりすると，抗利尿ホルモンが分泌される．抗利尿ホルモンは主に腎の集合管に作用して，水の再吸収を増加させる．逆に，水分の摂取が過剰なときには，体液浸透圧の低下のために抗利尿ホルモンの分泌が抑制され集合管での水の再吸収が減るので，尿量は多くなる．副甲状腺ホルモンは骨吸収を促し，血清Ca上昇させるとともに，尿中のリン（P）の排泄量を増加させて血清P濃度を下げる．

2）慢性腎臓病とは

　腎不全とは，腎機能の指標である糸球体濾過値（glomerular filtration rate；GFR）が正常の30％以下，あるいは30ml/分以下の状態を示すことが多い．そして，GFRが15％以下になり，透析や移植が必要か，必要に差し迫った状態を末期腎不全（end-stage kidne disease；ESKD）という．慢性腎臓病（chronic kidney disease；CKD）は，「3カ月以上持続する腎障害あるいはGFRであらわされる糸球体濾過率の60ml/分/1.73m² 以下への低下」と定義される．米国腎臓財団のガイドライン（2002年）は，腎臓の損傷の程度によってCKDを分類した．持続する腎障害やGFRの低下を慢性腎臓病としてとらえ，CKD分類としてあらわすようになったことで，早い段階から腎機能障害を認知し，その時期に応じた対処・治療などを行うことが重要であると認識されるようになった．

　CKD患者は，GFR低下，アルブミン尿，貧血，慢性炎症，カルシウム・リン代謝異常，体液過剰，

酸化ストレス増大，血管内皮機能異常，ホモシステイン高値によって，血管内皮障害が発生しやすく動脈硬化が促進されやすい．また細胞外液過剰も起こり，心血管系への負荷につながる．これらのことから，CKD が心血管疾患（cardiovascular disease；CVD）および ESKD の大きな危険因子であることが明らかになり，ESKD を回避するために積極的に CKD へのアプローチを行うようになってきた．

看護師は CKD に対する知識をもち，CKD の初期の段階から，患者が心血管疾患を発症せず ESKD に至らないよう，正確な情報提供や生活改善のための患者指導・教育などにかかわることが求められる．

3）病期分類（表2-2）

CKD の病期分類は，早期の腎臓病に対応することを目指しており，腎機能の評価指標である GFR を用いて示されている．従来の腎不全の分類は，主に腎機能と症状の関連を示すものであり，治療行動に直結するものではなかった．CKD の病期分類の特徴は，原疾患にかかわらず分類していること，病期に対する具体的計画が明記されていること，腎疾患だけでなく心血管合併症の進展抑制も治療のアウトカムとしてとらえていること，外来診療でも活用しやすい GFR 値を指標としていることである．移植患者には「T」（transplantation の T），透析患者には「D」（dialysis の D）をつけることで，病期をわかりやすくあらわすようになっている．

病期がわかりやすく示されることにより，患者，医療者は患者の腎機能低下の状態と必要な治療の情報を共有しやすく，患者の状態にそった，より具体的なアプローチが可能になる．

■ 表2-2　CKD のステージと診療計画[4]

病期ステージ	重症度の説明	推算GFR値 ml/分/1.73m²	診療計画
	ハイリスク群	≧90 （CKDの危険因子を有する状態で）	―CKDのスクリーニング ―CKDリスクを軽減させる治療
1	腎障害(+) GFRは正常または亢進	≧90	上記に加えて ―CKDの診断と治療の開始 ―合併症や併存疾患の治療 ―CKD進展を遅延させる治療 ―CVDリスクを軽減させる治療
2	腎障害(+) GFRの軽度低下	60〜89	上記に加えて ―腎障害進行度の評価
3	GFRの中等度低下	30〜59	上記に加えて ―腎不全合併症を把握し治療する． 　（貧血，血圧上昇，二次性副甲状腺機能亢進症，など）
4	GFRの高度低下	15〜29	上記に加えて ―透析・移植を準備する．
5	腎不全	<15	透析または移植の導入（もし尿毒症の症状があれば）

（日本腎臓学会 編：CKD診療ガイド．p5，東京医学社，2009．より）

4) 原疾患

　CKDの原疾患として血液透析導入原疾患をみてみると，2009年の血液透析導入原疾患は，①糖尿病性腎症44.5％，②慢性糸球体腎炎22.0％，③腎硬化症10.7％，④不明10.6％，⑤多発性嚢胞腎2.3％となっている[5]．以下に，各原疾患の病態，治療について述べる．

(1) 糖尿病性腎症

　糖尿病性腎症（diadetic nephropathy；DN）では，糸球体のメサンギウム細胞の領域の拡大や過剰な濾過などの糸球体病変が起こる．DN，進行の要因として，高血糖と高血圧がある．高血糖が続くとメサンギウム細胞が細胞外基質の産生を増加し，メサンギウム細胞の領域拡大を起こ

■ 表2-3　糖尿病性腎症生活指導基準[6,7]

病期	検査値 GFR 尿タンパク	生活一般	食事 総エネルギー kcal/kg/day	タンパク質 g/kg体重/day	食塩相当量[注1] g/day	カリウム相当量 g/day
第1期 (腎症前期)	正常〜高値 陰性	●普通生活	25〜30	25〜30	●制限せず	●制限せず
第2期 (早期腎症期)	正常〜高値 微量アルブミン尿	●普通生活	25〜30	1.0〜1.2	●制限せず	●制限せず
第3期A (顕性腎症前期)	60ml/min 以上 タンパク尿	●普通生活	25〜30	0.8〜1.0	7〜8	●制限せず
第3期B (顕性腎症後期)	60ml/min 未満 タンパク尿 1g/day以上	●軽度制限 ●疲労の残らない生活	30〜35	0.8〜1.0	7〜8	●軽度制限
第4期 (腎不全期)	高窒素血症 タンパク尿	●制限	30〜35	0.6〜0.8	5〜7	1.5
第5期 (透析療法期)		●軽度制限 ●疲労の残らない範囲の生活	●血液透析(HD)[注4]：35〜40 ●持続式携帯型腹膜透析(CAPD)[注4]：30〜35	1.0〜1.2 1.1〜1.3	7〜8 8〜10	<1.5 ●軽度制限

注1) 高血圧合併例では6g/日未満が推奨される．
注2) 尿タンパク量，高血圧の程度により制限を強める．ただし増殖網膜症を合併した症例では，腎症の病期にかかわらず激しい運動には制限を加える．
注3) 「食品交換表」を用いる糖尿病食事療法指導のてびき，糖尿病性腎症の食品交換表参照．
注4) 血液透析(HD)，持続式携帯型腹膜透析(CAPD)患者は異化作用が亢進しているため，総エネルギー摂取量は通常の糖尿病治療より若干多くなっている．CAPD患者では腹膜透析液中のブドウ糖が腹膜より一部吸収される．

す．そして糸球体内毛細血管の血流低下，糸球体硬化などの現象が起こり，腎機能低下と腎症が進んでいく．また，糖尿病では輸入細動脈の拡張の程度が，輸出細静脈に比べ大きい．そのため，出口が狭められたような状態になり，糸球体高血圧となる．糸球体の濾過が亢進（過剰濾過）するとともに，アルブミンが押し出される（アルブミン尿）こととなる．その結果，メサンギウム細胞は圧負荷を受け，細胞外基質タンパクの産生が亢進されるという悪循環となる．DN の臨床診断には，糖尿病を発症してから 1 型であれば 10 年，2 型であれば 5 年以上経過していること，糖尿病性網膜症があること，タンパク尿を主体とする尿所見があることが目安とされる．

糖尿病性腎症の治療は，厳格な血糖・血圧コントロールが必要となる(表2-3)．DN 初期の患者は，糖尿病治療の知識をもっているが，DN の治療の知識が少ないことがある．また，腎症の症状を自覚せず，DN の治療の必要性を実感できない患者も多い．食事療法にタンパク質・カリウムコ

	運動[注2]	勤務	家事	妊娠・出産	治療，食事，生活のポイント
	●原則として糖尿病の運動療法を行う	●普通勤務	●普通	可	●糖尿病食を基本とし，血糖コントロールに努める．タンパク質の過剰摂取は好ましくない
	●原則として糖尿病の運動療法を行う	●普通勤務	●普通	可	●糖尿病食を基本とし，厳格な血糖コントロールに努める ●降圧治療 ●タンパク質の過剰摂取は好ましくない
	●原則として運動可 ●ただし病態によりその程度を調節する ●過激な運動は不可	●普通勤務	●普通	不可	●厳格な血糖コントロール ●降圧治療 ●タンパク制限[注3]
	●運動制限 ●体力を維持する程度の運動は可	●軽度制限 ●業務の種類により普通勤務〜座業までにする	●軽度制限 ●疲労のない程度	不可	●血糖コントロール ●降圧治療，タンパク制限食[注3] ●浮腫の程度，心不全の有無により水分を適宜制限する
	●運動制限 ●散歩やラジオ体操は可	●軽勤務〜制限勤務 ●疲労を感じない範囲の座業を主とする ●残業，夜勤は避ける	●制限 ●疲労を感じない程度の軽い家事	不可	●血糖コントロール，降圧治療 ●低タンパク食[注3]（透析療法導入） ●浮腫の程度，心不全の有無により水分を適宜制限する
	●原則として軽運動 ●過激な運動は不可	●原則として軽勤務 ●超過勤務，残業は時に制限	●普通に可 ●疲労の残らない程度にする	不可	●血糖コントロール，降圧治療 ●透析療法または腎移植 ●水分制限（透析間体重増加率は標準体重の5%以内）

（厚生省糖尿病調査研究報告書．1992, 1993.
および日本糖尿病学会・日本腎臓学会糖尿病性腎症合同委員会報告．1999．より）

ントロールなどが加わり，混乱する患者もいる．このような患者に対して，看護師が，糖尿病の治療を行ってきた患者の気持ちを理解し，糖尿病と腎臓病の関連性や，治療，今後の経過を患者にわかるように伝えることが必要である．また，食事療法など生活の工夫を患者と一緒に考え，患者自身の力で生活をつくりあげていけるようにかかわることも大切である．

(2) 慢性糸球体腎炎

IgA 腎症，膜性腎症，膜性増殖性糸球体腎炎，微小変化型ネフローゼ，巣状糸球体硬化症などがある．ここでは，日本人に一番多い IgA 腎症について述べる．

IgA 腎症とは，腎臓の糸球体に免疫クロブリンの IgA というタンパクが付着している慢性の糸球体腎炎である．

IgA 腎症の症状は無症状であることが多い．ネフローゼ症候群の発現はまれである．一般的に経過は緩徐であるが，20 年の経過で約 40% の患者が ESKD となる．IgA 腎症は腎生検による糸球体の組織的変化によって診断される．

治療には，ステロイド薬，レニン-アンギオテンシン系阻害薬，抗凝固薬および抗血小板薬，免疫抑制薬などが使用される．

(3) 腎硬化症

長期間高血圧が続いたために腎に生じた硬化病変を腎硬化症という．腎の血管は，大動脈 → 腎動脈 → 弓状動脈 → 小葉間動脈 → 輸入細動脈 → 輸出細動脈と循環しており，輸入細動脈は糸球体内圧や腎血流量の調整に重要な働きをしている．また，腎臓には心拍出量の約 1/4 の血液が流入されるため，血圧変化の影響を受けやすい．したがって，高血圧が長期にわたって持続するか，あるいは急速に重症高血圧が進行すると，腎細小動脈を中心に高血圧の影響を受けて動脈硬化が生じる．

腎障害の進行を遅くするためには，血圧を正常範囲に保つことと動脈硬化の進展を阻止することが大切である．CKD ガイドラインでは血圧管理は血圧 130/80mmHg 未満となっているが，1g/日以上のタンパク尿を呈する患者では血圧 125/75mmHg 未満にコントロールすることが推進されている．CKD に対する一般的な治療に準じて，塩分を控える食事療法や降圧療法が必要となる．

(4) 多発性嚢胞腎

多発性嚢胞腎は両側の腎の皮質や髄質に無数の嚢胞をつくる遺伝性疾患の 1 つである．多発性嚢胞腎は，常染色体優性遺伝多発性嚢胞腎（autosomal dominant polycystic kidney disease；ADPKD）と常染色体劣性遺伝多発性嚢胞腎（autosomal recessive polycystic kidney disease；ARPKD）に分類され，多くは ADPKD である．

嚢胞による症状は，腎腫大による圧迫感や鈍痛，嚢胞の破裂や小血管からの出血による血腫が原因の疼痛，出血による血尿，嚢胞感染による腎盂腎炎症状，尿路結石などがある．ADPKD の場合，60 歳代までに患者の半数は末期腎不全へと進行する．多発性嚢胞腎の腎外合併症として，

頭蓋内動脈瘤，肝嚢胞，膵嚢胞など他臓器にも病変が出現することがある．合併症の高血圧や尿路感染症に対して対症治療を中心に行っていく．

5）保存期腎不全の治療

CKDからESKDへの進行や心血管疾患イベント（心不全，冠動脈疾患，脳卒中）の発症を防ぐためには，病態の連鎖を断ち切ることが必要である．そのためには，① 生活習慣の改善，② 食事指導，③ 高血圧治療，④ 尿タンパク，尿中微量アルブミンの減少，⑤ 脂質異常症の治療，⑥ 糖尿病（耐糖能異常）の治療，⑦ 貧血の治療，⑧ 尿毒症毒素に対する治療，⑨ CKDの原因に対する治療が必要となる．

(1) 生活習慣の改善

生活習慣で注意すべきポイントとして，食事，運動，禁煙，飲酒，感染予防行動などがある．CKDの患者は過労を避けた十分な睡眠や休養が重要であるが，安静を強いる必要はない．CKDでは運動に関しての明らかなエビデンスが少ないため，腎疾患の生活指導・食事療法ガイドラインなどで示されている．運動強度をあらわすMETS表などを参考に個々の患者の血圧，尿タンパク，腎機能などを慎重にみながら，運動量を調整していく必要がある．

喫煙は，タバコの煙の中の一酸化炭素が低酸素血症を引き起こし，かつ血管内皮細胞を傷害し動脈の粥状硬化を促進すること，またニコチンがLDLコレステロールを増やし，HDLコレステロールを減少させ，血小板凝集能を亢進させるなど血管を詰まりやすくすること，そして，タバコの煙がLDLを変性させ，それによってさらに動脈硬化が進むことなどから，CKD進行のリスク要因である．そのため，禁煙が勧められる．

飲酒に関しては，アルコールがCKDを悪化させるという報告はない．

(2) 食事療法─水分，塩分，タンパク質，エネルギー，カリウム，リンについて

❶ 水　分

水分は，尿の排泄障害がない場合には，健常者と同様，自然ののどの渇きに任せて摂取する．腎機能が低下している場合は，体液過剰もしくは脱水をきたす可能性があるため，過剰摂取や極端な制限は行うべきではない．

❷ 塩　分

CKDでは，食塩の過剰摂取により高血圧をきたしやすい．糸球体濾過値（GFR）の低下した状態では，食塩の過剰摂取により，細胞外液量の増加を招き，浮腫，心不全，肺水腫などの原因となる．食塩摂取量は6g/日を目安とする．

❸ タンパク質

タンパク質が分解されるときに，窒素を含んだ老廃物がつくられ腎臓から排泄される．タンパク質を多く摂り過ぎると老廃物が多く産出され，腎臓に負担がかかる．そのため，腎機能の低下

を最少限にしていくためにタンパク質を制限していくことが必要となる．

　タンパク制限が必要となる病期の目安は，CKD「ステージ3」である．疾患や患者の栄養状態などを考慮して，医師が低タンパク食の必要性を判断する．2010年の厚生労働省の基準では，健常日本人のタンパク質摂取推奨量は0.90g/kg/日である．低タンパク食療法は腎保護作用（抗タンパク尿）効果と尿毒症症状改善のため行われる．CKD患者のタンパク制限は0.6〜0.8g/kg/日で行われることが多い．低タンパク食療法では，通常の食品のみでタンパク制限を行うと，エネルギー不足となる．エネルギー不足になると，体内のタンパク質が壊され老廃物が増加し，腎機能悪化につながる．そのため，低タンパクの特殊食品（無〜低タンパク含有量でありながら，エネルギーの高い食品）を日常生活に取り入れるなどの工夫も必要である．また，摂取するタンパク質は，アミノ酸スコアの高い質のよいものを選ぶよう心がけるとよい．

❹ エネルギー

　CKD患者のエネルギー必要量は，健常人と同じ程度でよい．年齢，性別，身体活動度によって30〜35kcal/kg/日の間とする．糖尿病性腎症の患者は，血糖のコントロールによるが，20〜30kcal/kg/日とする．タンパク制限があると，エネルギー不足になることも多いため，患者の体重変化，血糖値を観察しながら適性エネルギー量を摂取しているか評価し，調整を続ける．

❺ カリウム，リン

　カリウム（K）の排泄は主に腎臓から行われ，尿細管で約90％は吸収される．腎機能低下によるK排泄機能の低下により高K血症をきたすと不整脈などを起こし，場合によっては死に至ることもある．腎不全になると，活性ビタミンDを腎臓で作ることができなくなり，腸からのカルシウム吸収が減少し，また，尿中へのリン排出ができなくなる．そのため，Ca・P代謝異常による高P血症は異所性石灰化のもとになり，摂取量には注意が必要となる．詳細は「カリウムの高い患者の看護（p56）」「リンの高い患者の看護（p60）」を参照．

（3）高血圧の治療

　CKDでは，高血圧による動脈硬化を予防するために血圧を130/80mmHg未満にコントロールすることが望ましく，1g/日以上のタンパク尿を呈する腎症患者は血圧125/75mmHg未満にコントロールすることが推進されている．しかし，急激な降圧は腎機能を悪化させる危険性がある．

　また，脳梗塞や心筋梗塞などの心血管疾患を合併している患者では，過度の降圧により心血管疾患が増悪し死亡率が高まることもある．そのため，2〜3カ月かけて徐々に血圧を下げていくことが必要である．CKDでは腎機能低下により塩分排泄機能が落ちること，過剰な塩分摂取により細胞外液の貯留を引き起こすことなどから，食塩摂取量を6g/日未満に抑えることが重要である．降圧剤としては，アンギオテンシン変換酵素阻害剤（ACE阻害薬）やアンギオテンシンⅡ受容体拮抗薬（ARB）による腎保護作用が証明されている．

（4）尿タンパク，尿中微量アルブミンの減少

　尿タンパクを減少させることは腎機能低下を抑えるために必要な項目である．ACE阻害薬や

ARBは他の降圧剤に比べて，糸球体高血圧解除，尿タンパクの減少効果に優れている．CKD患者にACE阻害剤やARBを投与すると血清クレアチニン値やカリウム値が上昇することもある．そのため，定期的なモニタリングが必要である．

(5) 脂質異常症の治療

CKDでは脂質異常症の治療によりタンパク尿の減少と腎機能低下を抑制する効果が期待される．LDLコレステロールは動脈硬化の誘因になるため，120mg/dl未満にコントロールすることが重要である．脂質異常に対してHMG-CoA還元酵素阻害薬（スタチン）を使うことが多い．使用時は，副作用として横紋筋融解症があるため，筋肉痛や血清CKの上昇などに注意する必要がある．

(6) 糖尿病（耐糖能異常）の治療

糖尿病の治療においては血糖値と血圧の管理が重要である．CKD患者は低血糖にも高血糖にもなりやすい．末期腎不全期（CKD「ステージ3」以上）になると腎排泄機能が低下するため，インスリンや経口血糖降下剤の作用延長や低栄養などで低血糖症状も起こしやすくなる．反面，インスリンの抵抗性や尿糖の排泄低下による高度の高血糖もきたしやすい．血糖降下剤では，ビグアナイト剤は低血糖だけでなく乳酸アシドーシス（乳酸の蓄積により生じる代謝性アシドーシス）の危険があるためにCKD患者には使用しない．また，腎機能が低下した場合，スルフォニル尿素剤も低血糖を起こしやすいため，重篤な腎不全患者はインスリン治療に切り替えることが多い．

DNを発症しているときは糖尿病性網膜症も発症していることが多いため，眼科で定期的な網膜症の評価を行いフォローアップすることも大切である．

(7) 貧血の治療

CKDでは腎性貧血をきたす．貧血の治療により，腎機能の低下を抑制できる可能性がある．腎性貧血の治療目標は，ヘモグロビン（hemoglobin；Hb）値で10g/dl以上12g/dl未満が勧められる．

腎性貧血は，エリスロポエチン（erythropoietin；EPO）の相対的不足による骨髄の造血低下によって起こるため，正球性正色素性貧血を呈する．EPOを投与しても貧血が改善されないときには原因検索が必要である．鉄欠乏の場合は鉄を補充することも重要で，CKD患者におけるEPO使用中の血清フェリチンの目標値は，血清フェリチン値>100ngかつトランスフェリン飽和度（transferrin saturation；TSAT）>20%となる．

(8) 尿毒症毒素の治療

尿毒症毒素に対する治療は，経口吸着薬がある．経口吸着薬は，腸内インドキシル硫酸などの尿毒症を含む様々な物質を吸着し，便として排泄することで尿毒素症状の改善が期待できる．経口吸着薬は，毒素だけでなく同時に服用した他の薬剤も吸着するため，時間をずらして服用

することが望ましい．また，経口吸着薬は便秘，食思不振など消化器合併症を生じることから，合併症の発現に注意する必要がある．

6) 保存期腎不全患者への看護

　腎臓病の特徴は自覚症状が少ないことである．また，長期にわたって治療が必要となり，治癒することが難しく慢性の経過をたどることである．そのため，治療の成果はそのまま，その後の患者自身の生活に大きく影響する．生活調整だけでは腎機能の低下を防ぐことはできないが，少しでも腎臓病を進行させないための生活上の注意点は，適切な食事，確実に薬を飲むこと，感染を予防することなどである．末期腎不全に移行しないためには，患者自身が自分の体や治療について知り，いかに腎臓に負担の少ない生活を選んでいけるかが重要となる．

　保存期腎不全患者は自覚症状が少ないことから，患者が腎臓病であることや腎臓病が体に与える影響を十分に認識していない場合が多く，看護師に療養上の質問や不安などを訴えてくることは少ない．看護師は，腎臓病初期の段階から，患者が腎臓病であることを認識できるように，腎臓の働きや検査データの見方などの情報を伝え，患者の疾患受容状況を確認しながらわかりやすく病状の説明をしていく必要がある．そのうえで患者を，一人の生活者としてとらえ，患者のもてる力を引き出し，患者が疾患と生活を調整していく能力を獲得できるように働きかけていくことが重要である．

　長期にわたる療養生活を支えるための看護のポイントは，① 腎機能が低下していくなかでの身体状態のイメージ形成を支援する，② 社会関係を維持する生活と療養生活のバランスをとるための支援をする，③ 生活調整方法（食事療法，薬物療法，通院の必要性）を理解し実行できるように支援することである．

> **コラム　透析導入する時期を少しでも遅らせるためには**
>
> 　透析導入を遅らせるためには，血圧・血糖コントロールを確実に行っていくことが大切である．慢性腎不全では透析導入直前まで自覚症状がない場合が多い．また，高血圧や高血糖も自覚症状は少ない．そこで，透析導入を遅らせるためには毎日の生活のなかで，患者自身が自覚症状に頼らず，尿検査，血液検査などで自分の体の状態を知り，自分自身で生活を調整していくことが大切になってくる．
>
> 　体の状態を把握したうえで，具体的行動としては禁煙，肥満防止なども大切となる．食事療法では，塩分・タンパク制限，確実なエネルギー補給など注意点が多岐にわたる．また，腎血流量を低下させないために暑い日や下痢をしたときなどの脱水の予防も重要である．患者自身が長期間生活を整えることができるために，看護師は，患者がどこまで生活調整できるかを明らかにし，動機付け，具体的方法の工夫，やる気の維持など家族などの協力を得ながら，患者のもつ力を引き出していくことが大切である．
>
> 　風邪などの感染症，非ステロイド性抗炎症薬（NSAIDs）など鎮痛剤の使用，検査時の造影剤の使用は腎機能低下につながる．それらのことも患者自身が知り，ワクチンの摂取や感染予防行動をとることや鎮痛剤の使用を最低限にすることも腎機能低下予防につながり，透析導入する時期を遅らせる一助となる．
>
> 　一方，透析導入する時期を遅らせることのみに意識を集中させると，透析療法が必要な時期に準備ができておらず，生命の危機，緊急透析導入など心身ともに患者への負担が大きくなることもあるため，注意が必要である．

（山口伸子）

■ 文　献

1) 尾岸恵三子・遠藤和子 編：腎臓病のあるナーシング．p18，医歯薬出版，2003．
2) 中野昭一 編：図説・ヒトのからだ．p70，医歯薬出版，2001．
3) 今井 正：パワーポイントで学ぶ腎臓の働き．p15，東京医学社，2004．
4) 日本腎臓学会編：CKD 診療ガイド．p5，東京医学社，2009．
5) 日本透析医学会：図説 わが国の慢性透析療法の現況（2009 年 12 月 31 日現在）．2010．
　　http://docs.jsdt.or.jp/overview/index.html
6) 厚生省糖尿病調査研究報告書．1992，1993．
7) 日本糖尿病学会・日本腎臓学会糖尿病性腎症合同委員会報告．1999．
8) 日本腎臓学会・日本透析医学会・日本移植学会：腎不全の治療選択．2008．
　　http://docs.jsat.or.jp/pdf/20090212.pdf
9) 飯田喜俊・羽田勝計編：知りたいことのすべてがわかる 糖尿病性腎症教室．医歯薬出版，2003．
10) 柴垣有吾：保存期腎不全の診かた 慢性腎臓病（CKD）のマネージメント．中外医学社，2007．
11) 透析療法合同専門委員会編：血液浄化療法ハンドブック．改定第 5 版，協同医書出版社，2008．
12) 林 松彦・飯野靖彦編：腎臓病を外来で診る．診断と治療社，2007．
13) 薄井坦子：ナースが視る病気 看護のための疾病論．第 13 版，講談社，2003．
14) 東原英二監：多発性嚢胞腎の全て．インターメディカ，2006．

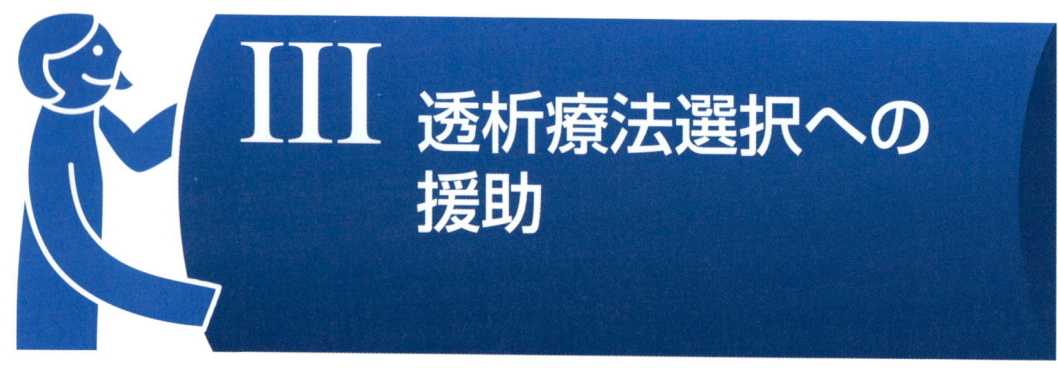

III 透析療法選択への援助

1) 透析療法選択とは

　近年，慢性腎臓病（chronic kidney disease；CKD）治療の重要性や，腎不全保存期患者への早期介入の必要性が注目されている．CKDとは，尿タンパク陽性などの腎疾患の存在を示す所見，GFR＜60ml/分/1.73m^2 未満，のいずれか，または，の両方が3カ月以上持続する状態をいう．日本腎臓病学会『CKD診療ガイドライン2009』には，ステージ4，5のCKD患者およびその家族には，腎代替治療に関する十分な説明が必要となる旨が記されている（表2-2）．
腎不全保存期には，腎不全の進行抑制と合併症予防を主とした治療や生活指導を行い，腎代替療法の選択（以下，療法選択）が必要となる患者には，保存期を維持しながらもその限界がわかり，心身ともに準備を整えていけるように支援をする．

2) 腎代替療法

　末期腎不全患者の治療法には，代替療法である血液透析と腹膜透析の他に，根治療法である腎移植がある．包括的腎代替治療の考え方は，末期腎不全患者の身体面やライフスタイルなど，その時期に最も適した治療を行い，患者の生活をできるかぎり良好に保つことを目標とする．そのため，一度選択した治療法を生涯継続するとは限らず，3つの治療法はそれぞれ変更が可能である（図3-1）．例えば，残腎機能の保持を目的に腹膜透析から導入し，その後に血液透析に移行，腎移植へ橋渡しを行ったり，仕事を継続するために腹膜透析から導入し，定年を迎えた後に血液透析に移行するケース，血液透析患者が血管の荒廃や心機能の低下をきたし腹膜透析に移行するケース，など患者の生活状況や身体状況の変化に応じて治療法の変更を考える．
　腎移植は，親族や配偶者から腎臓の提供を受ける生体腎移植と，日本臓器移植ネットワークに登録し，亡くなられた方からの腎臓の提供を受ける献腎移植*がある．移植後の腎臓の生着率は向上しており，唯一の根治療法として術後のQOLは透析療法と比較して高いといえる．その

*献腎移植には，心臓からの移植と脳死からの移植がある．

一方で，全身麻酔下での手術や術後の免疫抑制剤の副作用が懸念されるといった身体的な問題，ドナーを必要とする点や，献腎数が少なく，移植を希望しても長い待機年数がかかるなどの社会的問題もある．2007年の腎移植数は約1,200件（生体腎移植1,037件，献腎移植187件）であり，経年的にみても微増に留まっている．

療法選択の情報提供では，悪性腫瘍や全身性の感染症など除外基準となる身体的な問題のある場合を除き，3つの治療法の1つとして腎移植についても説明する必要がある．しかし，腎移植について，年齢やドナーがいないことなどを理由に，はじめから「移植は考えていない」という患者も少なくないのが現状である．ここでは血液透析と腹膜透析について述べる．

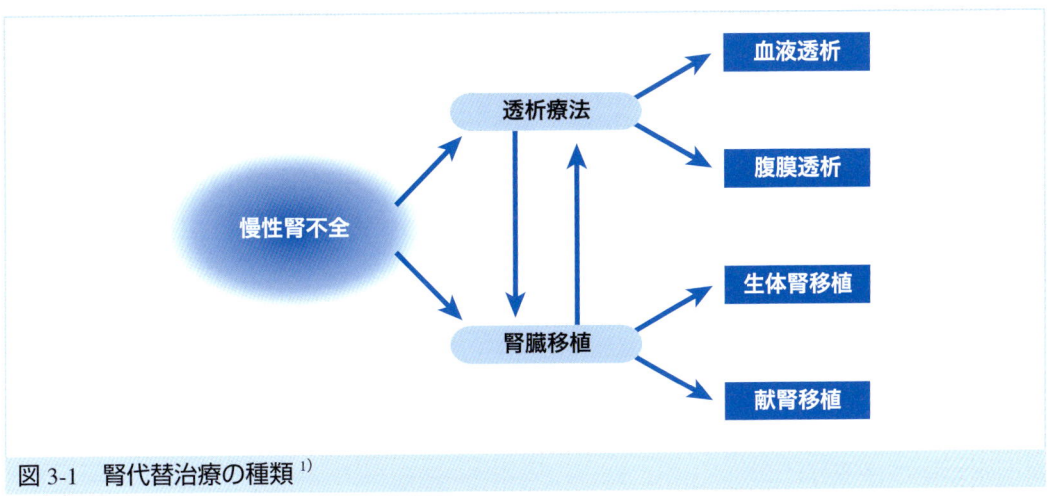

図3-1　腎代替治療の種類[1]

（内田啓子：特集　腎代行治療導入患者への医療情報提供を考える　インフォームドコンセント概論：腎不全医療への提言(2)　末期腎不全治療のインフォームドコンセント．臨床透析，25(12)：15-20，2009．より）

3）血液透析の基礎知識（血液透析の詳細は，第Ⅶ章を参照）

(1) 血液透析とは

血液透析は，ダイアライザーの中で血液と透析液が半透膜を介して接することにより，身体にたまった尿毒素の除去と，透析液に陰圧をかけて余分な水分を除去する治療法である．穿刺がより簡単な静脈から短時間に多くの血液を取り出すために，動脈と静脈をつなぐ「内シャント」や，上腕動脈を皮下に移動させる「表在化動脈」といったバスキュラーアクセスの手術を行う．透析施設で行う治療法であり，1回に3～4時間，週3回の通院が必要になる．2～3日分の腎臓の働きを3～4時間で代行するため，透析の前後で内部環境が大きく変化し，とくに心血管系に負担がかかりやすいという特徴がある．体外循環を繰り返すことにより，残腎機能が比較的早期に消失するといわれている．

（2）血液透析を始めるための準備

❶ バスキュラーアクセスの準備

　患者が血液透析を選択した場合，体外循環に対応するバスキュラーアクセスの作成が必要になる．一般的には，利き腕の反対側の前腕末梢に自己血管を使って内シャントが作成される．シャントが心臓にかける負荷は，正常な心機能であれば大きな問題はないが，心機能がすでに低下している場合にはシャントが心負荷を高めてしまう可能性がある．表在化動脈は，吻合に適した血管径の静脈がない場合や，心機能が低下している患者に選択される．また，シャントに適した静脈の確保が困難な場合など人工血管や，長期留置カテーテルが選択される場合もある．いずれにしろ，血液透析患者にとってバスキュラーアクセスが命綱であることを十分意識し選択しなければならない．

　患者のなかには，血液透析を選択したが導入はまだ必要ないという場合もある．その際にも，バスキュラーアクセスは作成しておき，いよいよ導入となった時に備えることもある．シャントが少なからず心機能に負荷をかけることを考えると，手術の時期は早すぎてもよくないが，計画的に導入ができるように時期を見極めて事前に作成しておくとよい．

❷ 患者教育

　患者が自分の治療法を選択した後は，少しずつ透析生活に向けての指導を行う（表3-1）．例えば，高齢患者など難しい医学的な知識は習得できなくても，血液透析を「自分が元気に生活するために必要なもの」と理解できるように，医療用語は使わずに患者に合った言葉で具体的に説明する．事前にバスキュラーアクセスを作成した患者には，導入となるその日までバスキュラーアクセスの状態を良好に維持できるよう，日常生活での注意点や，観察方法，異常時の対処方法などを指導する．

　治療法を選択した後の患者は，「透析を始めたら食事はどのようにしたらよいのか」「今の内服薬は続けるのか」など，今度は透析導入後の生活に具体的な不安を持つ．生活面で調整が必要な点とその具体的な方法を指導する．とくに栄養管理については，腎不全保存期のタンパク質制限が緩和されるなどの変更点があるため，改めて患者や調理者に指導する必要がある．また，透析導入＝制限だらけの生活，これまでとは違う生活への変更などと誤解している患者に対し，透析生活は患者が望む生活の維持を目標とすることを伝える．導入前の患者は，「透析の日は具合が悪くなって何もできない」などの誤解から，導入後の自分の生活によいイメージを持てずにいることが多い．導入前の準備期間に理解度や受容過程に応じて行う患者教育は，患者の不安緩和とスムーズな透析生活の導入に重要な意味を持つ．

❸ 送迎手段の確保など生活環境の調整

　血液透析は週に3日の通院が必要となる．高齢患者など通院に家族や第三者の介助を必要とする患者も多く，透析導入となった時の通院手段を検討しておく必要がある．家族のなかで1人が負担を抱えることのないように，介護保険や社会資源を活用して介護の力を分配する．

■ 表 3-1　血液透析導入前の患者教育項目

- 腎臓の働き
- 血液透析のしくみ
- 血液透析でできることと，できないこと
- シャントのしくみ
- シャントの観察方法とトラブル時の対処法
- 自己管理の必要性と方法（内服・血圧・体重）
- 食事・水分管理の必要性と方法
- 透析生活のイメージ（通院・自己管理・仕事・趣味などを含めて）

4）腹膜透析の基礎知識（腹膜透析の詳細は，第Ⅷ章を参照）

(1) 腹膜透析とは

　腹膜透析は，腹腔に腹膜透析カテーテルを挿入し，このカテーテルを使って透析液を腹腔に出し入れすることで尿毒素と余分な水分を除去する治療法である．在宅で行う治療法であり，通院は月に1～2回で時間的拘束が少ない．1日に4回の透析液の交換を行う方法（CAPD）が一般的である．透析液の交換回数は患者の残腎機能や，透析効率によって1～3回の場合もある．1回の透析液の交換に要する時間は30～40分間程度．夜間の睡眠中に機械を使って自動的に透析液の交換を行う方法（APD）もある．この方法だと日中に透析液を交換する必要がなく，より自由な生活を送れるなど，日常生活に合わせた治療計画が可能なため，社会復帰に有利な治療法といえる．持続的に緩やかに行う治療法であり，心機能や残腎能に負担が少ないのが特徴となる．在宅で行う治療法のため，患者や家族が，治療法やカテーテル出口部の管理を習得し実践する必要がある．

　合併症の1つに腹膜炎がある．これを予防するためにも手洗いや家庭内の環境整備など基本的な清潔の確保が重要となる．腹膜が経年的に劣化することにより，その機能が低下するため治療期間に限界があり，7年前後で血液透析に移行するのが一般的である．

(2) 腹膜透析を始めるための準備

❶ 腹膜透析カテーテル挿入手術

　腹膜透析を選択した場合，腹膜透析カテーテルの挿入が必要となる．既往歴として腹部手術や婦人科的手術を有する場合には，腹腔内に癒着があり，カテーテル挿入が困難な場合や有効腹膜面積の減少などで腹膜透析に適さない場合もある．そのため術前には消化管の精査を行い，腹腔内を評価する必要がある．カテーテルの挿入が決定したら，挿入部位の決定をする．カテーテルの出口部は，①観察と消毒がしやすいこと，②皮下組織が薄く，外力がかかりやすい場所は避けること，③ベルトや服で圧迫されないこと，④座位や立位で皮膚にしわのできない部位を選択すること，などをポイントに選択する．腹膜透析カテーテル挿入当日から，1日1回のカテーテル洗浄を行う．カテーテル挿入に問題がないことを確認した後，500ml程度から透析液の貯留を開始し，徐々に液量を増やしていく．腹腔に挿入したカテーテルを，出口部を設けず，皮下

に埋没した状態で退院させ，数週間～数ヵ月後にカテーテルを引き出し，出口部を作成する方法，段階的腹膜透析導入法（Stepwise initiation using Moncrief and Popovich technique；SMAP法）もある．この方法だと，カテーテルを皮下に埋没させている間に，カテーテルのカフと皮下組織の癒合が生じ，カテーテルが安定するため，導入後早期から十分な透析が可能になる．また，待機期間中に患者教育を進めることでも，導入時の入院期間が短縮できるというメリットがある．

❷ 患者教育

腹膜透析を選択した患者や家族に必要な指導項目は，日常生活における自己管理以外にも，治療の技術や出口部ケア，トラブルへの初期対応など多岐にわたる（表3-2）．一方で，患者や家族は腹膜透析の選択が納得したうえであっても，在宅での治療に不安を抱えており，患者教育はこのような患者，家族心理を十分に理解して行われることが重要である．患者の生活スタイルを把握し，そのなかで患者や家族が無理なく，実践しやすい方法を工夫し指導する．高齢者など理解に時間がかかる時にもあせらず繰り返し指導する．導入前の準備段階で，患者の不安や苦痛ばかりが大きくなれば，その後の透析生活に対し患者はよいイメージが持てず，導入後の治療にも拒否的な感情を抱いてしまう．

患者の理解度に合わせ指導を行うためには，指導者側の体制づくりも重要となる．可能であれば専任のチームをつくって指導にあたる．パンフレットなどの共通ツール，教育の進行状況，患者の理解度，受け入れの程度が把握できるチェックリストを活用するなどして，統一した指導を行う．

■ 表3-2　腹膜透析導入前の患者教育項目

- 腎臓の働き
- 腹膜透析のしくみ
- 腹膜透析にできることと，できないこと
- 透析生活のイメージ（バック交換・自己管理・仕事・趣味などを含めて）
- 治療環境の準備
- 清潔操作の重要性や方法
- 自己管理の必要性と方法（血圧・内服・体重）
- 食事・水分管理の必要性と方法
- 出口部ケア
- 入浴方法・バック交換手技・透析液の観察
- トラブル時の対処法

＊具体的な手技は導入が決まってからでも可

5）療法選択が必要となった時の患者の特徴

（1）身体面

CKDステージ4～5では，腎代替療法の選択に向けて具体的な情報提供を受けることが望ましい．療法選択の援助を始める基準は，GFRやCrがいくつになったからという検査データはあくまで目安として，患者の身体症状や，経時的な検査データの推移に注目する．

この時期の身体的特徴として，尿毒症症状の倦怠感や，易疲労感，食欲の減退や貧血による動悸，息切れを自覚する患者もいるが，何の自覚症状もなく日常生活を送っている患者も多い．しかし，自覚症状のない患者でも，身体の内部環境は明らかに調整が崩れている状況であり，病状は時間をかけて慢性的に進行しているために症状を自覚しにくいと考えられる．この時期は，残腎機能維持のための食事管理や内服治療に限界が見え始める時期でもあり，医師とともに患者の身体状況を多方面から十分に見極めて，透析導入までの準備を計画的に始めることが重要といえる．

(2) 精神面

腎機能の維持を目標に食事管理や内服治療を遵守してきた患者にとって，いよいよ療法選択が必要となった時の落胆や不安は計り知れない．まだ保存期治療で大丈夫，透析は絶対にしたくないと思う患者，透析導入の宣告を人生の終焉のように考える患者も多い．また，これまでに受診行動がなく，初診時にいきなり療法選択が必要であると宣告された患者や，受診はしていたがCKDに関する診断や教育を受けていない患者は，当然CKDや透析治療の知識はない．そのため，療法選択の必要性を告げられても，すぐに自分のこととして認識するのは難しい．「透析が必要なことはわかっている．それでも受け入れられない」など，患者の精神面は日々揺れ動いている．療法選択が必要な時期と医療者が判断しても，患者がそれを受け入れられなければ，療法選択のためのさまざまな情報提供は無意味なものになってしまう．療法選択への援助には，このような患者の精神面を十分に理解することが不可欠である．そして，そのためには，患者の性格や療法選択に至るまでの経過，社会背景を十分に把握することが重要といえる．

6) 透析療法選択時の看護目標

患者や家族が十分な情報を提供され，納得したうえで治療法を自己決定する経過を支援する．良好な療法選択は，その後の治療に対するコンプライアンスを高め，よりよい生命予後とQOL (quality of life) の維持につながる．

7) 看護の方向性

(1) 情報提供

患者や家族が十分な情報を得て，熟慮し，納得したうえで治療法を選択できるように，繰り返し情報提供を行う．3つの治療法について，その長所だけでなく短所も含めて，まずは偏りなく説明する（表3-3）．医療用語は具体的な言葉に置き換え，患者の理解度を確認しながら説明する．また，治療の原理や方法，合併症などの一般的な医学的知識だけでなく，通院パターンや食事管理など，患者の生活スタイルに関するものや社会保障，医療費について患者の関心は高く，欠かさず説明する．

■ 表3-3 血液透析，腹膜透析，腎移植の主な特徴[2]

	血液透析	腹膜透析	腎移植
腎機能	悪いまま（貧血・骨代謝異常・アミロイド沈着・動脈硬化・低栄養などの問題は十分な解決ができない）		かなり正常に近い
必要な薬剤	慢性腎不全の諸問題に対する薬剤（貧血・骨代謝異常・高血圧など）		免疫抑制剤とその副作用に対する薬剤
生活の制約	多い（週3回，1回4時間程度の通院治療）	やや多い（透析液の交換・装置のセットアップの手間）	ほとんどない
食事・飲水の制限	多い（蛋白・水・塩分・カリウム・リン）	やや多い（水・塩分・リン）	少ない
手術の内容	バスキュラーアクセス（シャント）（小手術・局所麻酔）	腹膜透析カテーテル挿入（中規模手術）	腎移植術（大規模手術・全身麻酔）
通院回数	週に3回	月に1～2回程度	移植後1年以降は月に1回
旅行・出張	制限あり（通院透析施設の確保）	制限あり（透析液・装置の準備）	自由
その他	透析後はシャワーが望ましい	腹膜カテーテルの保護必要	問題ない

（日本腎臓学会・日本透析医学会・日本移植学会編：腎不全の治療選択　あなたはどの治療法をえらびますか？．2007．より）

（2）情報収集

　療法選択への援助では，情報提供と同様に生活情報を中心とした患者把握が重要である（表3-4）．また，療法選択に至る経過は，患者の病態理解や受容の程度，今後の治療への向き合い方に大きく影響するため，患者把握に欠かせない情報である．療法選択をするうえで，患者の「その治療法を選択したとき，自分の生活はどのようなものになるのか」の不安や疑問に適切に応えるためには，患者の性格，生活スタイル，患者を支える力など社会的背景の情報が不可欠である．透析治療は，患者のよりよい生活を目指すものであり，良好な療法選択には，患者が望む生活スタイルをより維持しやすいのはどちらの治療法かといった視点が重要になる．

■ 表3-4　療法選択時に必要な患者情報

- 家族背景・キーパーソン・家族の介護力
- 仕事や育児などの社会的役割
- 趣味や生きがい，患者の描く人生設計
- 通院手段
- 療法選択に至る経過や取り組み方
- 病態理解や透析導入に対する受け止め方
- 残腎能や身体機能

（3）継続支援

　療法選択への援助では「透析はやりたくないので選択できない」「今はまだ透析は考えられない」などの患者の思いを理解する必要がある．この場合，援助の初期段階では患者の不安や拒

否の思いに耳を傾けることに時間を費やし，情報提供は患者の精神面を推し量りながら，時間をかけて行うことになる．また，療法選択に向き合っている患者でさえ「説明は理解したけど，決められない」といった声を聞くことも多く，患者にとって療法選択が容易でないことがわかる．いずれにしろ1度の情報提供で選択に至ることは困難であり，療法選択への援助は面談や情報提供を重ねる必要がある．この間患者には「よく聞いて自分で考えなさい」ではなく，ともに考え，支える姿勢で接する．療法選択時の看護は，混乱する患者の気持ちに寄り添いながら，十分な情報提供を行うために時間的な余裕が必要であり，CKDの早期からの継続した積極的看護介入が望まれる．

8）説明時のポイント

(1) 透析生活によいイメージが持てるように説明をする

　患者の理解度に合わせ，その治療法を選んだ後の生活をイメージできるように説明する．毎日の生活リズムはどうなるのか，食事や入浴は今と何が変わるのかなど，患者の生活に透析を組み入れて具体的に説明する．透析に強いマイナスイメージを持ち「透析をした日は気分が悪くなる」「好きな物が食べられなくなる」といった誤解から「もう人生おしまいだ」と言う患者もいるが，まずは患者の思いを否定せずに受け止め，誤解があれば正しい情報を伝える．元気な透析患者と直接話す機会をつくるのもよい方法である．患者には，「～ができなくなる」ではなく「～ならできる」と肯定的に伝え，透析生活によいイメージが持てるような説明を心がける．

(2) 患者の語りを引き出す

　腎機能の限界を宣告され，透析療法が必要となった患者の心の衝撃や悲嘆，不安の理解が重要である．医療者側からの一方的な情報提供は行わず，患者の思いに耳を傾ける．「透析はしたくない一心で治療をしてきた」「腎臓が悪いなんて知らなかった，急な話で混乱している」など，これまでの経過や療法選択に向き合う思いを，患者が自分の言葉で語りながら気持ちを整理し，納得して治療法を選択することを援助する．

(3) 生活スタイルを把握する

　患者は，透析導入後，それまでの生活スタイルの変更を強いられると考え，そのことに大きな不安を持つ．患者の生活スタイルを把握し，その治療法を選択した場合，生活がどのように変化するのか，また，これまでの生活にどのような修正を必要とするのかを説明する．
患者が"その人らしく生活を送る"ことは透析看護や腎不全看護の大きな目標になる．「定年までは仕事を続けたい」「趣味の旅行はやめられない」など，患者が"生活の中で大切にしていること"を聞いておくのもよい．患者がこれまでの生活を最大限維持できる治療法を選択するためには，患者把握と情報提供の双方が重要である．

(4) 家族支援

　透析治療を行いながらの生活に家族の支えは欠かせない．そのため，療法選択の説明には，家族も同席してもらい，誰が通院の介助をするのか，患者の食事をつくるのは誰かなど，家族構成や役割分担，家族の持つ患者を支える力を把握する．注意が必要なのは，家族に患者の支援者としての役割を過度に求めないことである．療法選択時には患者の家族も不安を抱えている．家族が不安や負担を感じることなく，患者の選ぶ治療法を支えることができるように，ケアマネジャー，訪問看護師などの他職種や，社会資源の活用など院内外のサポート体制を説明し，チーム全体で見守っていることを伝え，家族もまた看護の対象として支援する．

看護のポイント・アドバイス

① 情報提供にあたっては，生活スタイルや療法選択にいたる経過を含め，十分な患者把握をする．
② 良好な療法選択には，「患者が望む生活スタイルをより維持しやすいのはどちらの治療法か」という視点が重要であり，その治療法を選んだ後の生活をイメージできるように説明する．
③ 混乱する患者の気持ちに寄り添いながら十分な情報提供を行うためには，時間的な余裕が必要であり，CKD早期から継続した積極的な看護介入を行う．

（石川弘子）

■ 文　献

1) 内田啓子：特集　腎代行治療導入患者への医療情報提供を考える　インフォームドコンセント概論：腎不全医療への提言(2) 末期腎不全治療のインフォームドコンセント．臨床透析，25(12)：15-20，2009．
2) 日本腎臓学会・日本透析医学会・日本移植学会編：腎不全の治療選択　あなたはどの治療法をえらびますか？　2007．
3) 日本腎臓学会編：CKD診療ガイド．東京医学社，2009．
4) 小那木裕貴子・筒井ゆかり・内田明子：特集　CKDの分類からみた看護の役割．臨床看護，35(6)：839-849，2009．
5) 日野佐智子・高井奈美・山下孝子・佐藤久光：末期腎不全患者への医療情報提供と準備(5) 看護師の役割．臨床透析，25(12)：51-56，2009．
6) 中元秀友：透析療法(2) 療法選択―各種療法の長所を生かした選択を目指して―．臨床透析，24(4)：19-27，2008．
7) 松岡哲平：3 腎不全の治療とは？　腎代替療法の選択．透析ケア，15(2)：28-33，2009．
8) 石川弘子：腎代替療法選択時の看護．ナーシング・トゥデイ，25(2)：9-11，2010．

IV 透析患者への看護

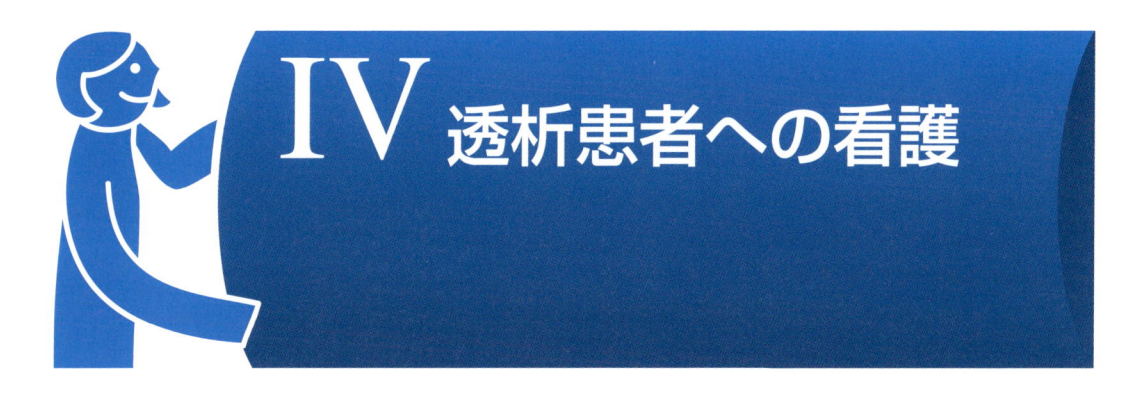

1 導入期の看護

(1) 概念

　透析導入とは，腎機能障害により重篤な尿毒症となった状態，つまり身体の内部環境の恒常性が維持できなくなったため，機械によって内部環境の平衡状態を取り戻し，生命維持につなげるということである．

　透析導入期の患者は，身体的にも精神的にも大きな変化が起こり，危機感や不安を抱いていることが多い．そこで，透析を受けながら生活していくことを受容し，セルフケアができることが必要である．

　透析導入期の看護は，患者の今までの生活の中に透析療法を組み入れるために，看護師が患者とともに，患者に適した生活調整の方法を見いだし，再構築していくことである．

　また，透析導入時期は，保存的治療では改善できない慢性腎機能障害，臨床症状，日常生活の障害を呈し，表4-1のⅠ～Ⅲ項目の合計点数が原則として，60点以上になったとき，透析療法への導入適応としている．

(2) 特徴

　透析導入までの経過は患者の病態や背景によって異なる．大きく分けて「計画導入」と「緊急導入」の2つのパターンがある．いずれにしても，これから一生涯透析を続けていかなければならないという不安ははかりしれない．透析導入時期は，慢性腎不全（CKD）による尿毒症症状および透析療法による急激な体内環境の変化に伴い，身体的，精神的に不安定な時期である．尿毒症症状や精神症状は，個人差がある．

(3) 問題点

❶ 内部環境の急激な変化

　本来，身体の内部環境は恒常性が維持されている．しかし，腎機能障害により過剰な体液量，老廃物の蓄積が起こる．それを透析機器で急激に除去することにより劇的な変動を人為的に起こすため，内部環境の平衡状態が大きく変動する．

■ 表 4-1　慢性腎不全の透析導入基準[1]

I．臨床症状
1. 体液貯留（全身性浮腫，高度の低蛋白血症，肺水腫）
2. 体液異常（管理不能の電解質・酸塩基平衡異常）
3. 消化器症状（悪心，嘔吐，食思不振，下痢など）
4. 循環器症状（重篤な高血圧，心不全，心包炎）
5. 神経症状（中枢・末梢神経障害，精神障害）
6. 血液異常（高度の貧血症状，出血傾向）
7. 視力障害（尿毒症性網膜症，糖尿病性網膜症）

　これら1～7小項目のうち3項目以上のものを高度(30点)，2項目を中等度(20点)，1項目を軽度(10点)とする．

II．腎機能
血清クレアチニン8mg/dl以上：（クレアチニンクリアランス10ml/分未満）→30点
血清クレアチニン5～8mg/dl未満：（クレアチニンクリアランス10～20ml/分未満）→20点
血清クレアチニン3～5mg/dl未満：（クレアチニンクリアランス20～30ml/分未満）→10点

III．日常生活障害度
尿毒症症状のため起床できないものを高度（30点），
日常生活が著しく制限されるものを中等度（20点），
通勤，通学あるいは家庭内労働が困難となった場合を軽度（10点）とする．
　ただし，年少者（10歳以下），高齢者（65歳以上）あるいは高度な全身性血管障害を合併する場合，全身状態が著しく障害された場合などはそれぞれ10点加算すること．

(川口良人，他：慢性透析療法導入ガイドライン作成に関する研究．平成3年度厚生科学研究：腎不全医療研究事業報告書（班長：三村信英），p125～137，1991．より)

❷ 生活の変化

　透析導入とは，患者にとって初めての体験である．つまり，透析療法を受けながらの生活体験の積み重ねがない．透析療法を行うことで身体症状は安定していくが，その過程で，いかに生活調整をしたらよいかを自らの身体で体験し，試行錯誤しながら生活を再構築する必要がある．

❸ 自己概念の混乱

　尿毒症症状の悪化などにより身体的に透析の必要性が生じ，否応なく透析導入となる．導入期の患者は，心理面の受容過程が進んでおらず，身体面と心理面とが一致していないことが多い．それゆえ，透析療法や今後の身体や生活などについて予測ができない不安な状態である．これまでのライフスタイルや果たしてきた役割，生活のなかで価値付けてきたものを諦めなければならない体験をすることもある．また，否定的なとらえ方により自己概念が混乱する．

(4) 看護の方向性

❶ 苦痛の少ない透析療法を行う

　透析導入当初は，尿毒症症状や透析による急激な体液量と組成の変化に伴って，頭痛，嘔気，血圧低下などの不均衡症候群（p33のコラム参照）を起こしやすい．そのため，まず，患者にとって尿毒症症状が軽減し身体が安楽になったことを実感できる透析を行う．また，透析による不均衡症候群や筋痙攣などの合併症で辛い思いをせず，これなら続けられそうだと思える透析を行う．そして，身体的苦痛と透析に対しての不安を最小限にする．そのためには，身体の内部環境の平衡状態の変動が必要最低限に済むよう，透析条件を整えることが必要である．

導入期は，患者の病態や透析療法に対する受容状況を確認しながら徐々に説明していく．たとえば，透析の基礎知識，自己管理（シャント，食事，水分管理）など生活をしていくうえで優先順位の高い内容から説明していく．患者自身が自分の病状を納得し，身体面，精神面の安定が図れるように，医療者は患者の話を傾聴し，生活調整することを支援する．

　受容段階に至っていない患者は，医療者側の指導を受け入れる姿勢がないため指導の効果が現れない．こういう場合は，患者の様々な感情，思いを言葉に表出してもらう．その過程を経て受容段階に至る場合が多い．

　透析導入によって患者は，多かれ少なかれこれまでの生活の変化を突き付けられる．医療者は，これまでの生活がどういうものであったのか，その人が大事にしてきたものは何だったのかなど，その人の生活の特徴を見極めることが重要になる．そのうえで，どういった点が健康状態を維持するうえで問題となるのかをとらえる．一方的な説明を避け，患者の心配や疑問に対して，十分に説明する．高齢者の導入指導は家族を含めて行う．

〈透析導入期の透析方法と透析中の看護〉

急激な浸透圧変動を招かない透析管理，無症状透析
- 膜面積の小さなダイアライザーを使用する（できれば$1m^2$以下）．
- 短時間透析（2～3時間程度）を行う．
- 連日透析を行う．
- 血流量を少なく（100ml/分）する．透析を重ねるごとに徐々に上げていく．
- 血清浸透圧の低下を最小限にとどめるために，浸透圧活性物質（グリセオール，マンニトール）を透析時点滴する．

患者不安感の軽減
- 穿刺ミスを起こさない．
- 透析時は頻回に声をかけ，安心感をもたせる．
- 気分不快や苦痛の訴えにすみやかに対応する．
- 安楽な体位を工夫する．
- 処置の都度，その内容を十分説明する．

❷ 透析治療を生活の中で調整する

　医療者は患者とともに透析体験と生活のつながりを振り返り，身体の状態を安定させるために生活の中でどのように調整していけばよいか話し合う．この繰り返しを行うことで患者は患者自身の経験則となり，どのように自己管理をしていけばよいかが身に付く．

　指導方法として，教育マニュアルやチェックリストを利用し，患者の個別性に合わせて理解度を確認しながら，透析の必要性と様々な自己管理について反復指導する．

❸ 透析受容を見守る

　患者が透析を自分にとって必要なことであると受け入れられるよう，心の葛藤を引き起こす原因を探る．そして体調や患者心理をきめ細かく観察し，患者の思いを受け入れ，かつ励ましながら支援する．患者が不安や苦痛を表出しやすい環境を配慮し，十分に傾聴する．不安の内容や程度を分析し，必要に応じて専門家（たとえば精神科医，臨床心理士，カウンセラー）の協力を得る．

❹ 導入期の教育

導入期の自己管理指導は，患者の疾病に対する受容状況や理解力に応じて徐々に進める．

・腎臓の働き：老廃物の除去，水分の調節，電解質の調節，ホルモンの働き，貧血予防，血圧調節，ビタミンDの作用
・透析療法の知識：腎不全症状，透析の機能，透析のしくみ
・シャントの管理：閉塞，感染，出血などの予防方法，日常の自己管理方法
・日常生活の管理：食事制限，塩分・水分制限，運動，感染予防，酒・タバコ，排便，性生活
・検査データ：心胸比，ドライウェイト，血液検査，他
・合併症：高血圧，心不全，動脈硬化，腎性骨症，他
・内服薬：薬の作用，服薬の仕方
・自己管理ノート：血圧，脈拍，体温，体重，尿量，シャント音，他
・栄養指導

看護のポイント・アドバイス

① 患者背景をアセスメントし，個々の問題を把握する．
　透析に至った原疾患の経過，合併症の有無，病歴，心理過程，家族構成，職業，生活歴
② 患者および家族の腎不全や透析療法に対する理解度．
③ 患者が透析を体験し，「透析は怖くない．透析を受けて身体が楽になった」と実感することで，患者は透析の必要性を理解し，透析を受容する第一歩となる．そのため，導入期の透析は慎重に行う必要がある．
④ 適切な食事：導入時期には異化亢進状態，食欲不振などで摂取量が不足しやすい．標準的には，体重当たりのエネルギーは30～35kcal/kg/日，タンパク質は1～1.2g/体重kg/日程度である．食塩摂取量は血圧の状態により異なるが，一般的に5～7g/日程度，水分摂取量は尿量により異なり，維持されている場合は著しい制限の必要はないが，治療を継続する間に尿量が減少する可能性が高いので800～1,000ml/日程度に制限しておくことが望ましい．
　食事量の変化など透析導入前の自己管理の方法と異なる場合もあるため，今までどのような自己管理をしてきた人なのかを，医療者はとらえて対処する必要がある．
⑤ 適度な運動：血圧，脈拍の測定を行い，異常のないことを確認して行う．最初は足踏みや歩行などの軽い運動から始め，段階的に上げていく．
⑥ 適切な透析：より活動的な生活を送るためには，上手に食事を管理し，適度な運動を行い，身体に溜まった老廃物を透析で十分に取り除くことが必要である．快適な透析を行うためには，自己管理が鍵となる．

> **コラム　不均衡症候群**
>
> 　不均衡症候群とは，腎不全患者の血漿中に貯留している物質が，透析により急激に除去されることによって生じる頭痛，悪心，嘔吐，視力障害，興奮，錯乱，四肢振戦，見当識障害，痙攣，昏睡などの中枢神経症状と，全身倦怠感，筋痙攣，不整脈，血圧低下などの様々な全身症状を呈する症候群である．
>
> 　病態は次のように引き起こされる．透析によって血漿中から物質が除去されるが，細胞内（特に脳細胞は血液脳関門＊の影響を受ける）の中ではこれが遅れる．その結果，一時的に血漿と細胞（脳細胞）の間に浸透圧の差が生じる．このため，血漿から細胞内に向かって水が流入し，細胞の腫脹，脳浮腫が発生し，頭蓋内圧が亢進する．この結果，様々な中枢神経症状が出現する．
>
> 　不均衡症候群は，透析導入期や，透析前の尿素窒素（urea）が高値の時に出現しやすくなる．通常，尿素窒素は，細胞内を自由に通過するため浸透圧効果を発揮しない．しかし，透析により急激に除去されることと血液脳関門の影響によって，様々な症状を伴う浸透圧格差が生じると考えられている．
>
> ＊血液脳関門：血液と脳の間には「血液脳関門」とよばれる関所があり，血液中の物質を簡単には脳に通さないしくみになっている．

2 維持期の看護

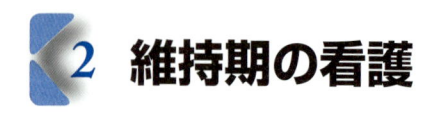

(1) 概念

　透析維持期は，患者個々により異なり，いつから維持期という線を引くことは難しい．一般的に透析維持期に入ると患者の病態は安定してくる．また，患者は透析に対する受容過程が進み，生活の再構築ができると精神的に安定してくる．この時期の看護は，患者自身で自己管理が継続でき，QOLの維持，向上が図れるよう支援することが重要である．

(2) 特徴

　透析導入当初はわずかではあるが腎機能（健常者の10%以下）が残っている．しかし残腎機能は次第に低下し，尿量が減少してくる．尿量が減少することで精神的に落ち込んでしまう人がいる．そのため，水分制限など自己管理をより厳重に行うよう支援すると同時に，精神的支援が必要である．その後，透析が自分の生活の一部となるにつれて，精神的に落ち着いてくる．

　透析患者の身体症状は，日々の自己管理の状況や精神状態に反映される．長期透析患者が増加しているなか，患者が様々な合併症に悩まされないように予防法を指導し，行動できるように医療者は支援する．この時期は，患者と医療者の相互理解が深まり，信頼関係が築ける時期である．

(3) 問題点

❶ 合併症や身体の変化の出現

　透析療法の継続に伴い，患者は様々な原因により合併症や身体の変化が生じてくる．それらの原因は自己管理不良，不適切な透析条件，低栄養，加齢による身体的変化など様々である．そのため，これまでに身に付けた自己管理法を変更する必要が生じる．患者は透析を受けながら，日々の生活の中で経験にもとづいて生活の再構築を図ってきている．

　身体症状が変化したときにも，自分なりの方法で経験則にもとづき再調整しようとするが，その方法が適切かつ柔軟にできない場合がある．

❷ 透析療法の継続と生活の維持のバランスをとることの困難

　患者・家族は透析療法と仕事や家庭生活の両立，経済的基盤の確保，食事管理，自分の体調などについて多くの不安を抱いている．透析導入時の教育内容が身に付いておらず，生活の再構築ができない患者がいる．

❸ 受容の困難さ

　透析療法を開始し，身体的には安定した透析ができるようになっても，透析を受容できない患者がいる．

❹ 慣れによる自己管理不良

　慣れや勘に頼り，自己管理がルーズになりやすい．例えば，自己判断で内服薬を中止または変更してしまう．

(4) 看護の方向性

❶ 至適透析を行う

至適透析の目的は，透析患者の合併症を予防し，生命予後の改善を図り，QOLを向上させることである．日本透析医学会で出された至適透析の指標は表4-2のとおりとされている．しかし，現状の達成率は低い．

■ 表4-2 血液透析における至適透析の指標と達成率 [2]

透析指標	至適条件 （基本的に統計学的な有意差を認めるもの）	達成率 (%)
1. 標準化透析量（Kt/V）	1.6以上	18.10
2. 1回透析時間	5時間以上	8.30
3. 体重減少率	4〜6%	43.50
4. nPCR	（糖尿病）0.7g/kg/日以上	75.60
	（非糖尿病）0.9g/kg/日以上	47.10
5. %クレアチニン産生速度	高いほど良い（目安として100%以上）	(67.2)
6. インタクトPTH	60〜720pg/ml	52.10
7. ヘマトクリット値（透析前）	35%以上	12.40
8. 血清アルブミン濃度	4.0g/dl以上	40.10
9. 血清リン濃度（透析前）	4〜6mg/dl	48.70
10. 血清β_2ミクログロブリン濃度（透析前）	低いほど良い（目安として30mg/l）	(42.3)
11. 心胸比（透析前）	50%未満	44.80
12. 平均血圧	100〜120mmHg	49.10

（川嶋　朗：わが国の透析療法の現況1998,1999,2000,2001．腎疾患 state of arts 2003-2005．浅野　泰，小山哲夫編，p419，医歯薬出版，2003．より）

❷ 合併症の予防と発見

長期透析治療は，個々の身体変化，生活の変化，加齢に伴う身体的変化の側面から合併症が出現する．医療者は，患者が努力していることや苦悩していることを傾聴し，継続したかかわりのなかで自己管理の理解度を確認しながら社会復帰への支援をする．

❸ 自己管理状況を把握し，適切な指導を行う

医療者は，客観的なデータや事実から，患者の自己管理状況を適切にとらえる観察技術をもち，患者の状況に応じた指導を行うことが重要である．

制限の多い自己管理を継続することは大変なことである．その現実から逃避したくなる気持ちも多くの場面で起こる．医療者は，医療者としての立場からのみで一方的に指導するのではなく，まずありのままの患者を受け止める．そのうえで，患者にとってよりよい状態とはどのようなものなのか，そのためにはどのようにすればよいのかを共に考えていくことが大切である．

個々の患者の社会背景や生活リズムを把握し，取り組みやすく継続可能となるよう工夫する．そのためには，常日頃から患者の客観的なデータの変動を把握し，生活の変化をとらえていく．また，透析導入時の教育内容が身に付いていない患者には，繰り返しの確認と指導を根気強く行う．

〈身体状態の観察点〉
・血　　圧：日内変動を知る．服薬状況はどうか．
・体　　重：便秘などで排泄が滞っていないか，発汗・下痢による脱水，摂取量の増減，摂取したものが塩辛い，味が濃いものに偏っていないか，水分摂取量が増えていないか，加齢に伴う味覚異常が起きていないか．
・データ：血液検査，心電図，X線などの定期的，あるいは臨時の検査データから患者の身体状態を把握する．
　　　　　食物の摂取内容の偏りはないか，極端に摂取制限をしていないか，服薬は指示どおりに行えているか，自己流に解釈していないか，制限食が守れているか，合併症が生じていないか．
・シャント：毎日シャント音，スリルを確認しているか，閉塞，感染徴候はないか，感染予防ができているか，異常が生じた場合の対処法を理解しているか．
・内服状況：指示どおりに内服しているか，薬物の作用，副作用について理解しているか，自己判断で内服薬を中止または変更をしていないか，指示薬以外の服用はないか．
　　　　　　検査データや臨床症状に注意する．
・栄　　養：食欲はあるか．必須栄養素や十分なエネルギーが摂取できているか，人工甘味料や保存料などの添加物が多いものを摂取していないか，偏食していないか，調理は誰が行っているか．必要時には調理者に食事指導を行う．
　　　　　　検査データや全身状態から栄養状態を評価し，必要時には管理栄養士の指導を依頼する．食事を撮影してもらうと指導しやすい．

〈活動状況〉
・透析後の倦怠感，疲労感で活動量が低下したり，生活行動範囲が縮小したりしていないかをアセスメントする．
・転倒予防の視点から患者とともに生活環境を見直す．筋力低下を予防し，生活行動範囲の拡大，QOLの向上を図る．

❹ 苦痛や不安の緩和
　医療者は，患者の病気のとらえ方（認知，感情）を傾聴し，患者が透析を受容し，自己管理ができるように支えていくことが必要である．

❺ 家族，援助者とのかかわり
　透析の長期化に伴う患者の家庭内での役割や家族・援助者の変化を把握し，患者のキーパーソンを確認しておく．日頃から家族・援助者とのコミュニケーションを深め，家族・援助者の透析に対する受け止め方，患者・家族の悩みや希望を知る必要がある．患者・家族の負担を考慮し，医療者側から一方的にサポートの内容を指示せず，患者・家族と十分に話し合い，意向に沿うように努める．家族介護の負担の軽減を図るため，公的サービス（p224参照）を紹介する．

看護のポイント・アドバイス

① 自己管理ができない患者には何らかの原因がある．自己管理に影響を及ぼすような生活の変化が生じていることもある．医療者は，原因を追究し，解決できるような"とっかかり"を探し，かかわっていく．医療者は，患者に適した透析生活が送れるように患者とともに生活の再構築を図る．

② 自己管理がうまくできている患者は，努力を認めてほめる．自己管理がうまくできるポイントや工夫を教えてもらい，他患者の指導に活かす．

③ QOL を低下させないため体力や筋力の維持は重要である．手軽にできるラジオ体操や歩くことを勧め，継続できるように支援する．

④ 患者の自己判断により医療者への報告，連絡，相談が遅れ，症状を悪化させることがある．早期発見のために患者・家族に緊急を要する症状や対応を指導しておく．

⑤ 医療者は患者との間で馴れ合いにならないよう，患者の尊厳を守り，丁寧な言葉づかいや態度を心がける．

3 糖尿病透析患者の看護

(1) 概 念

糖尿病はインスリンの絶対的あるいは相対的不足により，細胞内でブドウ糖をエネルギーとして燃焼できなくなるため起こる細胞障害，臓器障害である．このため，多臓器が侵され，極めて多彩な合併症が出現する．糖尿病の三大合併症は，腎症，網膜症，神経障害である．

糖尿病性腎症（diabetic nephropathy；DN）は，ある種の遺伝因子を有する人に環境因子が加わって発症する．環境因子としてもっとも重要な因子は高血糖の持続である．高血糖持続により糸球体メサンギウム細胞の異常が引き起こされるとともに，腎臓内血行動態異常で糸球体高血圧が生じる．糸球体高血圧はメサンギウム細胞に圧負荷をかける．高血圧が存在すると糸球体高血圧は助長される[3]．微量アルブミン尿，タンパク尿，高血圧，浮腫などの臨床像を呈し，次第に腎機能が低下して腎不全に陥ることが多い．

DNは1型，2型を問わず，一般的には糖尿病発症から10〜25年くらい経て発症することが多い．透析導入の原因疾患は，1998年にDNが慢性糸球体腎炎を抜いて第1位となり，その後も透析を導入する患者は年間約1万人ずつ増え続けている．

(2) 特 徴

DNの臨床的特徴は，タンパク尿が極めて多いネフローゼ症候群を呈することである．体液（水，ナトリウム）貯留による浮腫，高血圧，心不全，肺水腫などを容易にきたす．大量のタンパク尿の結果，低タンパク血症，高コレステロール血症を合併している．多くの患者は，透析導入時すでに血管障害に伴う全身の合併症（動脈硬化症による脳血管障害，虚血性心疾患，閉塞性動脈硬化症，末梢神経障害，自律神経障害，視力障害など）をもっている．そのため，他の透析患者に比べると，透析中や透析後の管理が難しい．

また，予後が極めて悪く，死因の半数は心血管系合併症（心不全，心筋梗塞，脳血管障害など）である．合併症による要介護率も高い．透析導入後も眼底出血や虚血性心疾患，下肢虚血などで再入院の頻度は高く，医療管理には特に細やかさが要求される．

(3) 問題点

❶ 溢水症状になりやすい

体液貯留の原因は，血糖管理不良による飲水過多傾向，冠動脈疾患合併による低拍出性うっ血性心不全，ネフローゼ型の患者は尿中へのアルブミン喪失，糖尿病性胃腸症による低栄養などで溢水傾向を助長する．低アルブミン血症では血管内から浸透圧原理でサードスペースに体液が移行するため，全身浮腫，肺水腫，胸水，腹水などが出現しやすい．

❷ 血清クレアチニン低値でも透析導入

糖尿病患者はクレアチニンを産生する筋肉量が少ない傾向にあるため，血清クレアチニン低値（8mg/dl 以下）で透析導入となることがある．

❸ 合併症の発生頻度が高く，生命予後が不良

非糖尿病透析患者に比べて合併症の発生頻度が高い．生存期間が長期になるほど，生命予後は不良[5]である．

糖尿病罹病期間が長いために，透析導入時より糖尿病に関する合併症は進行している．高血糖の持続などにより細胞が障害される細小血管障害〔① 糖尿病性網膜症，② 末梢神経障害（知覚神経障害，自律神経障害）〕や高血糖と様々な危険因子が動脈硬化を進行させる大血管障害〔① 脳血管障害（脳出血，脳梗塞），② 虚血性心疾患（狭心症，心筋梗塞），③ 閉塞性動脈硬化症〕を合併することが多い．虚血性心疾患で典型的な症状を有さない無痛性の心筋虚血を認める場合がある．

網膜症は網膜出血や失明に進展することもある．閉塞性動脈硬化症は末梢神経障害，血行障害など多因子が複雑に絡み合い，四肢切断に至るケースもあり，患者の QOL を著しく低下させる．

1983 年以降に透析導入した糖尿病透析患者の生命予後は 5 年生存率で 53％，10 年生存率で 26％ 程度であり，慢性腎炎が原因の透析患者は 5 年生存率で 70％，10 年生存率で 52％[4] と明らかに糖尿病透析患者の生命予後は不良である．

❹ 透析困難症を起こしやすい

糖尿病透析患者は，糖尿病性自律神経障害を合併していることが多い．動脈の圧受容体，アドレナリン作動性受容体の反応異常により，適切な血管収縮が起こらないことによって，様々な状況で低血圧を認める．

透析中の低血圧，透析終了後の臥位から立位になる際に急激に血圧が低下する起立性低血圧に加え，低タンパク血症による plasma refilling の障害が組み合わさって血圧が激しく変動し，しばしば透析困難症を起こす．目標の透析量を達成できないことがある．

❺ 栄養障害，免疫能低下，易感染性のハイリスク状態

糖尿病性自律神経障害に起因した胃排出能低下や自発性，意欲の低下で食事摂取不足となり，栄養障害が発症，進展する．栄養障害は免疫能低下の原因となるため，上気道炎，肺炎，皮膚化膿性疾患など感染症の合併を起こしやすくなる．糖尿病性神経障害の中でもっとも多い多発性神経障害は，末梢神経鈍磨，血行障害や様々な要因が加わり，下肢壊疽まで進展することがある．ささいなできごとをきっかけに重篤な状態を招くことがある．

❻ シャントトラブルを起こしやすい

糖尿病透析患者は，内シャント作製時すでに末梢血管の動脈硬化が進行していることが多い．また，静脈の伸展性も悪く，シャント作製に困難をきたすことが多い．合併症は，血流不足，シャント閉塞，シャント肢の末梢側血行障害や感染がある．

❼ 血糖コントロール困難

経口糖尿病薬は薬物排泄遅延により低血糖を起こすことがある．インスリンの不活化は腎臓で行われるため，腎不全の進行に伴いインスリンの必要量は減少することが多い．しかし，体調の改善に伴い食欲が増し，血糖コントロールが必要なこともある．

血糖コントロールの基本は食事療法とインスリン療法である．糖尿病透析患者の血糖コントロールの指標は，日本糖尿病学会が提唱している指標と基本的には同様で，HbA1c を 6.5％ 未満

に維持することが望ましい．しかし，腎不全では赤血球寿命が短縮していることに加え，腎性貧血治療のためのエリスロポエチン投与や輸血などによりHbA1c値が低い幼若赤血球の割合が増え，HbA1c値が低値となる傾向がある．したがって，HbA1cの値の判断を注意する必要がある．

糖尿病透析患者の血糖コントロール指標には，赤血球寿命短縮の影響を受けないGlycoalbumin（GA：グリコアルブミン）（正常値：12.3～16.9%）が優れている[5]といわれているが，コントロールの評価についてはまだコンセンサスが得られていない．

(4) 看護の方向性

❶ 透析導入時期

糖尿病透析患者は，ネフローゼ症候群を呈し低タンパク血症を認めることが多いこと，尿細管におけるナトリウム再吸収が亢進していること，心機能が低下していることにより全身性浮腫，胸水，肺水腫などの溢水症状が起こりやすい．自律神経障害により，透析中に血圧低下が生じやすい．そのため，緩徐な透析を行い，不均衡症候群を出現させず，安楽な透析を行う．例えば，次のように行う．

・ダイアライザーの性能の効率を下げ，急激な溶質除去を防ぐ．
・体表面積より小さい1.0 ㎡前後のダイアライザーを用い，3時間程度の短時間透析で100～120ml/分の低血液流量の透析を行う．
・溢水症状，尿毒症症状の強い場合は連日透析を行う．
・浸透圧活性薬などを併用し，血漿浸透圧の急激な変化を防止する．

溢水症状のため喘鳴や呼吸困難を生じていることが多いので，起座位またはファーラ位で安楽な体位を工夫する．バイタルサインのチェックを行い，異常の早期発見に努める．透析導入時に虚血性心疾患を有している患者が多く，しかも無痛性心筋虚血を有することがあるので，心電図モニターを装着する．透析導入当初は患者および家族は動揺する．そのため，不安を表出，軽減できるような優しい声かけ，説明を行う．

❷ 尿毒症症状が改善した時期

透析導入後，溢水症状や消化器症状は改善する．しかし，自律神経障害から透析中の血圧低下による透析困難症，透析後の起立性低血圧によるベッド離床の遅延，血管障害による狭心症状の発症，シャントトラブルを起こすことがある．このように安定した透析が行えないことで，透析に対する不安や不満あるいは恐怖が出現する．そのため，透析中は頻回に患者を観察し，バイタルサイン測定やモニターチェックを行う．また，日頃から患者の特徴をとらえておく．例えば，血圧下降を起こしやすい時間，症状をとらえ，早期に対応する．早めに対応することは，患者の不安を取り除き，安心，安楽な透析につながる．

呼吸困難や嘔気・嘔吐，食欲不振などの自覚症状が消失したこの時期には，食事・水分管理指導が必要となる．糖尿病食によるカロリー制限から腎不全食によるタンパク制限，そして透析食へと食事内容が変わるため，食事に対する混乱が生じやすい．患者の生活習慣に応じた具体的な指導をすることが大切である．食事指導は家族を交えて行い，管理栄養士にも協力を得る．

❸ 維持透析期

　感覚の異常・低下に加え，循環障害，易感染により，感冒，下痢，便秘や軽微な外傷といったささいなできごとをきっかけに大きく体調を崩し，しかも重篤になりやすい．バイタルサイン，血糖値，視力の程度，足の状態，シャントの状態，体重増加，飲水状況，服薬状況をチェックしながら，患者の全体像を把握し，合併症予防に努める．

　糖尿病性壊疽はいったん発症すると難治性で切断に至ることもまれではない．その結果QOLは低下し，重篤な結果を招くこともある．その誘因は軽微な外傷，熱傷感染から発症することが多い．「予防」として患者，家族に足の観察の重要性と適切なフットケアを身に付けてもらうため，次のことを指導する．

- 毎日足の観察を行う（意識的に観察しないと気づきにくい）．
- 毎日足を洗い，清潔に保ち，乾燥を防ぐ．
- 爪はまっすぐに切り，深爪をしない．
- 靴はサイズのきついものやサンダルは避け，足全体を覆うものを選択する．
- 靴擦れ防止のため，靴下を履く．
- 屋内でもできるだけ素足は避ける．
- 電気アンカや湯たんぽ，携帯カイロなどで低温やけどを起こしやすいので，直接皮膚に当てない．
- 足に傷ができたり普段と違う症状があれば，放置したり自分で処置をせず，受診する．
- 白癬，胼胝，鶏眼は自分で処置せず，皮膚科受診する．

　医療者は，定期的な足背動脈の触知，足の観察，モノフィラメントでの知覚検査を行い，異常の早期発見，早期治療に努める．

　糖尿病透析患者は，透析中の過除水や糖尿病性自律神経障害により血管の反応が遅延しているため，急激な血圧低下や起立性低血圧を呈することがある．急激に血圧が下降した場合，回復に時間を要することがあり，重篤な合併症につながる可能性がある．

〈透析中の血圧低下の予防と対処法〉

- 透析間の体重増加を極力少なくすることが，血圧低下を予防する一番の方策であるため，医療者は根気強く減塩食，水分管理の方法を指導する．
- 血圧下降する前駆症状として，欠伸，倦怠感などの脳貧血症状や汗がジワッとにじむ，何となく気分が悪いなどの症状が起こることが多いため，患者の観察を十分に行い，血圧下降の予防に努める．
- 体液量の変化を持続的にモニターするクリックラインやバイオインピーダンス法を用いる．
- 除水速度を下げ，あるいは除水を停止し，トレンデレンブルグ体位，すなわち両下肢を挙上し，心臓への静脈還流量の増加を図る．
- 生理食塩液や高張液など急速輸液を行うことで循環血液量を回復させる．
- 経口昇圧薬であるアメジニウム（リズミック®），ミドドリン（メトリジン®），ドロキシドパ（ドプス®）の投与が有効なことがある．
- 低酸素血症性血管拡張の予防，治療として酸素を投与する．

・透析方法を検討する．例えば，重曹透析，血液濾過，血液透析濾過，体外限外濾過，腹膜透析．

　糖尿病透析患者は，セルフマネジメントをしなければいけないことはわかっているが行動に移せない患者が多い．医療者は，多角的に正確な情報を収集し，患者のどこに問題があるのか，どうすればできるようになるのか，患者の全体像（身体的，心理的，社会的）をとらえ直すことが必要である．患者と話し合い，患者が「これならできる」という具体的な行動から始めてもらい，徐々にステップアップしていく．目標を達成したということが患者の自信となり，セルフマネジメント行動が向上する．

看護のポイント・アドバイス

① 透析導入時には，細小血管障害と大血管障害が混在し，さらに進展している状態となっている．患者の既存の合併症を把握し，合併症の出現の予防と早期発見，早期治療が重要である．

② 透析導入時は全身浮腫や高度な肺うっ血などの溢水症状による呼吸困難で緊急導入することが多い．患者の苦痛が緩和できるよう，緩徐な透析，頻回なバイタルサインのチェック，安楽な体位の工夫，患者・家族への声かけを行う．

③ 患者の生活背景を把握したうえで，セルフマネジメント（水分・塩分・食事管理，体重，シャント，排便調整，確実な服薬，血糖コントロール，フットケア）について具体的な指導をする．自己管理困難な患者には行動変容プログラム[6]を活用して患者に動機付けを行い，自己効力感が高まるかかわりをする介入方法が効果的である．

④ 自律神経障害により，透析中の急激な血圧低下や体位による血圧変動が起こりやすい．透析中はバイタルサインのチェックを頻回に行い，血圧下降を予防するために早期対応を行う．起立性低血圧によるふらつき，転落転倒を起こさないように，血圧測定を行いながら徐々に身体を慣らしていく．

⑤ 様々な合併症のため運動不足になりやすく，筋力低下を起こしやすい．そのため合併する虚血性心疾患，脳血管障害後遺症，閉塞性動脈硬化症などの程度に合わせ，医師に相談しながら運動を勧める．

⑥ 糖尿病透析患者は高齢者や介護を要する患者が多いため，介護サービスの活用，訪問看護や社会資源の活用，送迎など社会的サポートを行う（p224 参照）．

（1節〜3節：谷口裕子）

■ 文　献（1節〜3節）

1) 川口良人・他：慢性透析療法導入ガイドライン作成に関する研究．平成3年度厚生科学研究：腎不全医療研究事業報告書（班長：三村信英），pp125-137，1991．
2) 川嶋　朗：わが国の透析療法の現況 1998,1999,2000,2001．腎疾患 state of arts 2003-2005．浅野　泰，小山哲夫編，p419，医歯薬出版，2003．
3) 飯田喜俊・羽田勝計：知りたいことのすべてがわかる糖尿病性腎症教室．p32，医歯薬出版，2006．
4) 中井　滋：わが国の糖尿病性腎症の透析患者の現況．臨床透析，21(1)：11，2005．
5) 小松まち子・島　健二：血糖管理．新しい糖尿病学と透析医療，渡邊有三，羽田勝計，馬場園哲也編，pp199-202，日本メディカルセンター，2007．
6) 岡美智代：透析患者の自己効力と支援プログラム．腎不全看護 Seminar Report，pp11-13，2006．
7) 栗山　哲：透析看護Q&A．医薬ジャーナル社，2006．
8) 深川雅史編：透析患者への病態へのアプローチ．金芳堂，2006．
9) 春木繁一・中本雅彦監：糖尿病性腎不全患者のケア・ポイント．メディカ出版，2003．
10) 飯田喜俊・秋葉　隆編：透析療法パーフェクトガイド．医歯薬出版，2007．
11) 衣笠えり子編：ポケット版シリーズ透析ケアマニュアル．照林社，2002．
12) 中井　洋：ケアに生かす「透析学」入門—見なれた数値の根拠がわかる．メディカ出版，2001．
13) 日本腎不全看護学会編：透析看護．第2版，医学書院，2005．

4 高齢透析患者の看護

(1) 概　念

　わが国における平均寿命は，1960 年の男性 65.32 歳，女性 70.19 歳から，1995 年は男性 76.38 歳，女性 82.85 歳，さらに 2008 には男性 79.29 歳，女性 86.05 歳へと上昇を続けている[1]．また，人口の 22.2％が 65 歳以上の高齢者であり，10.4％が 75 歳以上の後期高齢者となっている（2009 年 1 月 1 日現在）．これらは 2006 年調査のそれぞれ 20.7％，9.5％より高い割合になっており[2]わが国において高齢者が増加していることは明らかである．このような高齢者増加の傾向は透析患者においても同様であり，2008 年日本透析医学会の調査では，65 ～ 70 歳の患者の占める割合が 15.3％で最も多く，全透析患者の平均年齢は前年より 0.4 歳増加し 65.3 歳であった[3]．高齢透析患者の看護において，加齢効果の取り扱いには暦年齢，実年齢[*1]だけでは心身の機能把握に不十分であり，運動機能，生理機能，精神神経機能にもとづく生物年齢[*2]が加味されなければならない[4]．高齢者の看護では，加齢に伴い各臓器で異なる時期に機能の低下が始まることへの理解や，機能の低下は個人差が大きいことへの配慮が必要である．

[*1] 実年齢（chronological age）：ある時点を基準にした年齢[4]．
[*2] 生物年齢（biological age）：生物的な生理機能にもとづく年齢[4]．

(2) 特　徴

　高齢透析患者は，透析治療と複数の合併症の治療をしながら生活をしている．また，加齢に伴う身体，精神，生活の変化がある．このため，高齢透析患者の看護は，透析患者の特徴と，高齢者の一般的な特徴の両面の理解が必要となる（表 4-3）．

■ 表 4-3　高齢者透析患者の特徴[5]

	加齢による影響	透析による影響
心血管系	動脈硬化，心肥大，高血圧，虚血性心疾患	高度な異所性石灰化，動脈硬化，シャントによる心負荷，心機能低下による透析困難症
呼吸器系	呼吸予備能の低下，閉塞性肺疾患	肺うっ血傾向
消化器系	食事量低下，咀嚼能低下，消化液分泌低下	便秘
内分泌系	耐糖能低下，老人性貧血	腎性貧血，副甲状腺機能亢進症
精神神経系	脳萎縮，老人性認知症，視力障害，老人性難聴，味覚障害	高度の脳萎縮，血圧変動・透析による脳血管障害，尿毒性脳症，眼底出血
運動器系	骨粗鬆症，易骨折性，筋力低下，変形性関節症	骨軟化症，線維性骨炎，透析アミロイドーシス
その他	免疫能低下，易感染性，個人差が大，非定型的な症候，薬物代謝能の低下	悪性腫瘍の増加 透析に対する理解不足，通院困難，介護・社会復帰の問題，透析目的の社会的入院

（日本腎不全看護学会 編：透析看護．pp137-144，医学書院，2003．より）

❶ 身体面

- 高齢者の加齢に伴う身体面の変化は，諸臓器の予備能力の低下や免疫能の低下を根底に，全身にあらわれる．疾患に罹患していてもその疾患特有の症状があらわれにくい，複数の疾患をもつ，発症すると遷延しやすい，ADL は容易に低下するといった特徴をもつ．
- 導入時年齢の高齢化に伴い，透析導入時すでに複数の合併症をもつ患者が多い．高齢者では，加齢に伴う動脈硬化によって心血管疾患を含む多くの臓器障害を有している場合が多い[6]．

❷ 精神・心理面

- 加齢に伴い，脳の萎縮が進行する．これにより日時や場所の見当識，短期記憶，計算能力の低下をきたす．
- 大平は「高齢者で失うものは少なくないが，高齢になって得るものもある．老い方上手な人に，学ばなければならない」[7]と述べている．高齢者は長い時間を生き，多くの経験とそれにもとづく知識と洞察力をもっている．
- 高齢透析患者の精神症状は器質性脳障害に起因するもの，心理的問題による心因性精神障害がある．透析患者は，高血圧，透析による血圧の変動，動脈硬化による脳微細小動脈の損傷と慢性的な脳血流低下などがあり，器質性脳障害の要因となる．また，いくつもの喪失体験，生活上の制限や変化の中でのストレスや不安が，精神障害を発症，増悪させる．

❸ 社会面

- 多くの高齢者が，社会，家族内での役割交代や，配偶者や親しい人との別離などの喪失体験を重ねている．
- 核家族が増加している社会背景の中で，高齢透析患者も同じように高齢の配偶者や親族が介護する「老老介護」が増加している．核家族では，患者の通院のために家族の時間的拘束や，誰が日常の介護を行うかといった問題がある．介護者が高齢である場合，患者の透析生活を支えるための身体的能力に制限があり，特に通院に関しては，社会福祉支援の利用や第三者の援助が必要となることが多い．

(3) 問題点

❶ 透析中の血圧低下

透析中の血圧低下の要因には，過剰な除水や自律神経障害などがあるが，高齢患者では心血管系合併症が多く，特に血圧が低下しやすい．透析中の血圧低下は，重要な臓器への循環血液量を減少させ，虚血性心疾患や脳虚血，残腎機能の早期喪失の原因となる．また，腹痛や嘔気，意識障害など患者に大きな苦痛と不安を与える．

血圧低下による透析困難は，体液貯留や心不全，透析不足による尿毒症症状につながる．

❷ 栄養障害

加齢に伴い食事摂取量は減少し，咀嚼，嚥下，消化吸収機能の低下も加わり容易に栄養障害を起こす．また，嗜好の偏り，味覚の低下，認知症，介護力の不足なども，高齢患者が栄養障害を起こす要因となる．

❸ ADLの低下

筋力低下や四肢の疼痛による運動障害がありADLが低下すると，透析治療の継続や自己管理に家族の支援が必要となる．また，臥床しがちになり行動範囲が縮小し，さらに筋力が低下するといった悪循環に陥りやすく，患者の透析治療や生きることへの意欲の低下にもつながる．

(4) 看護の方向性

❶ 苦痛の少ない透析

患者の全体像を把握し，そのときどきの患者にとっての至適透析を十分に検討する．身体面を整えることは重要であるが，身体的側面ばかりに注目し，透析治療が患者に苦痛を与えるだけのものにならないように注意が必要である．

❷ 栄養管理

高齢患者の栄養面の特徴を踏まえて食生活全般の情報を収集する．栄養状態の指標となる血液データのみでなく，表情や動作からの主観的な情報や透析量など多方面からの視点で栄養状態を評価し，問題点を明らかにして積極的に看護介入をする．

❸ 生活支援

患者が透析を受けながら，その人らしい生活を送るための支援をする．福祉関連など他の専門職や社会資源の活用など，生活支援のためのネットワークづくりが重要となる．

❹ 家族支援

患者の安定した透析生活には，家族が抱える負担や不安への看護支援も欠かせない．日々の介護の苦労をねぎらい，思いを受け止め，家族の情緒の安定に努める．

看護のポイント・アドバイス

> ① 患者のもつ力を活用する：高齢患者の自己管理指導は，「あのときの体験にはこういう意味があったのか」などと，過去の出来事や体験に照らし合わせて行うと理解しやすい．患者のもつ知識や生活技術をもとに「それならできそうだ」と患者が思えるような方法を指導する．
>
> 　専門的な知識は習得できなくても，患者が「それをすることは自分にとってよいことだ」と思えるように働きかける．たとえば，薬の知識がなくても，「それを忘れずに飲んでいると体調がよい」と認識できたなら，患者は忘れずに内服しようとする．
>
> ② 栄養管理：患者が必要な栄養を摂取できるようにする．歯の脱落，義歯の不具合があれば調整することを患者・家族に指導する．食欲低下の誘因となる透析不足に注意する．透析によるタンパク質，ビタミン，ミネラルの喪失を考慮した透析条件の設定をする．独居や，高齢者のみの世帯では介護ヘルパーなど社会資源を活用する．必要量の栄養摂取が不十分な場合には，栄養補助食品や輸液による補充も考慮する．
>
> 高齢患者は栄養が不足しやすいことを念頭に置く．透析患者の一般的な食事制限を緩和し，患者の食欲が増進するような料理や献立の工夫をする．
> ・味の濃いものを一品取り入れ，アクセントにする．

- 香味野菜や香辛料，香ばしい焼き味や柑橘類の酸味を利用する．
- 大きすぎない器に少量ずつ盛り付け，品数を増やす．
- 野菜，芋類などは小さく切り，隠し包丁を入れ多めの煮汁で柔らかく煮る．
- 肉類は野菜と一緒に煮込む．スライス肉やミンチ肉を利用する．
- 脂肪の少ない魚は蒸し焼きや，あんをかける．

③ その人らしく生きることへの支援：人生の終焉の時期を，患者がその人らしく生きることを支援する．そのためには，その患者にとってその人らしく生きるとはどのようなことなのかに看護者としての関心を寄せ，高齢者の一般的な特徴だけでなく，患者が生きてきた過程や時代背景，長い人生経験から生まれる価値観を理解し，患者個々の人間像をとらえることが必要となる．患者がこれまでの人生を語ることは，患者が大切にしてきたものを看護師が知るためだけではなく，患者自身がそれを再確認するためにも有効である．

患者の人格を尊重し，共感的な態度でかかわる．老いや死への不安，合併症に伴う苦痛に寄り添い，患者が安心して透析治療を受けられるように支援する．

■ 文 献（4節）
1) 厚生労働省：http://www.mhlw.go.jp/
2) 総務省統計局：http://www.stst.go.jp/
3) 日本透析医学会：http://www.jsdt.or.jp/
4) 大平整爾・他：特集　高齢社会における透析医療—現況と課題．臨床透析，23(8)：7-90，2007．
5) 日本腎不全看護学会編：透析看護．pp137-144，医学書院，2003．
6) 宮地武彦・他：Ⅱ高齢者の慢性腎不全と透析．特集高齢透析患者への看護実践．臨床透析，24(11)：20，2008．
7) 大平整爾：Ⅰ高齢者が透析を受ける意味．特集　高齢透析患者への看護実践．臨床透析，24(11)：10，2008．
8) 石崎　充：Ⅳ特殊な病態(3)高齢者の低栄養—高齢者での最適透析処方への取り組み．特集　合併症を伴った維持透析患者の栄養管理．臨床透析，23(12)：87-94，2007．
9) 牛崎ルミ子：Ⅴ対象者別ケア(3)高齢透析患者の特徴と観察点・サポート．特集　透析室でのベッドサイドケア技術臨床透析，23(11)：65-70，2007．
10) 藤田せつ子・他：こんなときどうする？．特集 高齢透析者のケア，透析ケア，10(11)：p11-45，2004．
11) 前田貞亮・他編：高齢者の透析—導入からフォローアップまで．日本メディカルセンター，1995．

5 小児透析患者の看護

(1) 概 念

一般的に小児科の対象となる年齢は，「新生児～15歳まで」といわれている．成人とは異なる小児の特徴や問題点をふまえた看護支援が重要である．

(2) 特 徴

❶ 成長・発達

小児は，その時期に応じた発達課題を達成しながら「成長していく過程」にある．

身体面の発達だけでなく，精神面，心理面，社会性それぞれの発達が重要である．患児が年齢に応じた発達課題を達成するためには，透析治療を受けながらも制限の少ない生活を送ることが必要である．

❷ 透析条件

小児の透析方法は体重1kgの未熟児から成人に近い体重の児童まで，様々な体重に対処することが必要になる．透析機器やカテーテルなどは様々な種類のものが必要になる．また，体重当たりの食事摂取量は低年齢ほど多く，効率のよい透析が必要になる．

❸ 小児透析患者の原疾患

先天性腎疾患の割合が高く，低・異形成腎が全体のおよそ30％，先天性ネフローゼ症候群が6％を占める．後天性腎疾患では巣状分節性糸球体硬化症が多い．慢性腎炎の割合は少なく，これらの治療成績の向上がうかがえる[1]．

❹ 小児の透析療法

血液透析

小児では低年齢ほど体重当たりのエネルギー，タンパク摂取量や水分摂取量が多く，十分な透析量と大量の除水が必要となる．しかし，小児が安定した血液透析を行うためには，体外循環量を体重の10％以下にすることや，過度な除水（10ml/kg/時以上）を避ける必要があり，この条件で透析を行うためには厳しい食事制限が必要となる．そのため，厳しい食事制限が必要な血液透析は，成長発達過程にある小児の維持透析に適さない．

腹膜透析

家庭で治療が行え，透析液からの糖吸収によるエネルギー補給が可能である点，透析液へのタンパク喪失を考慮すると，体重あたりのタンパク必要量が多く（表4-4）食事制限は緩やかである点などから成長発達過程にある小児では，血液透析に比べ腹膜透析（peritoneal dialysis：PD）の方が有利であり（表4-5），小児透析患者の87％がPDを選択している[1]．

小児の成長発達のためには，早期の腎移植選択が望まれ，PDは腎移植までの橋渡しと考えられている．このため，成人と比較して小児では，長期にわたって腹膜機能を維持することよりも，移植に向けて循環管理，心機能保持を重視して透析液の糖濃度や，治療サイクルが決められることが多い．

■ 表 4-4 小児腹膜透析患者のタンパク摂取推奨量[2]

年齢（歳）	タンパク摂取推奨量 (g/kg/日)
0〜1	3.0
2〜5	2.5
6〜10	2.0
11〜15	1.5

（星井桜子：栄養量の設定はどうあるべきか (1) 小児 (HD・PD を含んで). 特集 年齢・病態に見合った腎不全患者の栄養管理Ⅱ, 臨床透析, 21(13)：17-24, 2005. より）

■ 表 4-5 小児における腹膜透析の利点と問題点[1]

利　点	起こりうる問題
● バスキュラーアクセスが不要 ● 循環動態への影響が少ない ● 穿刺の苦痛がない ● 食事制限が緩やかで，成長発達に有利である ● 在宅で行え，通園・通学に支障が少ない	● カテーテルトラブル ● 腹膜炎 ● 腹膜機能低下 ● 被嚢性腹膜硬化症（EPS） ● 患者や家族，特に母親の負担が大きい

（日本腎不全看護学会編：透析看護. pp128-136, 医学書院, 2003. より）

❺ 腎移植への橋渡し医療としての役割

　小児腎不全患者にとって，透析は腎移植までの橋渡しと考えられている．

　小児 PD 患者の 43.2% は移植へと移行している[3]．小児透析患者では透析治療特有の合併症や末期腎不全そのものの合併症を予防することが腎移植への橋渡し医療として重要である．

(3) 問題点

❶ 低栄養

　小児は成長発達の過程にあり，十分な栄養摂取，特にエネルギーの摂取が必要である．しかし，透析患者ではタンパクなどの摂取制限があり，必要量のエネルギー摂取が困難な状況も多い．また，小児ではタンパクは必要量摂取できていても，エネルギーが摂取不足という食事パターンが多く，この場合タンパクが有効利用されず低栄養状態となる．

　腎不全に伴う味覚障害や嗅覚機能の低下，PD 中の患児では透析液貯留による腹部膨満感，透析液中の糖吸収の影響などが食欲低下誘因となる．さらに，低栄養状態には透析液へのタンパク喪失，代謝性アシドーシス，タンパク異化亢進，糖・脂質代謝異常など多くの因子が関与する．

❷ 心血管系合併症

　小児でも成人と同様，心血管系合併症が予後に大きく影響する．体液量の変化により容易に心不全や脱水を起こすため，ドライウエイトを適正に管理することや高血圧の管理が必要となる．透析期間中の心機能を良好に保つことが腎移植の重要な条件となる．

❸ 腎性骨異栄養症

くる病，副甲状腺機能亢進症の発症は，骨変形や石灰化など小児の成長に大きな問題となり，腎移植にも影響する．

❹ 社会性の発達への影響

小児には年齢に応じた発達課題があり，身体，知能，精神面の発達に加えて社会性の発達も重要である．小児にとってもっとも身近な社会は家族であり，年齢が進むにつれ近所の友人，幼稚園や保育園，学校へと小児を取り巻く社会は広がっていく．小児はそのような環境の中で家族，同年代の友人，自分とは異なる世代の人たちとかかわりながら社会性を身に付けていくという発達課題をもつ．

透析治療をしながらの生活は，同年代の子どもたちとのかかわりの制限や，親の過剰な心配，特に治療や生活支援のキーパーソンとなる母親との密着があり，患児の社会性の発達に悪影響を及ぼすことがある．

❺ 学童期の問題

出席日数の不足や勉強の遅れ，食事制限があり給食の摂取にも制限がある．クラブ活動や学校行事参加の制限など，小児にとっては「みんなと違う」ことが，身体的，心理的に大きなハンディとなり，問題となる．患児が透析をしながら，他の子どもたちと同じように成長していくことは容易ではない．

（4）看護の方向性

❶ 健常児に近い状態で生活ができるように調整をする

身体や知能の発達の面だけでなく，精神面，社会性の発達も重要であることを念頭に置く．通院や治療のための時間的制約や，食事制限，運動制限のある生活のなかでも，健常児とできるだけ同じ生活を送り，小児の成長発達課題を達成できるように治療内容や通院の調整をする．学校関係者へ給食や運動制限に関する調整の依頼など，患児・家族と学校の仲介をする．患児が透析治療を受けながらの生活のなかに，患児なりの生きがいや幸福感をもちながら成長できるように支援する．

❷ 家族をサポートする

介護の中心となる親（多くの場合，母親）のサポートが必須である．透析をしなければならないということは，患児本人が受ける心の衝撃と同様，親にとっても大きな衝撃となる．看護師は，介護者の心理的，身体的に不安定な状態が，患児にも大きく影響すること，ときに患児の問題の背後に介護者の問題が隠れていることを理解しておく必要がある．

❸ チーム医療が不可欠

透析医療ではチーム医療が不可欠であることは，患者が小児の場合も同様である．成長発達過程に応じた，そのときどきの最良の支援には，看護師や小児科医，腎臓内科医だけでなく，移植医，栄養士，薬剤師，臨床工学技師，ソーシャルワーカーとの連携が欠かせない．看護師は患児や介護者（多くの場合，母親）のもっとも身近な存在として，チーム医療の橋渡しの役割を担っている．

看護のポイント・アドバイス

① 家族，母親への支援
- 話を聞き，十分に介護の労をねぎらう．
- 家族のなかでの役割分担を支援する．
- 家族が安心して息抜きできるような体制を整える．
- 社会制度の活用についての情報提供を行う（p226参照）．
- 健常児と比較することばかりせず，患児なりの成長をともに見守ろうとする姿勢で接する．
- 介護の中心となる親(多くの場合，母親)や家族が安心して治療に参加できるように知識，技術両面での十分な指導を行う．
- 家族もまた，透析受容過程を経ていくことを念頭に，見守り支える．

② 入院中・透析中の支援
- 可能な限り透析中の患児に付き添い，安全な透析に配慮する．
- 入院中は，遊びや学習の時間を通して成長発達過程を支援する．
- 乳幼児は言葉で意思表示ができないため，日頃から表情やしぐさ，泣き方などに注意を払い，訴えている内容の理解に努める．
- 治療や，母子分離に対する患児の不安や苦痛の緩和に努める．
- 抱っこやタッチング，遊びを通して患児に安心感を与える．

③ 栄養サポート

〈乳児期〉
- 経口摂取が困難な場合には経管栄養の検討も必要であり，医師に患児の経口摂取状況を伝え，医療チームとして検討する．
- 経管栄養中止後の食事拒否や，咀嚼・嚥下障害に注意する．

〈幼児期・学童期〉
- この時期の食事の嗜好や摂取状況には心理状態，家族関係，学校生活が大きく影響することを理解する．
- 母親や友達の真似をするという幼児期の特徴を利用し，母親や友達が食べる様子をみせる．
- 学童期では，コンプライアンスの維持は困難であることを理解する．
- 摂取の強制が，患児や家族の負担やストレスにならないように配慮する．

■ 文　献（5節）
1) 日本腎不全看護学会編：透析看護．pp128-136, 医学書院, 2003.
2) 星井桜子：栄養量の設定はどうあるべきか(1) 小児（HD・PDを含んで）．特集 年齢・病態に見合った腎不全患者の栄養管理Ⅱ, 臨床透析, 21(13): 17-24, 2005.
3) 和田尚弘：本邦のCAPD患者の現況(3) 小児腎不全患者．特集 本邦のCAPD療法の現況Ⅰ, 臨床透析, 24(2): 23-28, 2008.

6 体重増加の多い患者の看護

(1) 概　念

　透析間の体重増加は水分摂取量を反映し，患者にとって水分管理は重要な自己管理の1つである．透析間の体重増加が多いと透析中の除水量が多くなり，血圧の低下など患者の身体に負担がかかる．安全で安楽な透析のためには透析間の体重増加を，中2日でドライウエイト（dry weight：DW）の5％，中1日では3％以内とすることが望ましい．

　看護師がこれを繰り返し指導しても，水分管理が困難で体重増加の多い患者が多くの施設で存在する．このことから，透析看護における体重増加の多い患者の看護・支援の重要性と困難さがうかがえる．看護師は，飲水が人間の生理的な欲求であり，そこに継続して制限がかかる患者のストレスを十分理解し，根気よく支援することが必要である．

(2) 特　徴

❶ 塩分の過剰摂取

　塩分摂取量が多いと，血液中のナトリウム濃度が上昇し口渇が生じる．塩分は調味料や保存食に多く含まれ，体重増加の多い患者はこれらを多く摂取していると思われる．

❷ 知識不足や水分管理に関する誤った理解

　腎臓の働きや透析間の体重増加の意味など医学的知識や，水分管理の具体的な方法の知識が不足していると効果的な自己管理が行えない．

　水分管理を正しく実践しているという患者の体重増加が常に多い場合，「水は飲まずにお茶にしている」など，医療者が思いもよらない水分管理の理解や実践をしていることがある．導入期には「多く飲めば尿がたくさん出る」と，尿量が維持されていたときの認識のまま多く水を摂取していることもある．

❸ 血糖コントロール不良

　高血糖の状態は口渇を生じやすく飲水量が増える．血糖コントロール不良な患者は，低血糖に対する不安が強く，少しでも症状が出た場合に，とりあえず何か食べようとする傾向にあり，これも体重増加の要因となる．

❹ ドライウエイトが適正でない

　ドライウエイトは過剰な水分がない状態の体重を意味する．DWが低く設定されていると，体内に蓄積した過剰な水分量より多く除水をすることになる．このため透析後には血管内脱水の状態となり，血液中の浸透圧が上昇して口渇が生じ飲水量が増える．

❺ 自己管理意欲の低下

　透析受容ができていない患者は，透析治療全般に対して拒否的な感情をもち，自己管理に対して意欲をもてずにいる場合がある．常に体重増加が多い患者は「どうせできない」と水分管理の実践を諦めていることがある．また，血圧低下など苦痛を伴う透析の経験は，患者の自己管理意欲を低下させる．

(3) 問題点

❶ 透析中の血圧低下

体重増加が多いと総除水量，および時間当たりの除水量が増加する．急速な除水に血管内への水の移動（plasma refilling）が追いつかず，循環血液量は減少し血圧が低下する．

透析中に血圧が低下すると重要な臓器に十分な血液が供給されず，胸痛や呼吸苦，腹痛や嘔気・嘔吐などの不快な症状が出現する．

❷ 心不全

水分の摂取と排泄のバランスが崩れ，体液量が過剰になると，血圧の上昇や，四肢，顔面の浮腫，臥床中の呼吸苦や湿性咳嗽といった心不全症状を引き起こす．これらは，患者の生活の質（QOL）を低下させるだけでなく，重篤になれば生命の危機にも通じる．

(4) 看護の方向性

❶ 全体像を捉える（表 4-6）

「体重増加が多い」「水分管理ができない」という側面のみで患者をとらえるのではなく，患者を全体像でとらえ，体重増加の要因は何かという視点で考える．的確に患者の全体像をとらえると，どのような刺激が，患者の体重増加を抑えるための行動を動機づけるかを導き出すことができる．

■ 表 4-6　体重増加の要因をアセスメントするための情報収集

- 患者の身体面（DW，透析量，血糖コントロール，栄養状態）
- 透析受容の段階，自己管理に対する意欲の程度
- これまで受けた患者指導の内容，理解の程度
- 実践している体重，水分管理の方法
- 嗜好，食生活
- ADLや活動量，日常生活の過ごし方
- 家庭の支援体制
- 病歴，透析歴

❷ 身体面を整える

看護師は，患者が安定した日常生活を送れるように身体面を整える．そのために，患者の透析量は十分か，DW は適切かなどを評価し，透析条件を調整する．また，患者に身体的な苦痛があればそれを取り除く．患者の身体面の安定は精神面の安定につながり，水分管理や透析治療そのものの受容につながる．

❸ 患者のもつ力を支える

患者のこれまでの自己管理行動を受け入れ，思いをゆっくり聞く．患者が自ら語ることで，自分の病気や生活を客観視でき，問題となっている点や調整が必要な部分に気づくことが望ましい．患者が水分管理を「自分のためのもの」として向き合うことが重要である．そのためには，

患者が理解しやすく，実行可能な方法でなければならない．看護師は，患者の立場に立って共に考え，よりよい状態を目指し，患者のもつ力を信じて支えていく存在である．

看護のポイント・アドバイス

① **水分管理の基本は塩分制限にあることを説明し，減塩方法を指導する**（表4-7）

　塩分をとりすぎると，体内では血液を正常な濃度にするために，水分を貯め込む作用が働くこと，そのため水分管理の基本は塩分制限にあることを患者に説明する．「塩分，水分の量に気をつけてくださいね」といった漠然とした声かけはしない．患者の理解度を十分に把握し，専門的な用語は使わず，わかりやすい言葉や具体的な量で提示する．

② **食事内容や体重の変化を患者自身が記録する**

　患者が食事内容や体重の変化を記録することは，体重管理に向き合うために有効な方法である．患者と相談し，初めから多くを記録するのではなく，患者が「これくらいならできる」と思えることから始める．大切なことは，患者の記録に看護師が忘れずに目を通し，患者の努力を認め，よい結果があらわれたときにはともに喜び，体重増加が多いときにも，できない部分にばかり注目した注意や指導をしないことである．

③ **患者にとって安楽な透析を行う**

　血圧低下など透析中の苦痛は「体重が増えないように頑張ってきても辛い思いをするだけだ」と，患者に水分管理に対する否定的な思いをもたせてしまう．

　体重増加の多いときに無理をしてDWまでの除水をすると，透析中に血圧が低下する．これを防ぐためには除水の設定に余裕をもたせ，週末までにDWになるように調整する．また，患者が体重増加を抑えてきたときにこそ，少し余裕のある除水設定をし，患者に楽な透析を実感してもらう．

　患者が，水分管理を実践して体重増加を適正範囲内で調整してきたことと，安楽な透析の体験を重ね合わせて「こうすれば楽なんだ」という自分のよい状態をイメージできるように支援する．

■ 表4-7　減塩のための工夫

- 新鮮な食品を使い，食品そのものの持ち味を生かす
- うまみの出る材料を使う
- 加工食品は摂りすぎない
- 外食はなるべく避ける
- 減塩食品や香辛料を利用する
- いずれか1品に塩味を付ける
- 焦げ味や香ばしさを利用（焼き魚，焼きおにぎり）
- 酸味を利用（酢の物，サラダ，マリネ）
- 調味料はかけるより，付けて食べる
- 麺類や汁物はスープを残す

（4節〜6節：石川弘子）

■ 文　献（6節）

1) 稲本　元：透析専門ナース．医学書院，pp173-190，2002．
2) 内田明子：3 透析を受けている人の心理・感情を理解する①ストレスと危機．臨床透析，23(3)：93-97，2007．
3) 岡山ミサ子・他：透析ナースが患者とのかかわりで「困った」とき．透析ケア，112(12)：11-51，2006．
4) 斉藤しのぶ：看護師としての実践力を向上しよう［透析を受けている人の理解と支援］．臨床透析，22(13)：119-123，2006．
5) 日本腎不全看護学会編：透析看護．pp211-224，医学書院，2003
6) 水附裕子：特集透析室でのベッドサイドケア技術Ⅴ　対象者別ケア(7)ノンコンプライアンスの患者への対応とケア．臨床透析，23(11)：89-96，2007．

7 カリウムの高い患者の看護

(1) 概 念

血清カリウム（K）5.5mEq/l 以上を高 K 血症といい，血清 K 値が 6.5mEq/l を超えると症状が出現する．症状として，悪心・嘔吐などの胃腸症状，しびれ感，知覚過敏，脱力感などの筋肉・神経症状，不整脈がある．7～8mEq/l 以上になると，重篤な不整脈（テント状 T 波，P 波消失，徐脈）が出現し，心停止に至る．

(2) 特 徴

通常，体内の K は 98％という大部分が細胞内にあり，血液中などの細胞外に存在する K はわずかである．細胞内外で 40 倍近い K 濃度差のバランスが崩れると，細胞膜の興奮性が変化することによって，神経・筋症状などを引き起こす．

摂取した K の約 90％は腎より排泄され，残り 10％が便により排泄されるが，腎不全に関連してその原因となるのは，大まかに以下の 3 点である．

❶ 過剰摂取

- 食事による過剰摂取：透析患者の場合，残腎機能の程度によって個人差があるが，尿により排泄することができなければ，K は体内に蓄積する．また，食物内の K を少なくする工夫（K 制限）をしなかったり，全体摂取量が多い場合も K は上昇する．
- K 含有薬剤または K 上昇を引き起こす薬剤：ACE 阻害薬，アンギオテンシン II 受容体拮抗薬（ARB），β 遮断薬の降圧剤，K 保持性利尿薬，非ステロイド性抗炎症薬などは，特に保存期慢性腎不全には注意を要する．
- 保存血（照射血）輸血を行った場合

❷ カリウム体内分布異常

- 食代謝性アシドーシス：慢性腎不全では糸球体濾過量（GFR）が 30％以下になると水・電解質異常がみられ，代謝性アシドーシスを起こしやすい（pH の 0.1 低下は，K0.6mEq/l 上昇に相当する）．
- 高浸透圧血症：高血糖（インスリン欠乏）による細胞内から細胞外への K の移行による．
- 細胞破壊：横紋筋融解，挫滅症候群では，筋肉内の細胞が破壊されるため，細胞内の K が流出する．消化管出血では，出血した血液が溶血し赤血球内の K が消化管から吸収されることによる．また，大きな怪我・手術，感染による異化亢進の場合も起こる．

❸ 透析不足

- 透析効率が悪い：透析条件が適正でない（血流量，時間，回数，膜面積）．
- シャント不全：再循環，血流不足．

その他，注意したいのは，採血時のトラブルなどで溶血を起こすと，その検体の K 値は上昇する．

(3) 問題点

❶ 血液透析の場合
　高K血症そのものが問題となる．その理由は，概念で前述したように，放置すれば生命の危険が伴うためである．透析患者の場合，主な原因は毎日の食事内容にあるため，K制限食を実行する必要がある．導入期に食事指導を行い，患者が理解，納得したうえで継続できるよう支援する．

❷ 腹膜透析患者の場合
　透析液にKは含まれないため，むしろ血清K値は低下する傾向にあるので，K制限は特に必要としない．それでも高K値を示すときには，過食なのか，どこか出血していないかの検索が必要である．

(4) 看護の方向性

　看護の方向性としては，K上昇に対し緊急処置が必要か否かを見極め，緊急性がなければ通常の透析治療を行い，原因・問題点を探る．患者に食事内容や出血しているところはないか聞きながら，K制限食の再指導を行う．原因がわからなければ，消化管出血などの検索を行う．

〈カリウム上昇時の対処〉

<u>緊急性の判断</u>
- 自覚症状，心電図，バイタルサイン，意識レベル，血清K値などから，緊急処置の必要性を判断し，的確な処置を行う．

<u>緊急性のある場合</u>
- 直ちに血液透析を行う．透析の準備に時間がかかる場合は，以下の処置も有効である．
- カルシウム（Ca）製剤（カルチコール®）の点滴静脈注射
- 7％重炭酸ナトリウム（メイロン®）の点滴静脈注射
- グルコース―インスリン療法（GI療法）
- 陽イオン交換樹脂（カリメート®，ケーキサレート®）の内服，または注腸

<u>血清K値が5.5〜6mEq/lの場合</u>
　非透析日に陽イオン交換樹脂の内服を行い，食事によるK制限を実行する．

<u>血清K値が6mEq/l以上の場合</u>
- 透析を十分に行いながら，毎日，陽イオン交換樹脂の内服とK制限食を実行し，血清K値を下降させる．Kは便に排泄されるため，便秘対策を実施する．

〈具体的なKの減らし方のアドバイス〉

- Kは野菜，果物に多く含まれるので，Kの少ない食品を知っておく．
- Kは水溶性であるため，次のような工夫を知っておくと指導に便利である．
　多めの水で煮こぼす，あらかじめ煮こぼしてから調理する，煮物の汁は飲まない，流水で掛け流す，食材は小さく切る，煮豆は二度煮こぼすとさらによい，など．
- 上記処理法でK含有量を1/3〜2/3に減らすことができるが，食材によって異なる（特にいも類は抜けにくい）．
- 毎食時，調理の際に煮こぼしていては負担が大きいので，1日分の野菜を一緒に煮こぼして

おき，冷蔵・冷凍保存しておく．前日にまとめて処理し，さらに流水で掛け流しておく．
・外食の際は，単品メニュー（丼物，麺類など）にせず，定食を選び，その中でKの高いものを半分残すなどの選択の工夫をする．

看護のポイント・アドバイス

① 患者指導として，なぜK制限が必要なのかということを理解できるよう説明する．
② 患者個々の食事の嗜好，食に対する思いをよく聞き，Kを下げる工夫を一緒に考える．
③ K値が下がった場合は，食事内容や工夫したことを共に振り返り，自信をもてるような働きかけを行う．
④ 陽イオン交換樹脂の内服に際しては，飲みにくい薬であるため，次のような工夫を紹介する．オブラートに包む，少量の牛乳に溶かす，冷たい氷水で飲む，ゼリーに混ぜるなど．
　Kを含んでいる食物とともに内服し，腸管吸収の前に吸着することを期待するので，食中，食直後に内服することを指導する．
⑤ 管理栄養士の栄養指導を受ける．調理実習やパンフレットで食品のKの減らし方を指導する．
　栄養指導の前準備として，患者に2・3日分の食事内容の具体的な記録を依頼し，情報として提出すると，個々に合った的確な栄養指導ができる．
　1日のK摂取量は，約1,500mg/日が望ましい．
⑥ 果物は生より，加工した缶詰の方がKが低いので好ましいが，缶詰の汁は飲まないよう指導する（汁にはKがたくさん含まれている）．
⑦ 乾燥した果実，干し椎茸類，海藻類，干物や漬物は，生ものよりK含有量が多い．
⑧ 緑茶，玉露，野菜を原料としたサプリメント，漢方薬も見逃しやすい食品である．患者本人は身体によいと信じて飲んでいる場合が多いので，血清K値のデータをみながら減量を勧める．
⑨ Kといえば，野菜，果物というイメージが強いが，実はそれ以上にK含有量の多い，肉・魚類もある．例）ヒレ肉，鮭，サワラ，マグロの刺身，など
⑩ 自宅で高K症状（しびれ，脱力感，悪心・嘔吐，不整脈など）が出現した場合は，陽イオン交換樹脂をすみやかに内服し，病院に受診するように患者・家族に指導する．緊急透析となる．

■ **文　献**（7節）
1) 飛田美穂：慢性腎不全患者のセルフケアガイド―保存期・透析期・移植期．p51，学習研究社，2004．
2) 日本高血圧学会高血圧治療ガイドライン作成委員会：高血圧治療ガイドライン2004．pp28-46，ライフサイエンス出版，2005．
3) 奈倉勇爾・樋口輝美：生化学的検査．血液浄化療法ハンドブック，改訂第3版，透析療法合同専門委員会，pp371-372，協同医書出版社，2004．
4) 黒川　清：腎臓病食品交換表―治療食の基準．第7版（補訂），pp138-139，医歯薬出版，2005．
5) 日本糖尿病学会：糖尿病性腎症の食品交換表．第2版，pp94-95，文光堂，2007．
6) 大橋　温・菱田　明：検査値から読む病態と診断計画．臨床医，28(増刊号)，中外医学社，2002．
7) 桑原道雄：透析患者のモニタリング―その選択と考え方．臨床透析，21(7)増刊号，pp799-804，日本メディカルセンター，2005．

8 リンの高い患者の看護

(1) 概念

リン（P）は骨に80～90％存在し，エネルギー代謝や細胞膜などの産生の材料となり，重要な働きをする．通常，Pのバランス平衡が保たれているときは，吸収量と排泄量（尿中）は同量であり，血清P値は3.0～4.5mg/dlに維持されている．しかし，末期腎不全患者や透析患者では，腎排泄機能の低下のためPが体内に蓄積することで高P血症となる．高P血症は，カルシウム（Ca）代謝障害から，二次性副甲状腺機能亢進症を引き起こし，また，血中CaとPの積が長期間高値が続くと異所性石灰化を起こす．

(2) 特徴

❶ 腎排泄機能低下によるリンの蓄積
腎不全となり，尿への排泄機能が低下すると，Pは体内に蓄積する．

❷ リン含有食品の過剰摂取
透析導入した場合，透析によって除去されるPは，1回の4時間透析で1,000mgである．1回の排便によって約400mgのPが排泄される．食事量・内容にもよるが，1日平均800～1,500mgのPを食事で摂取すると，週3回の透析では到底除去できないことになる．

❸ リン吸着薬の不足
・透析で除去しきれないPを，吸着薬を内服することで体外に排泄する目的をもつが，内服量が不足した場合，高P血症となる．
・量的には十分な処方はされているが，効果的に内服していなかった場合，高P血症となる．

❹ 透析量の不足
患者の体格，透析歴，食事量などに合わせた時間，血流量，膜面積，膜の種類などが適当でない場合．

(3) 問題点

高P血症は，骨からのCa流出を抑制し，腎での活性型ビタミンDの合成を抑えるため，低Ca血症となり，副甲状腺ホルモン（パラトルモン；parathormone；PTH）分泌の上昇をきたす．高P血症や低Ca血症の是正がなされないと，二次性副甲状腺機能亢進症が進行していく．

長期透析患者では，この二次性副甲状腺機能亢進症から骨組織の変化をきたしたり（骨代謝回転の亢進），血清P値とCa値の積が60以上長期にわたり続くと，異所性石灰化の亢進が起こる．これが関節に沈着した場合は，骨痛や関節痛を伴ったり可動域が狭くなることで，ADLの低下につながる．血管の石灰化が起これば，動脈硬化の亢進や血管の狭窄，閉塞などの合併症となる．

(4) 看護の方向性

❶ P のコントロール
- 血清 P の目標値を 3.5 ～ 6.0mg/dl とする．
- P 制限食（1 日 600 ～ 700mg とする）の指導
- P 吸着薬の的確な調整．効果的な内服方法の指導
- 最近の二次性副甲状腺機能亢進症治療として，シナカルセト塩酸塩（レグパラ®錠）がある．これは Ca 受容体に作用し，PTH を上昇しないようにする効果があり，その結果，P のコントロールが可能になった．同時に Ca 値も低下する場合があるので，Ca 製剤やビタミン D 製剤の量を調整していく必要がある．

〈リン吸着薬の種類〉
- 炭酸カルシウム，酢酸カルシウム：
  一般的には炭酸カルシウムが多く利用されている．その作用は，Ca 部分が P と結合してリン酸カルシウムとなり，便とともに排泄する．しかし，一部の Ca は P と結合せず，腸管から吸収されると高 Ca 血症の原因となるため，血清 Ca 値によって量を制限せざるを得ない場合がある．
- 塩酸セベラマー：
  陰イオン交換ポリマーで，Ca 値を上昇させずに，腸内で P を吸着して便中に排泄する．多量の内服量が必要となり，便秘などの消化器症状が出やすいため，単独使用よりも他剤併用とし，食事療法は必須である．

❷ 血清カルシウム値の是正
- 血清 Ca の目標値を，8.4 ～ 10.0mg/dl とする．
- 血清 Ca の約 45% はタンパク質と結合し，50% は遊離 Ca イオンとして血中に存在するため，血清 Ca 値はタンパク質濃度に左右される．そのため，Ca 値は補正値を求める必要がある．
  *「補正 Ca (mg/dl) ＝実測 Ca (mg/dl) ＋（4 －アルブミン値）」で求められる（Payne の式）．

❸ 骨代謝障害による合併症予防，安楽への支援
　Ca・P 値のコントロールをしていても，長期にわたる透析によって骨への影響はある．関節の変形，疼痛から日常生活の制限をきたすため，疼痛コントロールをはじめ，外傷や感染の予防，転倒・骨折などの事故防止に努めることが大切である．

看護のポイント・アドバイス

① 食事療法の基本は，タンパク制限である．P はタンパク質の中に多く含まれる（食品の P 含有とタンパク質含有量は相関するといわれている）．食品の種類によって，また同じ種類でも部位によって P 含有量が異なるので，P 含有の少ない食品を知っておくことが大切となる．
② Ca と鉄分を多く含む食品には，P 含有が多い．小魚，レバー，乳製品など．
③ 菓子類には，原材料に卵，乳製品，豆類（ピーナッツ，アーモンド）などの P を多く含む食品が使用されていることが多いため，1 日摂取量計算の中に含め，過剰に摂り過ぎな

いよう指導する．
④ 練り製品や缶詰，ハムなど魚肉の加工品には，原材料にはもちろん，添加物としてリン酸を使用しているものが多く，P含有量が多くなるため摂取量に注意する．
⑤ P含有の少ない食品だからと安心して食べ過ぎると，結局はPのとり過ぎになるので，量を見極めることが大切である．
⑥ P吸着薬の炭酸Caは，食品中のPと結合するためには，食直前，食中，食直後に内服する必要があるが，飲み忘れた場合にそれ以外の時間に内服しても，Pを結合せず，Caを上昇させるだけである．効果的な内服方法を守ることを理解，納得できるよう指導する．
⑦ P値がどうしても下降しない場合，高P血症の原因を1つひとつ検証していく．
・尿量が急激に減少してはいないか．
・P含有の多い食事をしてはいないか．摂取量はどうか．
・1日の食事内のP摂取量の配分と内服薬の量配分は合っているか（日本人は夕食にしっかり副食をとる傾向がある）．
・P吸着薬の飲み方はどうか．薬剤の量は適切か．便秘していないか．
・透析効率はどうか．透析不足はないか．
・患者自身で思い当たることがなかったときは，食事，間食内容，口に入れたものすべてを記録し，一緒に振り返る．管理栄養士に記録の分析を依頼し，P摂取量について栄養指導を受ける．
⑧ 食事内容は，長い間培ってきた患者の生活習慣である．患者にとってはそれが普通であり当たり前のことであるので，おかしいとは思わない．土地柄，1日3食とも魚を食べる，朝から刺身という人もいるが，決してそれは不自然でなく，子供の頃からの習慣なのである．そのことを十分に理解し，患者の思いを受け止め，話し合っていく姿勢が必要である．

■ 文　献（8節）
1）飛田美穂：慢性腎不全患者のセルフケアガイド―保存期・透析期・移植期．p51，学習研究社，2004．
2）北岡建樹：透析看護．日本腎不全看護学会編．p61，医学書院，2005．
3）岡山ミサ子：透析患者のセルフケア支援．透析ケア（冬季増刊），pp86-93，メディカ出版，2005．
4）北村健一郎，冨田公夫：透析患者のモニタリング―その選択と考え方．臨床透析，21(7)増刊号，pp812-820，日本メディカルセンター，2005．
5）佐藤幹二：検査値から読む病態と診断計画．臨床医，28（増刊号），pp1054-1056，中外医学社，2002．
6）黒川　清：腎臓病食品交換表―治療食の基準．第7版（補訂），医歯薬出版，2005．
7）日本糖尿病学会：糖尿病性腎症の食品交換表．第2版，文光堂，2007．
8）秋澤忠男：透析療法と合併症対策ハンドブック．先端医学社，2005．

9 透析を受容できない患者の看護

(1) 概　念

　看護者は，患者が透析治療の必要性を理解，納得し，自己の生活のなかに透析治療を受け入れ，自己実現のために透析生活を全うすることを願って支援している．そうしたなか，透析を受容できない患者とは，狭義には透析を自分のこととして受け入れられず，透析を拒否して来院しない患者のことをいい，広義には，透析に通って来ていても精神的に受け入れられず，抑うつ状態になってしまった患者や，食事・服薬・飲水など自己管理行動のとれない患者も受容できない患者であるといえる．

(2) 特　徴

具体的要因を以下に挙げる．
・腎不全保存期を理解，納得する機会（十分なインフォームドコンセント，教育）に接することがなく，患者にとっては突然に緊急透析導入となってしまった場合
・急性腎不全から慢性に移行し，納得していないのにそのまま維持透析となった場合
・保存期に教育を受ける機会はあったが，自分のこととして受け入れられず，「拒否の心」を残したまま透析導入となった場合
・良好な保存期を経過していたが，何らかの原因で急性増悪し，計画導入が間に合わなかった場合（頑張ってきたのに失敗してしまったという思いがある場合）
・各期の発達課題の達成状況によって差がある場合（例えば，成人期にある人と老年期にある人の差）
・透析を受けても，身体的に楽にならず，透析のたびに苦痛である場合
・社会的，経済的な理由で透析を継続することが困難であると思い込んでいる場合
上記以外にも，患者個々にとって様々な要因がある．

(3) 問題点

・上記の様々な要因に共通しているのは，患者が「透析受容のプロセス」をたどっていないことから，透析を受け入れることが困難になっているということである．
・穿刺困難の苦痛や，透析中や透析後に身体的苦痛が強く，透析が「快の気持ち」にならない．透析のたびに不安，恐怖が強い．
・キーパーソンの不在や介護支援の不足を含め，透析生活を送るための社会的環境が整えられていない．

(4) 看護の方向性

・患者や家族の透析に対する気持ちをそのまま聞き，受け止める．
・患者のたどるプロセスは，主に春木[1]の「透析患者のたどる心理的プロセス」が代表的で

ある（図4-1）．重大な喪失を経験し危機に陥った人が，それを乗り越え受け入れていくプロセスをあらわすものであるが，「ショック」「抑うつ」「不安」「透析拒否の心理」といったプロセスを理解し，透析患者の精神症状，心理的態度の時期的変化のそのときどきに対応する介入法を学ぶ．

・患者がどの段階にいるのかを察知し，透析を受容するために何が不足しているのかを見極める（不足しているのは，知識か，動機か，環境か，よく聞いてみる）．
・1人として同じ人はいないので，様々な思いを受け止める姿勢をもつ．
・苦痛の原因が透析環境，生活環境ならば，患者が納得できるまで，改善策をわかりやすい言葉で説明し，ともに考える．
・透析が苦痛を伴わない楽になる治療であることを実感できるよう配慮する．そのためには，透析中の身体的苦痛を取り除くことが必要である．具体的には，急激な血圧下降を未然に防ぐ．特に導入期には血圧下降による意識消失，胸痛などを経験すると，透析が恐怖となってしまう．

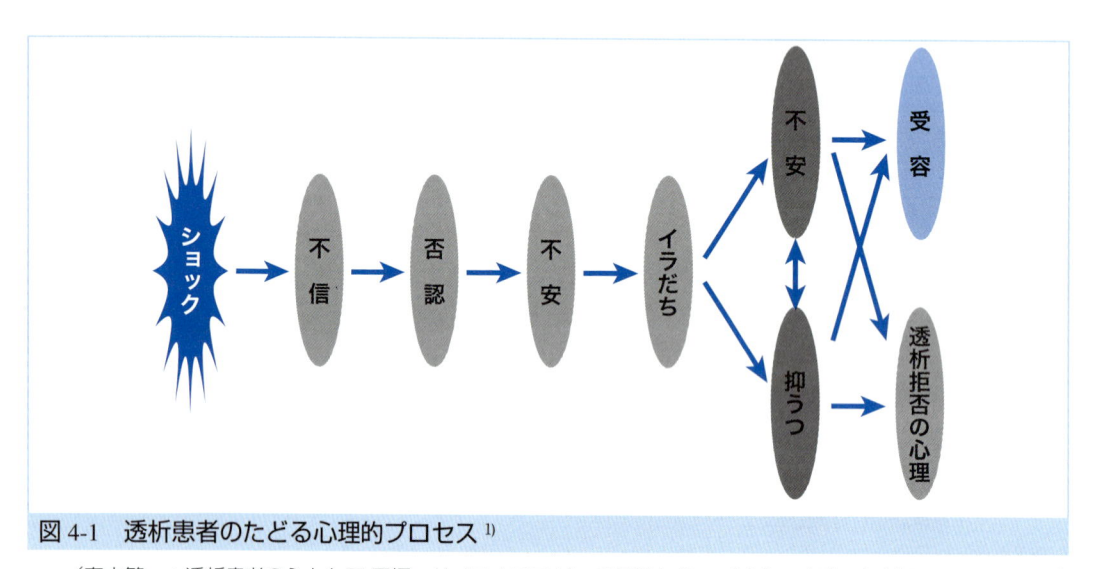

図4-1 透析患者のたどる心理的プロセス[1]

（春木繁一：透析患者の心とケア 正編―サイコネフロジーの経験から．p101，メディカ出版，1999．より）

看護のポイント・アドバイス

① 透析受容のプロセスをよく理解する．患者の反応は，嘆き，悲しみ，怒り，抑うつなどとして表現され，様々である．それに振り回されないように，スタッフ全員で見守る態度が重要である．ただ見守るだけでなく，「見守っているよ」というサインを示すことが必要である．
②「困った患者」とレッテルを貼らずに，よく聞く姿勢をもつ．
③「聞く」ためには，カウンセリングマインドを心がける．否定せず，肯定的な態度を崩さない．
④ 患者の小さな反応の変化を見逃さない．その変化がなぜ起こったのか，必ず振り返り，介入の修正をしていく．
⑤ 受け持ち看護師のときは，1人で悩まず，カンファレンスなどで第三者の意見を聞き，看護の方向性を決定する．
⑥ 生活環境改善には，ソーシャルワーカー，ケアマネジャーなど専門家との協働が解決の近道である．

（7節〜9節：高嶋節子）

■ **文　献**（9節）
1) 春木繁一：透析患者の心とケア 正編―サイコネフロジーの経験から．p101，メディカ出版，1999．
2) 富野康日己：透析患者のための臨床心理的アプローチ―こころのケアの実際．文光堂，1999．
3) 小島操子：看護における危機理論・危機介入 フィンク／コーン／アグィレラ／ムースの危機モデルから学ぶ．金芳堂，2004．

10 透析患者の手術時の看護

(1) 概　念

　透析療法の進歩，外科手術手技の進歩は目覚ましく，従来不可能と考えられたようなハイリスク症例にも手術が適応されるようになってきた．持続緩徐式血液浄化法，メシル酸ナファモスタット（フサン®）などの抗凝固薬，エリスロポエチン製剤，透析患者用輸液あるいは経管栄養剤などの開発により，術前後の管理が比較的容易となり，手術合併症も少なくなってきた．しかし，腎不全患者の手術に対する危険因子（心・血管機能の低下，不整脈，呼吸機能の低下，免疫能の低下，骨量の減少，栄養不良，腸管機能の低下，創傷治癒の遅延，出血傾向，バスキュラーアクセスの存在，自己管理能力の低下，うつ傾向など）に加え，長期透析患者，高齢者，糖尿病を原疾患にもつ透析患者の比率も年々増加しており，手術前後の管理，透析中の管理が困難となる場合もある．

　外科手術時の透析患者の看護は，後述するが，次の点が重要である．
- 手術前後の患者の病態を把握し，専門的知識をもとに，適切な治療が行われるように援助する．
- 患者の不安や苦痛が最小限に抑えられ，安全・安楽な透析治療が受けられるように援助する．
- 術後合併症を発症させないように，術前から術後合併症を予測し，予防対策をとる．また，術後は異常の早期発見に努め，順調な回復過程が得られるように援助する．

(2) 特　徴

　バスキュラーアクセスに関する手術が最も頻回に行われる手術である．腎移植術，消化器，整形外科，眼科，副甲状腺，腎／尿路領域の手術が腎不全患者によく施行される手術である（表4-8）．

■ 表4-8　腎不全患者に対する外科治療の分類

腎不全の進行を阻止するために行う手術	尿路通過障害を是正するための泌尿器科手術
腎不全の病態が引き起こす疾患に対する手術	二次性副甲状腺機能亢進症に対する副甲状腺全摘出後，一部自家移植 　二次性副甲状腺機能亢進症は代表的な透析合併症である．PTHレベルと血中のCa, Pがコントロール不良となった場合，外科手術治療の適応となる．症状が軽度な場合は内科的治療が奏効するが，副甲状腺の直径が1cm以上になると内科的治療に抵抗するため，経皮的エタノール注入療法，もしくは副甲状腺全摘出後，一部自家移植が必要になる．
	手根管症候群など透析アミロイドーシスに対する手術
	後天性腎嚢胞に合併した腎腫瘍に対する手術
透析療法を行うのに必要な手術	バスキュラーアクセス造設 　皮膚表層での動静脈シャントの手術であり，他の侵襲性の高い手術が躊躇される場合でも必然性が高い．
	ペリトネアルアクセス 　腹膜透析用カテーテルの挿入術
腎不全患者に偶発あるいは併発した疾患に対する手術 　腎不全という病態に特有な疾患でなくても，外科手術を要することは多い．消化器がんや急性腹症，心臓バイパス術，脳外科領域の手術，下肢の閉塞性動脈硬化症に対するバイパス術，骨折，眼科疾患など多岐にわたる．	
腎移植（p175参照）	

(3) 問題点

❶ 腎不全患者の危険因子

透析患者は，様々な代謝異常，電解質異常，栄養障害，免疫能低下（図4-2）などが生じていることが多く，術後は通常より細やかな看護が必要となる．患者個々の術前後の病態をアセスメントして看護問題を明らかにし，合併症を予防する必要がある．

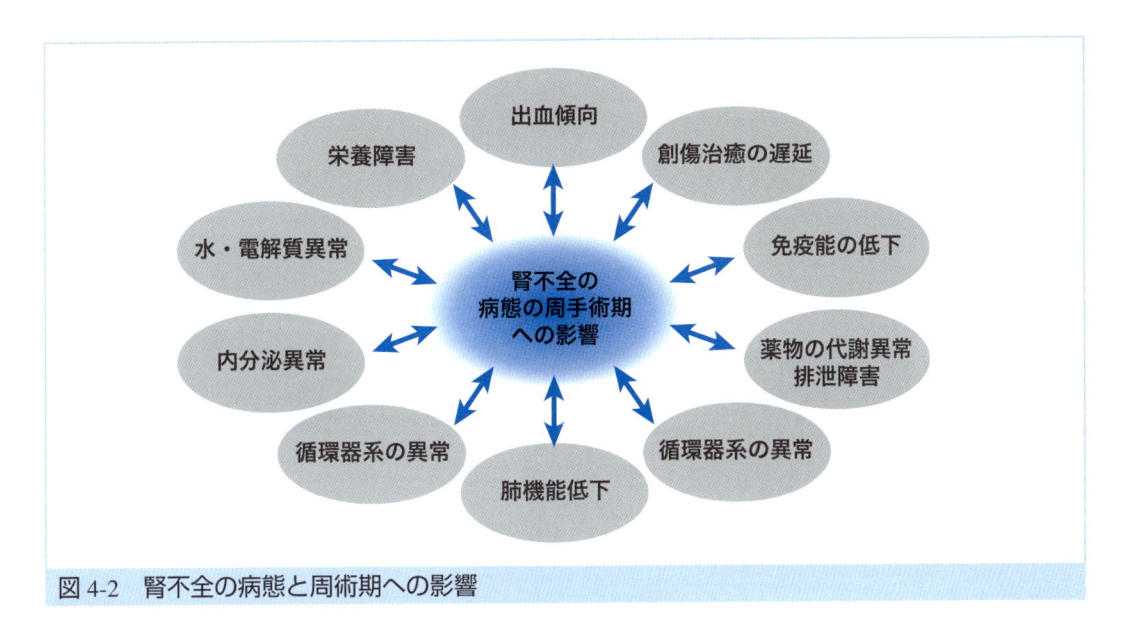

図4-2 腎不全の病態と周術期への影響

❷ 麻酔

腎排泄性薬物の体内代謝遅延があるために，前麻酔薬，導入薬，維持薬および筋弛緩薬に十分な配慮が必要となる．心機能の低下や血圧が不安定な場合も麻酔を困難にする．

全身麻酔の場合，麻酔からの覚醒が遅く，不穏症状を起こすことがある．意識レベルには特に注意する必要がある．

❸ 出血傾向

貧血，血小板機能障害，凝固因子の低下や直前血液透析時使用の抗凝固薬など出血傾向の原因は多岐にわたる．

透析患者は，血液凝固能は亢進しているが血栓性合併症は少なく，むしろ出血性合併症の方が多い．その原因は，尿毒症性の血小板機能障害，貧血，血管壁の障害など[1]が，透析導入後も依然として存在することによる．

手術前日の透析における抗凝固薬は，ヘパリンの半減期（1時間前後と短く，翌日まで血中に残っていることは考えられない）から考えて手術に影響することが少ないヘパリンを用いる[2]．しかし，ヘパリンは血液中のアンチトロンビンと結合するだけでなく，種々の物質と結合し，血中からヘパリンが消失した後にも血管壁の代謝を修飾する可能性がある[3]．術中出血が多いと予測される場合や，出血傾向を呈する症例に対してはメシル酸ナファモスタット（フサン®）を用いる（表4-9）．

■ 表4-9 抗凝固薬の作用機序，特徴，問題点

非分画ヘパリン(UH)	低分子ヘパリン(LMWH)	メシル酸ナファモスタット(NM)
作用機序 ヘパリン自体は抗凝固活性をもたないが，血中の凝固阻止物質であるアンチトロンビン(AT)と結合して活性化因子やトロンビン活性を抑制し，強力かつ安定した抗凝固作用を発揮する． 安価，取り扱いが容易，透析性が少ない．中和薬(プロタミン)が存在する．ACT(活性化血液凝固時間)通常120〜150でコントロール，あるいはAPTT(活性化部分トロンボプラスチン時間)でモニタリングが可能． **特 徴** 分子量：12,000〜15,000 半減期：60〜90分 陰性に荷電(陽性荷電物質と結合)，抗凝固剤の代表． **問題点** 出血性病変には不適．遊離脂肪酸分解作用． 血小板活性化，減少骨脱灰作用．アレルギー反応．陽性に荷電された透析膜には不適．	**作用機序** 活性化X因子活性の抑制作用をする． **特 徴** ヘパリンの約2倍(単回投与が可能)． 抗IIa活性が弱く，抗Xa活性が強い． UHに比べて抜針後の止血時間が短縮． UHの副作用の血小板活性化，脂質の影響，骨脱灰作用が少ない． **問題点** 出血性病変を有する透析患者に限定，重症の出血では不適．投与量を調節する一般的な指標がない． UHより高価．	**作用機序** 主として抗凝固第VIII因子とトロンビン活性を抑制し，抗凝固作用を発揮する． **特 徴** 分子量：500 半減期が約8分と短く，体外循環路内の抗凝固が可能で凝固時間を延長させない． タンパク分解酵素阻害薬． AT-IIIが不要． UHの副作用を回避できる． 陽性に荷電． ACTで投与量のモニタリングが可能． **問題点** 非常に高価．ショックやアレルギー反応などの過敏症状． 少量の生理食塩液に溶解すると沈殿する． 陰性に荷電された膜に吸着される．高カリウム血症．活性炭による血液吸着で吸着される．

　透析不足では uremic toxin による出血傾向をきたすことが考えられるので，手術に向けておよそ1週間前から計画的に十分量の透析を行っておく．貧血が強いと出血時間が延長する．許容限度のヘマトクリット35％まで上げておいた方がよい．

　狭心症，心筋梗塞，脳梗塞などの血栓性合併症でアスピリン製剤などの抗血小板薬を使用している場合は1週間前から使用を中止しておく．腎排泄性の薬剤が蓄積しやすく，副作用として出血傾向を招くものもあるので注意を要す．

❹ 組織の脆弱性および創傷治癒の遅延

　尿毒症状態を基盤に栄養障害，局所の浮腫や末梢の循環不全による組織への酸素供給の不足など複数の因子が関与している．

❺ 免疫不全と易感染性

　詳細は不明な部分が多い．結果として術後の感染症を増加させて術後管理を複雑にする．感染の兆候(創部の発火，腫張，疼痛，発熱，白血球，CRP)に注意する．

❻ 術前・術後の血液浄化法

　方法や施行時期に対して綿密な計画が必要となる．手術の種類を問わず，溢水と高カリウム(K)血症は直接患者の生命を脅かす危険性があるため，手術前に必ず補正をしておく必要がある．

　術後は創部からの出血，ドレーン挿入からの出血，術中の筋弛緩薬の投与，タンパク異化亢進，

輸血などのため，急激に高K血症になりやすいので注意する．
　透析療法での体外循環により血圧変動を起こしやすい．血液浄化法は，手術侵襲，合併症の有無，循環動態などを考慮して決定する．

❼ 血管の透過性亢進
　手術侵襲時，機械的刺激や生体内に放出される種々の化学物質による刺激により，血管壁が傷害され血管の透過性が亢進する．その結果，水分は非機能的体液区分（組織間，概念的にサードスペースという）へ移行し，局所浮腫，腸管浮腫などを招きやすい．術中，術後の安全域を超えた輸液はサードスペースに蓄積する可能性が高い．これらの水分は術後血管に戻り，肺水腫・溢水を引き起こす可能性があるので，過量の輸液は注意が必要である．

（4）看護の方向性
❶ 手術前
　医師からのインフォームドコンセント時，必ず看護師も同席する．透析療法に加え外科的手術が必要な患者は，不安が強い．そのため，患者の思いが表出できるように傾聴し，患者が自分の病状を受け止められるように支援する．カンファレンスを行い，チームで患者・家族を支える．
　術後合併症を予防するために次の点が重要である．
- 全身状態を整える．手術前の禁飲食，補液，水分貯留，出血，アシドーシスに注意する．
- 術前の検査データ（表4-10）
　　術前の血清カリウムを3.0～4.0mEq/lにしておくことと，十分にアシドーシスを改善させておくことが大切である．

■ 表4-10　術前における臨床検査データの目標値[4]

CTR	≦ 50%
K	= 3.0～4.0mEq/l
Cr	≦ 6mg/dl
BUN	≦ 50mg/dl
Ht	≧ 30%
TP	≧ 6.5g/dl
HCO_3^-	≧ 20mEq/l
体重	= 基準体重

（春口洋昭：周術期における透析患者の管理—消化器手術症例に対する血液浄化療法を中心に．19(7)：36, 2003.より）

- 術後縫合不全を防止するためには，術前の総タンパク（TP）6.5g/dl以上，アルブミン3.0g/dl以上が必要である．
- 透析患者の高頻度の手術合併症は，水・電解質異常，出血，縫合不全，感染，心不全などである．十分な透析，栄養管理，貧血の是正，口腔ケアなどで予防する．
- 全身麻酔術後の合併症では肺合併症が最も頻度が高い．透析患者は肺活量の低下，肺拡散能の低下に加え，肺うっ血状態が加わるためである．そのため，術前より呼吸訓練や喀痰排出訓練を十分に行っておく．

- 腎不全患者の出血傾向の主な要因は血小板機能の低下であるため，術前に抗血小板薬使用の有無を確認し，内服時は手術数日前より中止する．
- 創傷治癒や感染対策のために栄養管理が重要で，経口・経腸・経静脈栄養療法により栄養状態を改善する．
- 術中のトラブルに対応すべく輸血や新鮮凍結血漿製剤などを準備する．
- 尿毒素が蓄積した状態で手術を行うと，術後に感染症や創傷治癒の遅延，出血性の合併症の危険性が高くなる．そのため手術前まで十分な透析を行う．
- 血圧低下や体位によって内シャントの閉塞をきたすこともあり，手術室看護師によく説明する．

❷ 術 後

- 術直後，最も重要なことは水・電解質バランスの評価である．
- 術後摘出臓器の重量を必ず確認する．摘出重量分を基礎体重から減量する．特に下肢切断で体重が高度に減少した場合は基礎体重の再設定が必要である．
- 出血量は手術侵襲によって左右され，正確な出血量を知る．
- 全身の診察所見，胸部X線，体重など総合的にみる．
- IN（輸液，輸血，飲水），OUT（出血，滲出液，尿量，排便）バランスのチェックを行う．
  ※「輸液量＝透析による除水量＋尿量＋不感蒸泄量＋ドレーンその他からの喪失量」
    水分出納を計算して透析間で収支が合うようにする．
- 特に体重管理は重要で，スケールベッドなどで実測し，正確な体重測定を行う．
- 定期的に電解質のチェックを行う．
- 広範囲の侵襲性の高い手術では術中輸血や筋組織の崩壊により，高K血症やアシドーシスに陥りやすい．そのため，術直後の高K血症に注意が必要である．
- 術後輸液方法や抗菌薬の投与方法は通常の患者の場合とは異なる．
    術後の輸液もKを含まない生理食塩液，5％糖液を使用し，血清の電解質に注意する．消化器術後などで長期の完全静脈栄養（TPN）となることがある．透析患者では1日輸液量に厳しい制限がある．糖分補給のための輸液，アミノ酸輸液，抗生物質，その他の種々の薬剤投与には注意が必要である．
- 術後は循環動態が不安定であることも多く，除水が思うようにいかないことがある．輸液量の制限や，循環動態に比較的影響の低い限外濾過法（extra-corporeal ultrafiltration method；ECUM）などを併用する．
- 低栄養状態では体重の減少があるため，ドライウエイトを下げて溢水を防ぐ必要がある．
- 腹部手術や意識レベルの状態により食事摂取ができない場合，高カロリー輸液が必要となる．長期化すればするほど体内プールのKは定期的な透析のために低下して，サブクリニカルな低K血症を呈することがある．
- 術後透析は，できれば術後の出血が懸念される術後1日目は避け，2日目より透析を始め，1日おきの透析を計画する．
- 術後は出血の危険があることを十分認識し，血圧低下，貧血の進行など出血の兆候を見逃

さない注意が必要である．バイタルサインのチェックを頻回に行い，循環動態の変動に気を付ける．
- 必要時，酸素吸入を行い，心電図モニターを装着し，波形など異常の早期発見に努める．
- 術後の出血の心配がなくなるまでは，血液透析中の抗凝固剤としてメシル酸ナファモスタット（フサン®）などを使用する．
- 抗凝固薬を少しでも減量するため抗血栓性に優れたダイアライザーを使用する．ポリスルホン膜ダイアライザー APS シリーズ，ビタミン E コート膜ダイアライザー CLEE，PSE シリーズが推奨され，これらのダイアライザーはメシル酸ナファモスタットを通常の半分程度に減量できる．
- 循環動態が不安定な場合には，持続的血液濾過（CHF）や持続的血液濾過透析（CHDF）を行う．高サイトカイン血症に対する CHDF，エンドトキシン血症に対するエンドトキシン吸着療法，術後肝不全に対する血漿交換療法，循環不全に対する CHF を施行する場合がある．
- 通常の血液透析で血圧が安定しない患者，溢水により心不全を呈している患者，高度な代謝性アシドーシスを呈している患者，高 K 血症が急激に進行する患者に対しては，連日の透析もしくは CHDF を行う場合がある．
- 創痛を自制できないとき，医師と相談し，術後の鎮痛を図れるようにする．
- 安楽な体位の工夫をし，褥瘡を予防する．
- 術後の ADL の確認を行い，創痛の少ない移動の介助を行う．
- 手術後で不穏状態のある場合，事故発生予防のため頻回に病室訪問を行い，ベッドからの転落予防，輸液ライン・ドレーンの抜去予防を行う．認知障害，視覚障害，聴覚障害がある場合や，脱水による電解質バランスの乱れや睡眠が十分にとれない，体動が制限されることによって精神不穏症状が起こりやすい．
- 術後，肺血栓，静脈血栓症に対する注意が必要である．

看護のポイント・アドバイス

〈手術前〉
① 手術によって出現する合併症を想定し，その予防対策を講じる．肺合併症を予防するために呼吸訓練や喀痰排出訓練を行う．また，手術侵襲の大きい手術の場合は，意思の疎通が困難になることが多いため，患者と相談し筆談の練習や合図の練習をしておく．
② 待機手術では十分全身状態を観察する余裕があるため，検査データが目標値になるように栄養状態を改善し，十分な透析を行う．
③ 患者の不安や思いを傾聴する．
④ 不整脈は通常の心電図のみでは見逃すことがある．1 分以上脈を確認して，不整脈が出るようなら，医師に報告する．少し長めに心電図を記録し，不整脈の種類を確認しておくことが必要である．
⑤ 経口摂取量低下による低栄養状態の患者の場合，創傷治癒の遅延や感染症の合併などが

多い．そのためできるだけ経口摂取量を増やす工夫を行い，栄養状態の改善に努める．
⑥予防的口腔ケアで術後感染や口内炎を減らす．
⑦尿毒素が蓄積した状態で手術を行うと，術後に感染症や創傷治癒の遅延，出血性の合併症の危険性が高くなる．そのため手術前まで十分な透析を行う．

〈術　後〉
①透析患者は薬剤の代謝遅延があり，麻酔からの覚醒が遅れる．抜管後は，深呼吸をさせて無気肺を予防する．疼痛のために深呼吸ができないことがないよう，医師と相談して鎮痛を図る．ネブライザーを十分施行し，喀痰の排出を促す．
②術後のドライウエイトは，摘出した臓器の重量や術中・術後の水分バランスなどにより変化するため，水分出納バランス，浮腫の程度，胸水の有無，心胸比，透析中の血圧の変化などを総合的に判断して設定する．
③術後はシャント閉塞が考えられるので帰室後すぐにシャント音，スリルのチェックを必ず行う．
④術後は刻々と病態が変化するので，患者の状態を的確に判断できる能力を養う．

（10節：谷口裕子）

■ **文　献**（10節）
1) 松井則明：腎不全における周術期の出血対策．臨床透析，19(7)：30，2003.
2) 春口洋昭：周術期における透析患者の管理—消化器手術症例に対する血液浄化療法を中心に．19(7)：37，2003.
3) 前掲書1)：p31.
4) 前掲書2)：p36.
5) 太田和夫監：透析医必携　透析患者への外科的アプローチ　手術適応と術後管理．腎不全患者に対する手術の概要，p5，メディカ出版，2005.
6) 大平征爾・今　忠正：外科手術の変遷．透析患者の手術を困難にする要因，臨床透析，19(7)：19-20，2003.
7) 飯田喜俊・秋葉　隆編：透析療法パーフェクトガイド．医歯薬出版，2007.
8) 深川雅史：透析患者の病態へのアプローチ．金芳堂，2006.

V 家族支援

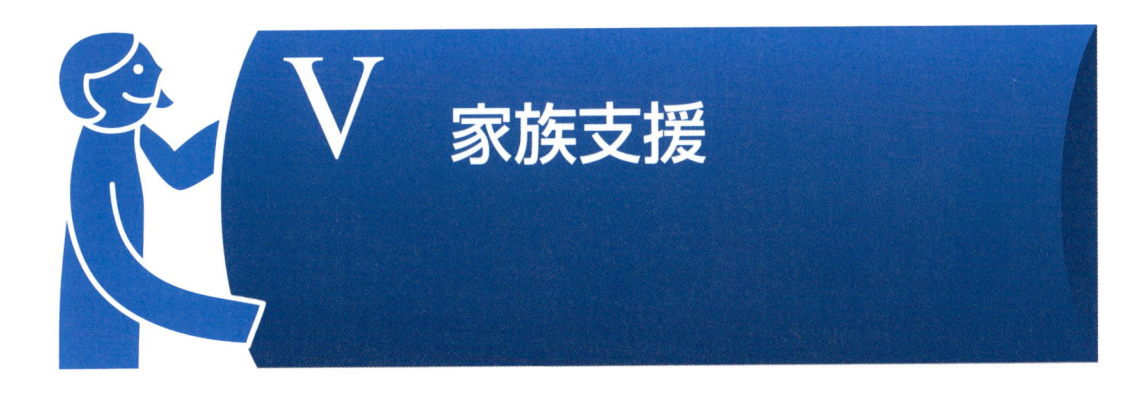

 透析治療は腎不全の代行治療であり，週3回，1回の治療が4〜5時間の身体束縛に加え，自宅での塩分や水分管理，薬物管理，アクセスの管理など，患者自身の自己管理に一生涯委ねられている．また，それを支える家族も生活共同体の一員として，（同様に）透析という終わりがなく，一生続けていかなければならない治療をともに受けている．家族それぞれの生活もあり，治療を支援していくのは並大抵のことではない．透析は一生続く治療であるため，長い間に家族のかかわりも変化していく．看護者は長い間に変化していく家族を理解しながら，必要とする家族への支援を提供しなければならない．「家族」の形は様々であり，必ずしも同じでないことを念頭に置きながら，支援していかなければならない．
 そこで透析患者が安定した透析生活を送るためにも，家族へどのような援助と調整が必要なのか述べる．

1) 家族形態の変化

 近年，もっとも身近で信頼できる存在である家族の形態が変わりつつある．家族というとかつては夫婦を軸として親子，兄弟，祖父母と孫といった血縁関係で成り立ち，三世代家族と家族の形体が大規模であったのに比べ，現在は夫婦と子供だけの核家族といった小規模化が進んでいる（図5-1）．そのため老年層と若年層の分断を招き，高齢者が高齢者を介護する状況や配偶者を失った高齢者が独居生活であったり，結婚をせずに一人での生活を長い間送ってきている壮年層など様々な形態がある．
 また，家族の役割として，家族を支える収入の確保や，家事，育児，教育，介護などの分担があるが，家族形態の変化により役割の分担も変わりつつある．表5-1のように「家族の属性」が変化してきている．

2) 家族関係のアセスメント

 家族支援を行う前に，家族の関係を知らなければならない．人間の発達段階と同じように家族

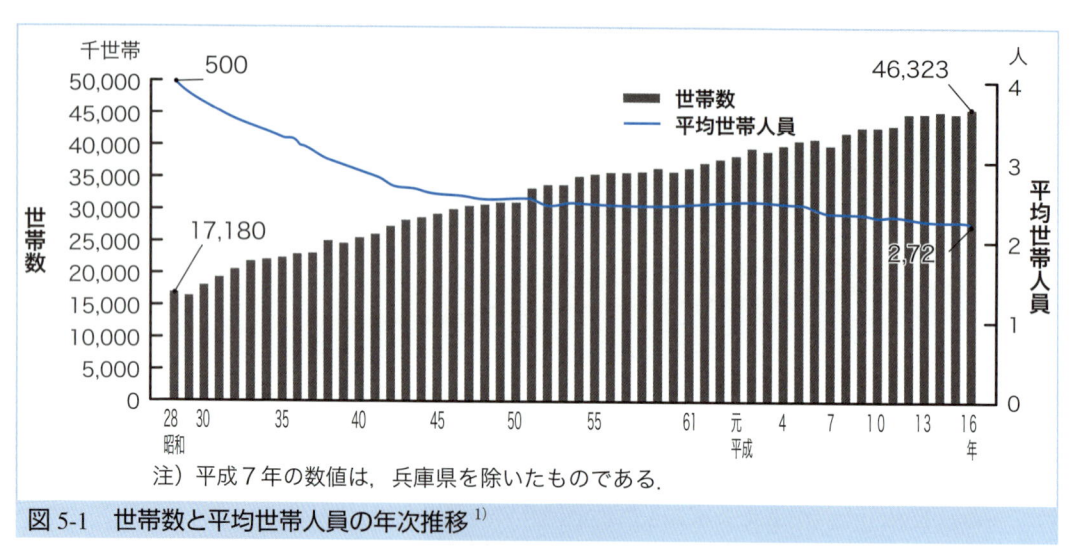

図 5-1　世帯数と平均世帯人員の年次推移[1]

(鈴木和子・渡辺裕子：家族看護学 理論と実践．p38，日本看護協会出版会，1999．より)

■ 表 5-1　家族の属性[2]

1. 家族とは，その成因が自分たちでの決定した1つの社会システム，または単位であり，常に変化し発達する性質をもっている．
2. 家族成員の関係は，出生，養子縁組，結婚の有無や同居しているかどうかにかかわらない．
3. 家族という単位は，存在している子どもがいるかどうかにかかわらない．
4. 家族成員間に責任と愛着が育ち，将来に対する何らかの義務を伴う．
5. 家族単位は，保護，教育，および子どもの文化的価値の学習について一次的な情報源となる社会化というケア機能を遂行する．

(鈴木和子・渡辺裕子：家族看護学 理論と実践．p19，日本看護協会出版会，1999．より)

にも発達段階があり，その発達段階において様々な課題を抱える．その発達段階における課題を解決することで，重要でささいな問題解決の積み重ねのなかから信頼関係が生まれ絆が強まっていく．家族が今どのような発達段階にあるのかを把握することは，患者・家族をアセスメントするにあたり，大切なことの1つである．

透析導入という健康問題に直面し受ける衝撃は家族それぞれである．強い衝撃を受け混乱を招く家族や，むしろ透析導入をきっかけに家族の絆が強固になっていく家族もある．

看護者は，家族に何が起こっているのかをアセスメントする枠組みをもつことで問題を明確にし，アプローチしやすくなる．そのためにも透析導入する患者・家族の全体像をとらえ，家族構成の状態や健康問題，家族としての発達状態を理解し，患者・家族が現在どのような状態に置かれているのか評価する必要がある．

表 5-2 を参考に家族が現在どのような発達段階にありどのような課題を有しているのか，また家族の歴史を知ることにより今までどのような関係を積み重ねてきたのかをアセスメントする．アセスメントすることは，決して家族が抱えている問題のあら探しをする行為ではなく，透析患者・家族が「問題志向」から脱却するためのアセスメントであり，むしろ努力している点に目を向けることで，看護師として援助しなければならない点がみえてくる．看護師は家族へ様々

な指導を行う前に患者と家族の関係を観察しアセスメントすることで,家族への援助を効果的に行うことができる.

■ 表5-2 家族アセスメント[3]

1. **健康問題の全体像**（患者の健康問題を家族の生活への影響という視点で把握） ①病名および病状,②健康の段階,③予後,④日常生活力,⑤家族内の役割の遂行能力,⑥経済的負担 2. **家族の対応能力** 　A. 構造的側面 ①家族構成,②職業,家業,③家族成員の健康状態,④生活習慣, ⑤健康問題に対する関心,理解力,⑥役割構造,⑦経済的状況,⑧住宅環境,⑨地域環境 　B. 機能的側面 ①情緒的関係,②コミュニケーション,③相互理解,④家族の価値観,⑤役割分担,⑥勢力構造,⑦社会性 3. **家族の発達課題**（例えば,育児,老後の生活設計など） 4. **過去の危険対処経験**（対処経験の有無により,家族の学習能力を判断することができる） 5. **家族の対応状況** ①患者,家族成員のセルフケア状況,②家族の問題に対する認識,③対処意欲,④家族の情緒反応, ⑤認知的努力,⑥意見調整,⑦役割分担,⑧生活上の調整,⑨情報の収集,⑩社会資源の活用 6. **家族の適応状況** ①患者,家族成員の心身の健康状態,②家族の日常生活,③家族内の人間関係

（鈴木和子・他:事例に学ぶ家族看護学―家族過程の展開. pp21-23, 廣川書店, 2001. より）

3) 家族支援の実際

　家族の一員が透析導入するという出来事は家族関係に様々な影響を及ぼし,今までの生活スタイルや家族の役割分担も変化する.患者同様にどうしてこのような病気になってしまったのかと受け入れられない家族もいる.看護師は様々な家族の問題に直面するが,家族関係の問題すべてに介入できないこともある.例えば,介護者が介護保険を活用することにより,家族への負担が少なくなると思われていても,他人に世話になりたくなかったり,他人が家に入ってくることを頑なに拒む家族もいる.そのようなときは,家族へ無理に押し付けるのではなく,家族の受け入れられる具体的な対処方法を共に探し出すことが求められる.また,うまく家族に介入でき外部からの援助を受けられたとしてもすべて問題解決できるとも限らない.

　まずは,透析をしなければならないという現実を引き受け,透析患者が円滑に透析治療を続けられることができるように,患者・家族に働きかけ家族調整を行うことが必要である.患者を思うあまり家族へ多くを望みすぎてしまわないことも大切である.家族が患者のケアを行うことによって著しく家族の生活の質の低下を招くことは,患者の透析治療の意欲低下にもつながる.そのためにも家族一人ひとりが自分自身の健康管理に努め,家族の健康が阻害されないように援助しなければならない.

(1) 家族の情緒的支援

　透析導入患者を抱えた家族は，生活のリズムが患者中心となり，慣れない日常生活の中でストレスを抱え込み，気付かないうちに健康を害することもある．また透析患者の高齢化に伴い介護者も高齢化していることを考えると，ストレスの蓄積を防ぎ，家族の健康管理にも留意し共倒れにならないように援助する．

　透析導入によって家族が受ける影響の大きさを考えると，患者は様々な葛藤の中にいる家族への気兼ねからケアへの希望を述べられない状態に陥ることもある．反対に，家族が患者に対し率直な意見や感情が述べられないこともある．そのようなときに看護師は代弁役になりがちであるが，代弁するのではなく患者と家族間のコミュニケーションを促すとともに，どうしたら患者の思いを伝えられるかという援助が大切である．

(2) 家族関係の調整

　患者とその家族が常に良好な関係とは限らない．家族の健康に対する認識の違いや今まで家族の歩んできた歴史や積み重ねてきた関係性がある．家族の一人が病気になることにより，家族との関係性や役割分担が大きく崩れてしまう．ましてや透析療法は長期に及ぶエンドレスな治療であり，家族の発達過程にも大きく影響を及ぼす．長い療養生活のなかでは，様々なライフイベントに直面する．例えば介護者が患者の送迎のために仕事を辞めざるを得なかったり，そのために起こる経済的不安や，社会的自己の喪失，介護者の病気や障害，家族の死，家族の発達課題の達成が困難になる時期に遭遇するときもある．看護師は常にライフイベントとともに家族全体を広く視野に置き，患者・家族の人間関係のバランスに注意を注いでいくことも重要である．

(3) 家族間でのコミュニケーションの調整

　患者と介護者または家族全体の機能が円滑にいくためにも，コミュニケーションはとても大切である．うまくいっていない患者・家族はコミュニケーションの悪循環が起きていることがある．悪循環を断ち切るためにも，自分達にどのような問題が生じているのか，どのようなことを行わなければならないのかなどの問題を話し合いができるように調整しなければならない．円滑なコミュニケーションのためには，お互いが自分の主張だけを通すのではなく，自分自身を理解し，相手の立場に立って話が聞け，自分の思っていることが言えることが大切である．看護師は，常に中立な立場で，お互いが自己を表現しやすい環境を整える．

(4) 家族内の役割分担の促進

　長い療養生活の中では，介護まで必要としていなかった患者が突然介護が必要となり，ある特定の家族の負担が大きくなってしまうことがある．患者の食事づくりや病院への送迎，身体の介護が加わることで，やむなく仕事を辞めることによる経済的負担などがある．家族の誰かがすべてを抱え込まないように，それぞれの役割分担を促進していくことが大切である．

(5) 疾患と透析療法の理解

透析療法についての家族の理解が乏しいと，透析に対して肯定的なイメージをもちにくく，治療への協力を得ることができないばかりか予後に大きな影響を及ぼしかねない．

家族には，家族の生活背景や理解度に応じ，透析治療と今後の経過，透析治療の限界についての説明が必要である．

透析患者の治療は長期に及ぶため，透析導入時だけのかかわりにならないように，常に患者の状態や治療に関する新しい情報は家族へ伝えることが大切である．家族とのノートでのやり取りという方法もあるが，可能なら年に何回か家族と面談し，患者の透析治療中の状態を伝えたり，家族から自宅での状態を聞くという時間を設けることも必要である．家族と面談することにより，家族が抱えている問題や患者が伝えられない問題などの情報を得ることができる．

❶ 透析治療

看護師は，透析を受けることにより身体状態の安定が図れること，通院継続の意味の大切さを，家族にわかりやすい言葉で説明し理解が得られるようにする．また，透析を続けていくためにも医療者が家族を支援していくことを説明する．

❷ 食事療法の支援

家族には，食事療法の意味を説明し協力してもらえるように，援助する．患者の治療食をつくることだけにとらわれ家族がストレスにならないように料理の工夫やポイントを説明し援助する．

❸ 薬の管理支援

薬の管理は合併症の予防や透析治療の安定を図るためにも大切である．飲み忘れや間違った飲み方は透析治療に大きな影響を及ぼすため，正しい飲み方ができるように患者・家族に説明する．高齢者などは確実に内服できるように1回分ごとにセットできる容器を利用するなど，確実な内服ができるように情報を提供する．

また，高齢者の内服薬の変更，中止の連絡は本人に説明するほか，家族へ連絡ノートや内服薬手帳を渡し，電話をするなど，連絡を密にする．

❹ シャント管理

シャントは透析治療をするうえで不可欠のものであり，自宅でのシャント管理が大切になる．家族もシャントの意味や重要性，異常時の対応が理解できるように説明する．患者がシャント音を聴取することは大切であるが，身体機能の低下している高齢者などは家族がシャント音を聴取し，異常時はすみやかな対応ができるように説明する．

❺ 日常生活の援助

透析を受けながら生活を円滑に行うためにも，家族の協力が大切になる．家族が日頃から患者の身体に関心をもち，身体に変化があったときの連絡体制の説明をする．患者・家族が日常の悩みや心配，不安を表現できるような場所や時間がとれるよう配慮する．

(6) 社会資源の活用

患者の高齢化や核家族化，家族の個人化（家族の一員としての生活よりも，個人を重視する傾向）

とともに，長い療養生活には家族だけで対処するのには限界に達するときがある．そこで社会資源を活用できることを紹介する．そのとき，その家族が必要としている社会資源を的確にアセスメントする．アセスメント項目として，① 患者の病状・ADL，② 介護の担い手の有無，③ 患者と家族，家族間の人間関係，④ 住宅周囲の環境・住宅の構造，⑤ 経済状況，が挙げられる．

アセスメントをもとに，複雑化しているサービスをわかりやすく情報提供する．患者・家族が必要な社会資源を経済的に負担がかからない範囲で，長期間活用できるよう援助していく．また，誤解や思い込みによる弊害が起こらないためにも，看護師は透析施設から介護事業所へ直接患者の情報を伝え情報を共有する．

透析は長期に及ぶ治療のため，身体の変化や病気に対する不安，予後に対する不安と患者は様々な不安を抱えるが，家族の存在は治療の継続に大きな影響を与える．家族も患者同様に長期に及ぶ治療のため，家族の役割の変化や家族関係の変化に伴い様々な問題にぶつかる．家族間で問題を解決し成長，発達していけるように的確な支援をしていくことが大切である．

〔大星知佳〕

■ 文 献
1) 鈴木和子・渡辺裕子：家族看護学 倫理と実践．p38，日本看護協会出版会，1999．
2) 前掲書1) p19．
3) 鈴木和子・他：事例に学ぶ家族看護学—家族看護過程の展開．p21-23，廣川書店，2001．
4) 中原宜子：透析を受けている人の理解と支援．臨牀透析，vol. 23：133-138，2007．
5) 渡辺裕子：家族理論とその活用．透析看護，pp172-179，医学書院，2005．
6) 稲本 元：透析専門ナース．pp188-198，医学書院，2002．
7) 伊野惠子編：腎不全・透析における看護実践．p23-48，南江堂，2001．

Ⅵ 自己管理支援

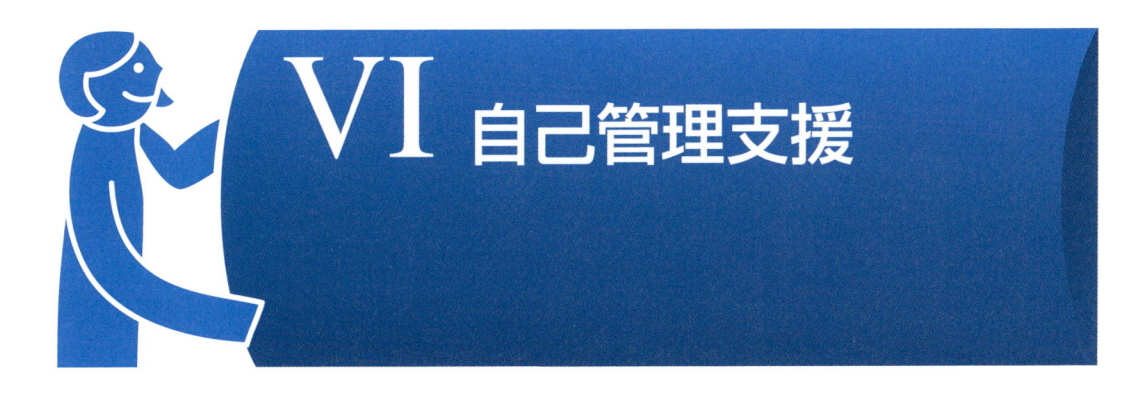

　透析療法に伴う自己管理は，慢性腎不全により透析療法が導入された患者にとってエンドレスな課題である．体液の恒常性を保つため24時間休みなく働く腎臓に比べ，透析療法による水分，電解質，老廃物の除去には限界がある．このため，服薬による調整，水分や食事の摂取制限が必要になる．また，日常生活では，透析療法を行うアクセスとなるシャントやカテーテル保持のための配慮を常に必要としている．この管理，調整を患者が主体となってできるようサポートすることが透析看護に求められる．

　季節の変動や年中行事，冠婚葬祭など日々の生活における様々な状況の中で自己管理に失敗し，つらい体験をすることもある．しかし，そんな失敗の繰り返しの中で管理法は習得されていくものである．患者を非難するのではなく，失敗をチャンスととらえ，患者にとって今後に生かせる経験となるようアドバイスを行うことが自己管理支援の鍵となる．

　透析治療を受ける日々において，毎回毎回の注意，指導は患者のストレスとなり，透析療法そのものへの拒否感を生じる原因ともなり得る．一般的な目標を患者に押し付けるのではなく，まず医療者が患者の身体的・精神的・社会的状況とこれまでの経過を理解し，これまでの自己管理行動とその結果，患者の現状をとらえたうえで目標を設定し患者と共有することが必要となる．日々の患者–看護師の相互関係を通し，相手を理解し信頼される関係を築くことが自己管理支援の原点となる．

1）自己管理に必要な患者の要件

❶ 知識レベルでの理解
　自己管理がなぜ必要なのか，どうすればいいのか，自己管理の必要性と方法がわかる．
❷ 患者自らの身体への関心
　自らの身体がどのような状況なのか興味をもち，自分自身に起きている事実として客観的にとらえる．
❸ 結果への期待
　実行することによる利益を知り，行動をイメージできる．
　人がある行動をしようとするとき，その行動が実行されるか否かは，自分がどの程度うまく行

えそうかという予測と，その行動により自身にもたらされる利益をどう予測できるかにより影響を受ける．Banduraはこの自己に対する信頼感や有能感，結果への期待に対する能力を自己効力感と呼んでいる．

　自己管理指導は知識レベルの情報提供に終始してしまいがちであるが，これだけでは「…ねばならない」と患者に規制をかけ，追い詰めることにつながる．自己管理行動の実行のためには，自己管理の必要性を知識として理解するだけではなく，患者が自らの身体の状況に興味を抱き，自身の身体の反応を感じ取って自覚し，自己管理の必要性をわが身に起こっていることとして認識できるか否かが重要である．そのうえで自己管理を実行したこと（実行しなかったこと）による結果をわが身に起こったこととして実感し，具体的な自己管理行動を「自分にもできそう」とイメージできたとき，自己効力感が高まり，自己管理へのモチベーションが生じる．

　看護者には日々の患者の管理状況を把握し，その結果として生じた患者の身体の変化を読み取り，患者に示すことができる観察・アセスメント能力が期待される．日々の業務の中で，看護師として患者にどれだけの関心をもつことができているか，看護師としての姿勢が問われる．

2）自己管理支援のためのアセスメントの視点

　健康障害によりどのような規制が生じ，それに対し患者がどう向き合っているか，患者の個別性と重ね合わせ患者が置かれている状況を明確化する．

（1）身体的状況をとらえる

　原疾患，既往，これまでの経過，生活のあり方からどのような健康障害を生じているのかを明らかにする．

（2）患者のこれまでの経過・既往症・生活歴から個別性を描く

　透析療法を受けている患者の自己管理は，日々の生活の中で休みなく続けなければならないものである．自己管理支援が形ばかりで患者の実行へとつながらないものに終わってしまわないためには，患者の個別性と日々の生活をいかにとらえられるかがポイントとなる．

❶ これまでどのような体験をしてきたのか？
　・健康障害の生活への影響
　・これまでの生活習慣（食事，清潔，生活リズムなど）
　・これまでの経過と現在の状況をどうとらえているのか

❷ 自らの身体への関心はもてているか？
　・自覚症状の知覚
　・透析中の経過
　・健康診断，受診の継続

❸ 精神的状況
- ・透析の受け入れ（導入までの経過）
- ・社会的役割との葛藤
- ・レディネス，理解力，認知力

❹ 支援の有無
- ・家族（血縁者），友人，地域とのつながり
- ・経済状態
- ・社会支援の活用状況

(3) 問題を導き出す

(1)，(2)を重ね合わせたうえで，現在の身体症状，自己管理の状況，患者の反応をとらえ，生じている問題を導き出す．

3）自己管理の指導

(1) 体重管理

腎不全患者は，余剰な水分を排泄する腎臓の機能が低下している．また，汗腺の萎縮により汗をかきにくくなっているため，体内に水分が貯留しやすい．このため循環血液量が増加し，心・循環器系に対する負荷を生じる．心・循環器系に対する負荷は高血圧，動脈硬化，心不全の原因となる．透析患者の死因の第1位は心不全であり[1]，水分摂取量の調節・管理は循環器合併症を予防し，予後改善するために重要である．また，透析療法において，4〜5時間の限られた時間の中での急速な除水は体内の水分分布を乱し，血圧下降や筋痙攣などつらい症状を招く．透析療法を患者にとってつらいものとしないためにも，透析間の体重増加が過大にならないよう管理が必要となる．

❶ 方　法

一般に透析間の体重増加は中1日でドライウエイトの3％，中2日で5％以内が適当とされている．その値を目安に患者の体格，心機能など身体的状況，体重管理状況などを考え合わせ，体重管理目標を個別に設定していく．

1日の飲水量としては15ml/kg/日（残腎尿量分の増加可）とされている（表6-1）．しかし，季節折々の気温や湿度の変動の中で不感蒸泄量や代謝量，患者の口渇感は変動する．透析間の体重増加量をみながら飲水量を調節する必要がある．"飲水量"の中には水だけでなく，お茶やジュース，食事の中の汁物も含まれる．これを患者が知らないこともあるので具体的に説明する．また，お粥やカレー，麺類，果物，豆腐，ゼリー類など水分含有量の多い食品に関しても，摂りすぎがないか注意する．

水分の摂取量ばかりに着目せず，口渇感を強め，水分を身体に引き込む原因となる塩分含有量の多い食品や甘みの強い食品を好む傾向がないかも聞き取りのポイントとなる．塩分摂取量は

0.15g/kg/日（残腎尿量100mlにつき0.5g/日増量可）とする（表6-1）．食塩，味噌，醤油，ソースなどの調味料を控え，酢やレモン汁で味にアクセントを付ける．外食や中食は味付けが濃いものが多いので，塩分が少ない料理が選べるようアドバイスを行い，かけ醤油などの調味料を控えることで調節する．

一気に飲み干しやすい冷たい飲み物を控え，熱いお茶を飲むなど飲水の仕方の工夫や，口渇時は氷片を含んだり，うがいで対応する（うがいの際，口に残った水分を水分摂取となってしまうため，頻回のうがいは水分摂取につながることに注意が必要）．

季節や活動量の変化により不感蒸泄量も変化するため，体重測定やむくみなど身体の状況をチェックして，水分貯留状況に合わせた日々の飲水量の調節ができるようにする．

■ 表6-1 飲水量・塩分摂取量の目安

	1日の摂取量の目安
飲水量	15ml/kg/日（残腎尿量分の増加可）
塩　分	0.15g/kg/日（残腎尿量100mlにつき0.5g/日増量可）

❷ 援助のポイント・アドバイス

下肢や眼瞼のむくみ，倦怠感など体重増加が多いときの体の状態を観察し，患者が自覚できるよう言葉をかける．また，体重増加の少なかったときの透析後に，楽に透析ができた感じがしなかったか問いかけてみるなど，患者が自分の体の状態の変化を感じ取る体験ができるよう働きかける．

心血管系への負荷を考えると体重の増減は少ない方が望ましい．しかし，体重増加を気にするあまり食事を控えてしまい，カロリー不足からタンパク異化亢進や低栄養状態に陥ることがないよう注意する必要がある．体重管理に毎回の声かけが効果的なときもあるが，ストレスとならないよう患者の反応を観察し見守ることが必要な時期もある．患者は自らの身に起こった体験を通して，自己管理法を習得していくものである．患者が自らの身体の状態に注意を向けたチャンスをとらえたタイムリーな介入ができるよう日々の観察と介入が必要となる．

(2) 食事管理

腎臓は水・電解質を調節し，老廃物を除去することで体液の恒常性を保つという重要な役割を担っている．正常な腎臓は1日に150lもの原尿を処理し，塩分にして60gもの処理能力をもっている．通常の食事で摂取する量を考えるとかなり余裕をもった処理能力があるといえる．

しかし，24時間休みなく働く腎臓と違い，標準的な血液透析療法は4時間，週3回の間欠的療法であり，24時間連続的に行う腹膜透析にしても，腹腔内に貯留される透析液の範囲内に処理量は限られる．この処理量の限界を補うため内服療法を行うが，それでも調節が付かない部分は食事療法で補うことになる．検査データ不良を食事管理不良の結果と決めつける前に，十分な透析療法と効果的な内服療法が提供されているかをまず，考慮する必要がある．

❶ 方 法

　エネルギー必要量は標準体重を維持する量が基本となる．三大栄養素のエネルギー配分比率は糖質 55％，脂質 25％，タンパク質 20％に近付ける．エネルギー必要量は患者の性別，年齢，生活活動強度により異なるため，これらを考慮して個別に設定する必要がある．エネルギー不足はタンパク異化亢進を招き，栄養状態を悪化させる原因となる．エネルギー不足にならないよう，食事は規則的にきちんととる．揚げ物や炒め物など油を用いた料理を増やしたりデザートやおやつをとるなどの工夫をする．消化器症状を呈する患者や高齢者は油料理を避ける傾向があり，食欲不振の状態であることが多くエネルギー不足になりやすいため，注意が必要である．

　タンパク摂取量は窒素平衡のバランスが維持できる必要量が基本となる．タンパク質にはリン（P）が多く含まれ，タンパク質 10g で P 摂取量は 130mg に相当する．体重 60kg の患者がタンパク質を 1.0〜1.2g/kg/日とると，1日当たり 780〜936mg の P が摂取される．糞便への排泄分 30〜40％を除くと，吸収される P は 1日当たり 468〜655mg になる．透析 1回当たりの P 除去量は約 1,000mg であり，週 3回の透析の場合，1日当たりに換算すると 428mg である（1,000mg × 3回 ÷ 7日 ≒ 428mg/日）．つまり，尿への排泄がほぼない場合，窒素平衡のバランス維持に必要なタンパク摂取量を守ると P は身体に蓄積されることになり，P 吸着薬を用いる必要が生じる．P は調理方法では減らすことができないため，タンパク質の過剰摂取を避け P 含有量の少ない食材を選ぶ必要がある．

　カリウム（K）の大半は，細胞外液に分布しており，過剰摂取により急激に上昇する．野菜は水でさらす，茹でこぼすなどの下処理をし，果物は缶詰を用いるなどの工夫をする．肉類や芋類にも K は多量に含まれ，水でさらして抜くことが難しいため，過量の摂取を控える．野菜や果物は"つい食べすぎて"しまいやすく，摂取量の個人差が大きい食材である．患者の検査値や嗜好を把握し，K 含有量の多い食品を意識づけ，旬の季節には声を掛けて注意を促すなどの個別な対応をする．

　カルシウム（Ca）は，薬物療法や透析液の Ca 濃度など食事による摂取の結果以外の影響を受ける．透析導入期の低 Ca，二次性副甲状腺機能亢進症による高 Ca など透析導入後の経過と病態により，基準値以下から基準値以上まで個人差が大きい．検査値を見て患者が安易に市販されている健康食品やサプリメントを使用しないように注意する．

■ 表 6-2　食事療法の基準

	食事療法基準（週3回維持透析患者）
総エネルギー	30〜35kcal/kg/日
タンパク質	1.0〜1.2g/kg/日
カリウム	1.5g/日
リン	タンパク質(g)×15mg以下

❷ 援助のポイント・アドバイス

　制限を強化する前に，十分な透析量が確保されているか透析条件を確認し，服薬が的確にされているか確認することが前提となる．管理目標は日本腎臓学会や日本透析医学会が推奨する目標値を目指すことが基本であるが，患者の年齢，社会的背景，QOLなどを考慮し，個別に設定する必要がある．

　患者からの聞き取りや食事内容を記入してもらい，嗜好や食習慣を把握する．食事はこれまで培われてきた生活習慣や嗜好が大きく影響するため，患者の食習慣や個別性をとらえ，その患者にとって何が問題となっているかを明確にし，メニューや食材の選択の仕方など具体的な指導を行う．"どうしなければならない"を押し付けるのではなく，患者の自覚している症状や起こり得る合併症などの説明をし，食事管理をする目的を共有する．また，調理担当者は誰なのか，どこまでの調整や配慮が期待できるのかなど患者を支える力がどの位あるのかをとらえ，患者や家族のもてる力を引き出し，継続して実行できるよう配慮する．

　栄養士に栄養指導を依頼する場合，一任するのではなく，看護師のアセスメントをきちんと伝え，効果的な指導ができるよう必要な情報を提供し合う．指導後は患者の反応をとらえ，指導の評価をして，その後のかかわりにつなげる．

(3) 服薬管理

　食物中のPやKの吸収抑制，骨代謝や血圧のコントロールなど，透析療法を補完し，体調を整えるために薬物療法が行われる．食事と内服のタイミングを守るなど適切な内服が行われないと，副作用ばかり出現し薬効が期待できず，服薬のコンプライアンスをさらに低下させる原因にもなりうる．薬の作用機序に合った適切な服薬管理が患者に求められる．

　適切な服薬管理のためには薬の必要性や効果，作用機序などについて患者自身が知識をもち，管理できることが望ましいが，高齢化や長期透析合併症により，視力障害，手先の機能障害，認知理解力の低下などの問題をもつ患者が増えており，患者の状況に応じた個別的な援助を行う．

❶ 方　法

　炭酸Ca製剤やP結合性ポリマーは体内で食物と結合しPの吸収を抑制するため，食事と服薬のタイミングで効果が左右される．食事の回数や間食などの食習慣に合った処方と十分な説明が必要である．効果的な内服療法ができているか，妨げているものは何かを把握し，患者とともにその対応を考える必要がある．

　P吸着ポリマーやK吸着樹脂などによる便秘など，服薬の副作用が出現していないか，内服開始後の症状を丁寧に聞き取り，早期に対応する．

　薬の必要性や効果，作用機序などについて，患者の理解力に合わせ説明し，薬を適切に内服できるよう，説明シートや服薬カレンダーを使用するなど患者個々の状況に応じた援助を行う．

　慢性疾患の経過において，追加された処方により薬の量が増加し，食前薬，食直前薬，食間薬，食後薬，就前薬など内服法が煩雑になり服薬のコンプライアンスの妨げとなる場合がある．処方内容全体を定期的に整理し，内服状況の確認と残薬の処理を行う．

❷ 援助のポイント・アドバイス

「こんなにたくさんの薬の内服は体に害になる」「この薬を飲むと便秘になる」「カプセルは飲めない」など患者なりの内服しない理由がないかを探り，どうしたら飲めるようになるかを患者の立場に立って一緒に考えることが必要である．

(4) シャント管理

十分な血流をもつシャントとシャント周囲の皮膚の健康な状態の保持により，毎回のシャント穿刺は容易になる．シャント血流を阻害しないよう生活に留意し，バスキュラーアクセス周囲の皮膚の清潔に努める．

脱血不良が続くと透析効率は低下し，全身状態を悪化させる．シャント感染は，菌が血流にのり容易に敗血症を引き起こす原因となる．シャント穿刺トラブルによる皮下出血や腫脹は，次回の穿刺をさらに困難にさせ，度重なる穿刺困難による苦痛は透析療法に対する患者の否定的感情の原因となる．バスキュラーアクセスの管理は安定した血液透析のための重要な条件である．

❶ 方　法

シャントとは何か，何に気を付けなければならないか，その必要性と方法を指導する．
- 毎回のシャント穿刺時に，手洗いが済み清潔は保たれているか，周囲に掻き壊しや傷はないか，シャント音，スリルに異常はないかなど，観察と評価を行い患者に伝える．
- 毎日シャント音やスリルの確認を行い，シャント音の変化やシャント吻合部の硬結や発赤，熱感，痛みなどの異常が現れたときは，直ちに連絡するように指導する．
- 手枕やシャント肢に重いものを下げるなどの動作，衣服，時計などによる圧迫など，日常生活上でのシャント血流を妨げる原因についての知識を提供する．
- 穿刺トラブルを回避するためにも，限局した穿刺部位とならないよう，前回の穿刺状況や穿刺部位を穿刺者に伝え，穿刺部位決定に参加できることが望ましい．

❷ 援助のポイント・アドバイス

穿刺がスムーズにいくことは，患者にとって切実な願いに違いない．毎回の透析において，医療者がシャント管理に気を使い，観察する姿をみせることが何よりの指導となる．

穿刺トラブルの原因となる手のむくみ予防のために体重管理が必要であることや，シャント周囲の皮膚の痒み予防とPコントロールを関連付けて説明することなどにより，管理をきちんとすることが"患者自身の得になる"ことを患者が理解できるようにかかわることが効果的である．

(小宮恵子)

■ 文　献
1) 日本透析医学会：図説わが国の慢性透析療法の現況 (2009年12月31日現在)．2010.
2) 日本腎臓学会編：CKD診療ガイド．東京医学社，2009.
3) 奥田俊洋：わかりやすい腎臓の構造と機能．中外医学社．2000.
4) 椿原美治・他：透析患者の食事指導．田村智子編，pp25-41，メディカ出版．2007.
5) 日本腎不全看護学会編：透析看護．医学書院，2005.

VII 血液透析の実際

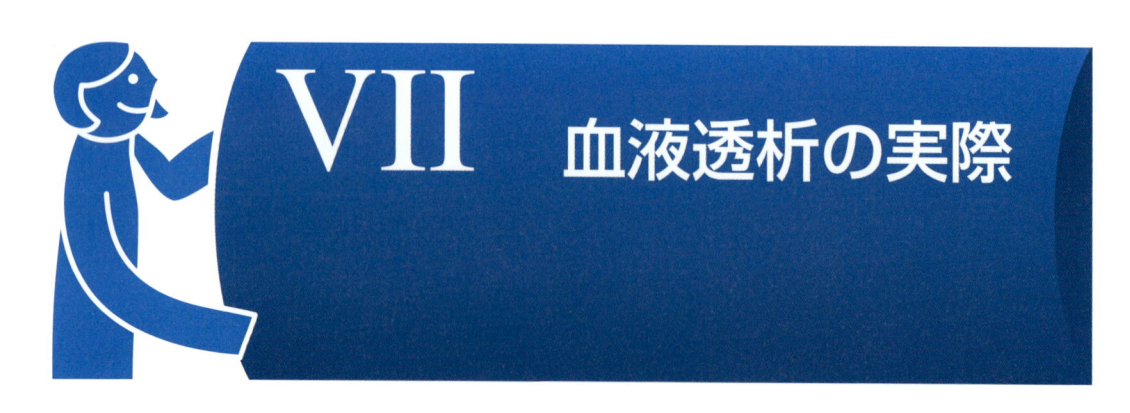

　透析療法は，末期腎不全患者の生命維持を目的に，失われた腎機能の一部を代行するために血液浄化を行う代替療法である．尿毒症による急性の死を阻止するとともに，腎不全に付随する合併症を予防・抑制し，家庭復帰・社会復帰を可能にすることを目標とする（図7-1）．

　透析中の看護は，専門的な知識および技術をもって，安全で効率の良い安定した透析療法を提供し，透析者に不安や苦痛を与えることなく尿毒症や溢水状態を改善し，透析による副作用の出現や透析合併症を防ぐための援助を行うことである．

〈透析療法で行っていること〉
- 体内に貯留した水分の除去
- 体内に貯留した老廃物，尿毒素の除去
- 電解質の調整
- 体のpHの調節
- 浸透圧の調整

〈透析療法で代行できないこと〉
エリスロポエチンの産生
活性型ビタミンDの産生

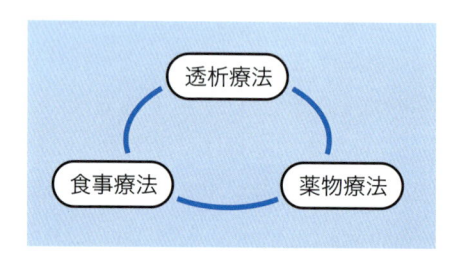

透析療法 ─ 薬物療法 ─ 食事療法

図7-1　透析療法の概要

1 血液透析の概要

(1) 血液透析とは

血液透析（hemodialysis；HD）とは，一般的に週3回，4時間かけて腎臓の働きの一部を代行する間欠的代替療法である．ダイアライザーの中で，血液と透析液が透析膜を介して拡散・限外濾過を行い，体に貯留した老廃物や過剰な水分を除去する．

透析療法で腎臓のすべてを代行することはできないため，食事療法・薬物療法を同時に行うことが必要である．

(2) 血液透析の原理

❶ **拡　散**（図7-2）

濃度の異なる2つの溶液を半透膜を介して相対して放置すると，両方の濃度が同等となるまで膜を通して溶質の移動が続く．この現象を「拡散」という．

❷ **限外濾過**（図7-3）

2つの溶液（a・b）が半透膜を介して存在する場合，溶液a（血液）に陽圧をかけるか，または溶液b（透析液）に陰圧をかけると，溶液a（血液）の一部（水）が溶液b（透析液）に移動する．この現象を「濾過」という．

細孔径が1 nm〜100 nm（0.1 μm）の範囲の多孔質膜を限外濾過膜とよび，透析膜はこれに当たるため限外濾過に分類される．

(3) 血液透析の種類

❶ **血液透析**（hemodialysis；HD）
- 原理：拡散，限外濾過
- 特徴：小〜中分子量物質（電解質，血液尿素窒素，血清クレアチニンなど）の除去
- 適応：尿毒症の更正を必要とする急性・慢性腎不全

❷ **血液濾過**（hemofiltration；HF）
- 原理：限外濾過で大量の体液を除去し，不足した体液を補充液を注入することで老廃物の除去，電解質の更正を行う．
- 特徴：膜孔の大きいフィルターを用いることで，中〜大分子量物質の除去効率を高めることができるが，小分子量物質の除去がHDに比べ劣る．不均衡症候群が起こりにくい．
- 適応：HDと同様であるが，透析困難症，循環動態不安定症，透析アミロイドーシスなど．

❸ **血液透析濾過**（hemodiafiltration；HDF）
- 原理：HD+HF
- 特徴：HDの小分子量物質の除去能とHFの中分子量物質の除去能を兼ね合わせている．
- 適応：HD，HFと同様

図 7-2 拡 散

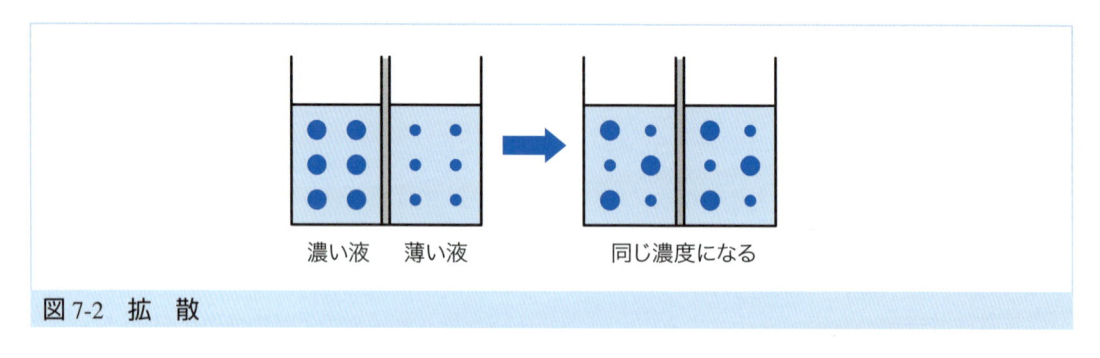

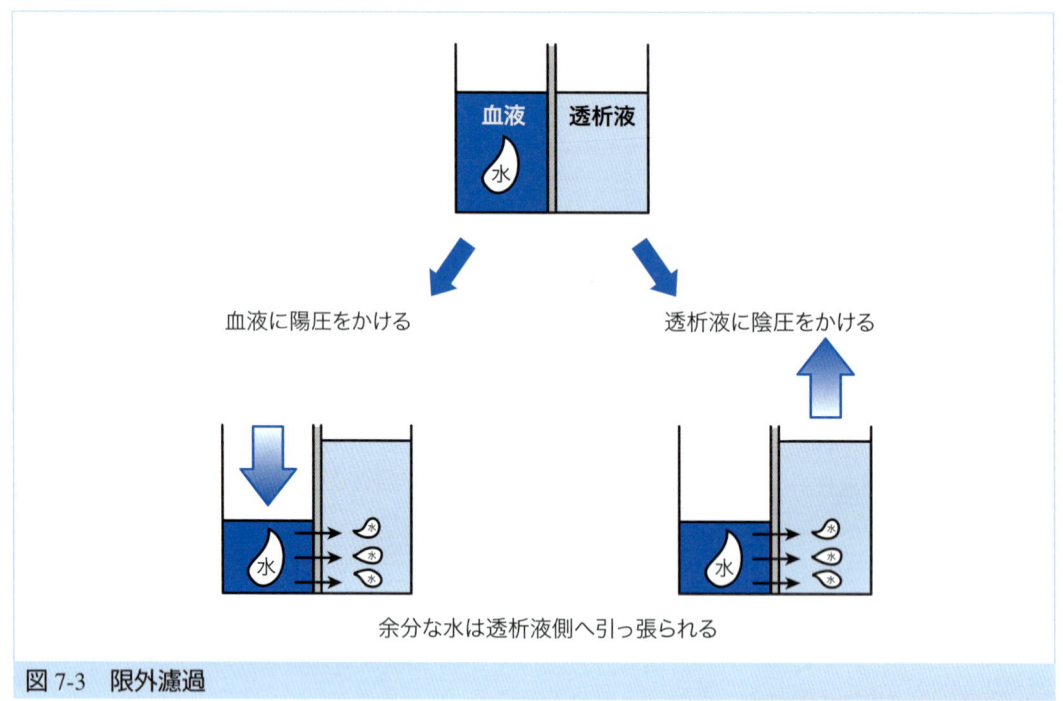

濃い液　薄い液　→　同じ濃度になる

図 7-3 限外濾過

血液　透析液

血液に陽圧をかける　　透析液に陰圧をかける

余分な水は透析液側へ引っ張られる

❹ **体外限外濾過法**（extracorporeal ultrafiltration method；ECUM）
  ・原理：透析液を使用せず，限外濾過のみにより過剰な体液を除去する
  ・特徴：水と分子量 10,000 以下の溶質を血漿と同濃度で均等に除去する．溶質の除去が少ないので血漿浸透圧の低下がほとんどない．HD に比べ血圧の低下，頭痛，足つりなどの症状が少ない．
  ・適応：腎不全，心不全．

2 透析開始前の看護と観察

ポイント

- 透析者の生活歴や価値観を知り，意欲や主体性を損なわないように接する．
- 入室時の透析者の変調を的確にとらえ対処し，体外循環による身体への負担を最小限にする．
- 安全な透析療法を提供できるように，透析環境を整える．

透析開始前は，これから行われる透析療法による身体への影響を最小限にするために，透析者と十分に会話をして，ささいな変化も見逃さないように注意し，身体や心の状態，自宅での状況などの情報を得る．また多角的に変調はないか観察し，透析者の状態を的確にとらえ，随時透析条件を検討する必要がある．特に出血性疾患が疑われる場合は，抗凝固薬の使用により出血を助長し，重篤な状況に至る危険があるため，抗凝固薬の検討が必要である．降圧薬や昇圧薬の飲み間違いは透析中の血圧に影響を及ぼすため内服状況の確認をする．また，強心薬，経皮吸収型抗狭心症薬の貼用による血管拡張作用で血圧の低下を生じることがあるため注意する．

ほとんどの透析者は，体重増加に対する不安を抱えて来院する．管理良好な透析者でも，体重測定時や血液検査日は緊張すると話す．食事・体重管理がうまくいかない透析者は，医療者の言葉に対し，怒られていると受け止めてしまうことがある．医療者は透析者の管理者ではない．決して指導的立場に立った接し方をしてはならない．透析者の生活歴や状況を把握し，なぜうまくいかなかったのかその理由を知り，透析者の意欲や主体性を損なわないように注意し，今必要な援助は何かを見極め，接することが大切である．

透析施設は，様々な疾患を抱えている人が集まるため，スタンダードプリコーションを徹底し，感染症が疑われる場合は，感染経路別に対策し，感染予防に努める．咳や発熱など飛沫感染の危険がある場合には必要性を説明しマスクを着用してもらう．必要に応じて寝具交換，ベッド位置や間隔，他の透析者との接触を避けるため透析開始時間を考慮する必要がある．また，皮膚疾患などで滲出液を伴う場合には，ディスポーザブルのシーツを使うなど感染の拡大を防止しなければならない．透析療法が安全に行われるために，透析機器の異常や故障，透析液の組成異常，透析に使用される薬剤，資材，衛生材料に異変や間違いがないかを確認する．透析室では，毎日の床の消毒やプライミング，ダイアライザーと透析液ラインの接続時などに水滴が床に落ちる場合がある．また，ベッド周りには透析機器や医療機器が置いてあり，機器そのものやコードなどにつまずき，転倒の危険があるため，環境整備を心がける．

特に高齢者は視力低下や運動機能の低下があり，自律神経障害による起立性低血圧を起こしやすいため，ベッドの着・離床時，体重測定時はスタッフが付き添い，確認をする．

■ 表7-1 体重測定時の注意事項

- 体重計の表示はリセットされているか？
- 荷物をもって体重計に乗っていないか？
- パジャマ，下着の重さはいつもと同じくらいか？
- 装具やホルター心電図など装着物はないか？
- 体重測定後に飲食や排泄はなかったか？

(1) 透析者入室前の注意

- 透析室内の環境整備.
- ダイアライザー，血液回路，穿刺針，抗凝固薬，その他必要物品に誤りはないか.
- 透析液濃度に異常はないか（表 7-2）.
- 透析関連機器（RO装置，透析原末溶解装置，透析原液貯蔵タンク，透析液供給装置，ベッドサイドモニター）に異常はないか.
- 血液ガス分析器，電解質測定器，浸透圧計が校正されているか.

■ 表 7-2 希釈時の透析液の組成

pH	7.2〜7.4	Cl	106.5〜110 mEq/l
Na	135〜143 mEq/l	HCO$_3$	25〜30 mEq/l
K	2.0〜2.5 mEq/l	ブドウ糖	100〜150mg/dl
Ca	2.5〜3.5 mEq/l	浸透圧	270〜300 mOsm/kg
Mg	1.0〜1.5 mEq/l		

(2) 患者の状態把握のポイント

- 意識状態，精神状態に変調はないか.
- 歩き方，表情，声の質や大きさに変調はないか.
- 知覚・運動障害はないか.
- 態度が日頃と変わらないか.
- 食事摂取状況の確認.
- 規則正しい生活，睡眠状態，生活活動に問題はないか.
- 体調は順調で安定しているか.
- 内服薬の確認.
- 自宅での血圧，血糖値の異常，発熱，変調，苦痛の有無.
- 透析開始前の血圧，脈拍，体温に異常はないか.
- 浮腫，皮下出血，結膜出血，血尿の有無.
- シャントの状態に変わりはないか.
- 血液データに異常はないか.
- 原疾患，合併症により必要な観察をする.

(3) 抗凝固薬の確認（表 7-3）

血液は異物に接触すると内因系凝固因子と血小板の活性化により凝血するので，体外循環を行う際，血液凝固を阻害するために抗凝固薬を使用する.

通常は非分画ヘパリンを使用することが多いが，出血の危険や出血を伴う場合は，低分子ヘパリンやメシル酸ナファモスタットを使用する．また，アンチトロンビンⅢ欠損症では非分画ヘパリンや低分子ヘパリンの効果は得られないため，アルガトロバンが使用される．

■ 表7-3　抗凝固薬の作用機序と特徴

薬品名	分子量(Da)	作用機序	特徴・副作用	血中半減期	使用量
非分画ヘパリン	3,000～30,000	抗Xa作用 抗トロンビン作用	出血の助長	1～2時間	開始時 1,000～2,000U 透析開始後 500～1,000U/時
低分子ヘパリン	4,000～6,000	主に抗Xa作用	出血の助長が少ない	2～3時間	出血性病変なし 　開始時 　　15～20IU×体重(kg) 　透析開始後 　　7.5～10IU×体重(kg)/時 出血性病変あり 　開始時 　　10～15IU×体重(kg) 　透析開始後 　　7.5IU×体重(kg)/時
メシル酸ナファモスタット	539	抗XIIa作用 抗トロンビン作用 抗Xa作用 血小板凝集抑制作用	半減期が短く，体外循環回路内で作用	約5～8分	持続投与20～50mg/時
アルガトロバン	530	抗トロンビン作用	出血の助長	30分	開始時10mg 持続投与5～40mg/時

(4) ドライウエイト（表7-4, 7-5）

　ドライウエイト（dry weight；DW）とは，血液透析患者が降圧薬を内服せずに，血液透析による限外濾過によって，急激な血圧低下を生じる時点の体重のことで，この体重に設定しておけば体液過剰状態に至る心配が少ない．しかしながら日本では，目標体重，理想体重，適正体重などで表現されており，血圧が正常に安定し，浮腫がなく，心胸比（CTR）が50％以下で肺水腫や心嚢液の貯留がない状態で，日常生活動作（ADL），生活の質（QOL）などの評価も加え設定されている．

■ 表7-4　水の体内分布

全体液量：体重の約60%
・細胞外液量：体重の約20%（電解質は主にNa, Cl, HCO_3）
　　循環血漿量：体重の約5%
　　組織間液：体重の約15%
・細胞内液量：体重の約40%（電解質は主にK, Mg）
※水分量は，男性で細胞内液が5～10%ほど女性より多く，老人はやや少ない

■ 表7-5 ドライウエイト設定の指標

全身症状	血圧が安定，浮腫，心不全症状，全身倦怠感や疲労感，筋肉の痙攣・つれなどの症状がない
胸部X線	CTR50%以下，肺うっ血・胸水の貯留がない
心エコー	心房・心室腔径，心嚢液の貯留がない
血液検査	透析前後の総タンパク・アルブミン・ヘマトクリット値の変化，透析後のh-ANP・BNP値
エコー	下大静脈径（横断面を評価し，明らかな扁平化を認めれば過剰除水）

(5) 除水量の設定

除水とは，限外濾過により過剰な体液を除去することである．基本的にはDWで帰宅できるように除水を行うが，除水量が多い場合は，急激に循環血漿量を減少させ血圧低下を起こす危険があるため，無理に除水せず，次回の透析間隔が中2日になるまでにDWまで除水できるように援助する．

一般に除水量が，0.35ml/kg/分（2l/kg/時；4時間透析でDWの8%の除水に当たる）以上になると，低血圧を生じやすくなる．

血管内から水が除去されると血管内脱水が生じるため，組織間液が血管内に移動して補充される．この現象をplasma refillingという（図7-4）．

plasma refillingがスムーズであれば循環血液量の減少が僅少ですむが，スムーズでない場合は，循環血液量の減少が過剰になり，末梢循環を保持できなくなり，血圧は低下する．

DWの5%前後の除水量から始め，血圧の低下や不整脈など透析合併症の発症や透析後の状態を観察し，総除水量，除水速度の許容範囲を探究し，毎回透析時の状態により除水設定を行う．高齢者や糖尿病，循環器系合併症，低アルブミン血症などのある患者は，plasma refillingがスムーズでない場合が多いので，DWの5%以下の除水量から始めることが望ましい．

❶ 除水量の内訳
・DWからの増加量
・透析中の飲水，食事量
・注射，輸液量
・透析中の排泄量
・透析開始時，返血時の生理食塩水の補液量
・不感蒸泄

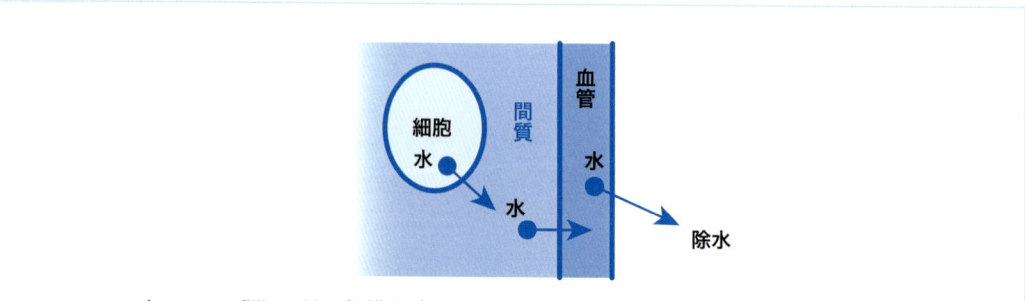

plasma refillingは，組織間液量，組織圧，血圧膠質浸透圧に影響される．

図7-4 除水とplasma refilling

❷ 除水方法（表7-6）

a. 均等除水

除水速度を均等にして除水する方法である．

総除水量がDWの3%未満の場合や，DWの3〜5%でも高齢でない，糖尿病・循環器疾患がなく血圧が安定している，著しい貧血がない場合などに用いられる．

b. プログラム除水

段階的に除水速度を落とし除水する方法である．

総除水量がDWの5%以上や，高齢者，糖尿病や心機能低下，低アルブミン血症がある場合などに用いられる．

体重増加が多い場合は，血圧の低下を防ぐために，HDとECUMを併用し，血漿浸透圧を維持しながら除水を行う方法もある．

適正DWにおいて除水量が少ないにもかかわらず毎透析時に血圧低下が生じるのであれば，plasma refilling不全対策をとる必要がある．（表7-7）．

■ 表7-6 均等除水とプログラム除水

●均等除水

総除水量÷透析時間＝除水速度/時

●プログラム除水

段階的に除水速度を下げる．

例）4時間透析で1時間ごとに除水速度を下げた場合
① 総除水量の30%/時・30%/時・20%/時・20%/時
② 総除水量の30%/時・25%/時・25%/時・20%/時

総除水量=3,000gでは，
 ① =900g・900g・600g・600g
 ② =900g・750g・750g・600g

総除水量4,000gでは，
 ① =1,200g・1,200g・800g・800g
 ② =1,200g・1,000g・1,000g・800g

など，総除水量，循環動態によって検討する

■ 表7-7 Plasma refilling不全対策

- 体重増加を3〜5%以内に抑える．
- 透析時間を延長し，除水速度を下げる．
- プログラム除水．
- HD+ECUM．
- 心疾患の根本的治療．
- 昇圧薬の投薬，高張液の補液．
- 高Na透析．
- 貧血，低アルブミン血症の是正．

(6) バスキュラーアクセスの確認

バスキュラーアクセスとは，血液を出入りさせる出入り口のことで，図7-5のような種類がある．

❶ シャントとは

血液浄化療法を行ううえで，適切な血流量を得るために，動脈を静脈に短絡したものがシャントである．一般的には，前腕部に標準的内シャント（橈骨動脈と橈側皮静脈を端側または側々に吻合する）が作製される．

シャントは，十分な血流が確保でき合併症がなく長期間使用可能であることが望ましい（表7-8）．HD患者の生命線ともいわれ，自己管理が大切である．

表7-8 理想的なシャントの条件

・200mL/分以上の血流を確保できる．
・穿刺が容易である．
・透析時リサーキュレーション（再循環）が少ない．
・止血が容易である．
・心臓への負担が少ない．

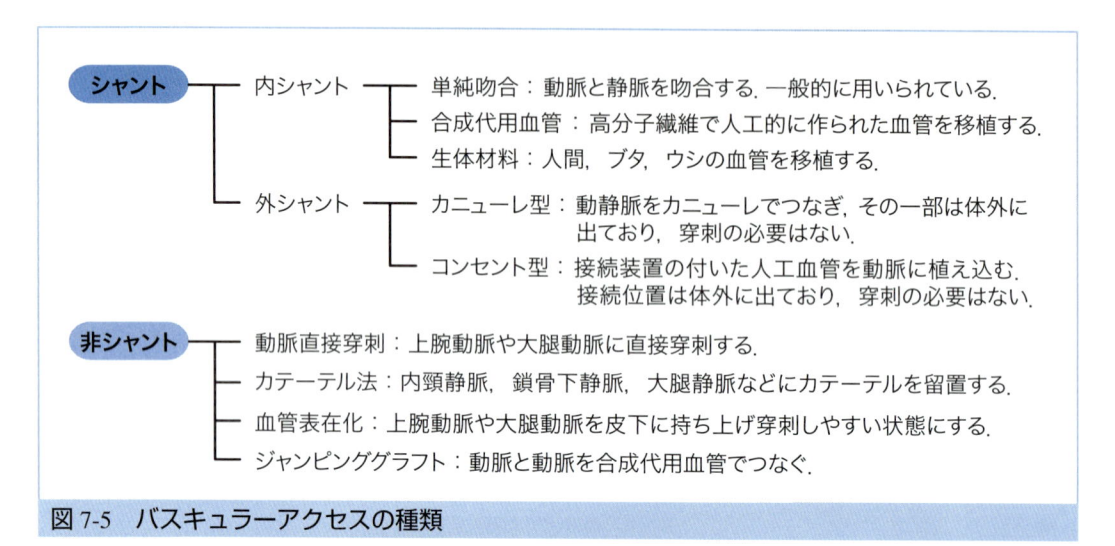

```
シャント ─┬─ 内シャント ─┬─ 単純吻合：動脈と静脈を吻合する．一般的に用いられている．
         │             ├─ 合成代用血管：高分子繊維で人工的に作られた血管を移植する．
         │             └─ 生体材料：人間，ブタ，ウシの血管を移植する．
         └─ 外シャント ─┬─ カニューレ型：動静脈をカニューレでつなぎ，その一部は体外に
                       │               出ており，穿刺の必要はない．
                       └─ コンセント型：接続装置の付いた人工血管を動脈に植え込む．
                                     接続位置は体外に出ており，穿刺の必要はない．

非シャント ─┬─ 動脈直接穿刺：上腕動脈や大腿動脈に直接穿刺する．
           ├─ カテーテル法：内頸静脈，鎖骨下静脈，大腿静脈などにカテーテルを留置する．
           ├─ 血管表在化：上腕動脈や大腿動脈を皮下に持ち上げ穿刺しやすい状態にする．
           └─ ジャンピンググラフト：動脈と動脈を合成代用血管でつなぐ．
```

図7-5 バスキュラーアクセスの種類

❷ シャントの観察

シャント音「ザーッザーッ」に異常はないか

狭窄音（高調音，笛吹音「ヒュー，ヒュー」）が聴取される場合は，その近位に狭窄があることが多い．また，シャント血流量の低下でも狭窄音が聴取されることがある．また，血管の分岐部では血流の乱流により狭窄音様の音が聴取されることがある．

スリル（血管壁の振動により響く音）はあるか

シャント血流量の低下や狭窄によりスリルが微弱になったり，拍動に変わることがある．

発赤，熱感，腫脹，疼痛，掻痒感，滲出液の有無

シャントの感染

穿刺・抜針時の不潔操作，消毒液やテープかぶれ，皮膚乾燥など掻痒感による皮膚の掻破，皮膚の不潔，栄養状態不良や免疫力低下により，シャント感染を起こすことがある．

吻合部やシャント上の静脈瘤，表在化動脈の動脈瘤，グラフトの瘤の有無

瘤より中枢側の狭窄，同一部位での穿刺，止血不良などにより瘤を形成することがある．

シャント肢末端のしびれ，冷感，疼痛やシャント肢の浮腫の有無

シャント吻合部末梢の動脈血流量の減少（スチール症候群）やシャント中枢側（鎖骨下静脈など）の狭窄や閉塞によるシャント静脈の灌流障害（静脈高血圧）など．

駆血時の膨隆の減少，シャント血流量の減少

シャント吻合部，およびその近位の狭窄，心機能低下など．

側副血行路への血流量の増加
シャント本幹の狭窄や閉塞など．

透析効率の低下
リサーキュレーション，脱血不良，ダイアライザー内の凝血．

❸ シャント閉塞因子
- 圧迫などによるシャント血流の妨げ
- 急激な血圧低下
- 下痢，脱水，心機能低下
- 異所性石灰化など動脈硬化
- 同一部位での穿刺
- 穿刺ミス，血腫形成，感染
- 急なヘマトクリットの上昇
- 重症感染症
- 抗カルジオリピン抗体症候群　など

❹ シャント閉塞の予防

毎日，シャントの観察をする
シャント音，スリル，発赤，腫脹，びらん，疼痛，掻痒感の有無など．

シャント血流を妨げない
シャント側の腕にバッグや荷物などを下げない．シャント側の腕で手枕をしない．シャント側の腕で血圧を測定しない．シャント側の腕に時計をしない（ただし，肘部や上腕部にシャントを作製している場合は可）．吊り革につかまるなど，シャント側の腕を心臓の高さ以上に長時間上げないなど．

シャント側の腕をぶつけないよう注意する
長袖の着用，吻合部の保護．

シャント部の感染を防ぐ
皮膚，シャント部の清潔保持．十分な栄養をとる．シャント周囲のかぶれ予防（消毒液，テープなど）．透析当日の入浴は避ける．

急激な血圧低下を防ぐ
DWの適正化，体重管理，起立性低血圧の予防．

ヘモグロビン，ヘマトクリットの必要以上の上昇を防ぐ
造血剤の過剰投与，脱水の予防．

血管の攣縮や内膜肥厚を防ぐ
広範囲の穿刺，不要な血管への刺激を防ぐため，確実な穿刺と十分な血流量を確保できる穿刺部位を選択する．

皮下出血，血腫や瘤の形成を防ぐ
確実な穿刺と止血．同一部位での穿刺は避ける．

❺ シャントの合併症

全身的な合併症：高拍出性心不全
　内シャントの作製により，動脈血が直接静脈に流入するため，末梢血管抵抗が少なくなり心拍出量が増大する．また通常よりも多くの血液が直接心臓にかえるため，さらに心負荷が増大するために起こる．内シャント血流量が過剰で1,000ml/分以上の場合や，心不全など心機能に重大な影響を及ぼすようであれば，血液を減少させるために外科的に吻合部を小さくするか，閉鎖させて動脈表在化の作製を考える．

シャントである静脈の合併症：狭窄，閉塞，瘤の形成
　狭窄・閉塞は，シャント血流の妨げや急激な血圧低下，厳しすぎるDWの設定，急なヘモグロビン・Htの上昇，穿刺や止血ミスによる血腫形成，同一部位での繰り返しの穿刺などにより，シャント血管内の血栓や内膜肥厚などが原因で起こる．狭窄部の血管拡張術（percutaneous transluminal angioplasty；PTA）やステント留置を行い，シャントの開存を図る．完全に閉塞した場合は，内シャントの再建を行う．
　瘤の形成は，内シャントの狭窄や閉塞による内圧上昇，同一部位での穿刺などが原因で起こる．破裂の危険や末梢部の血流障害，疼痛がある場合は切除する．
　日常のシャント管理が重要である．

血流障害による合併症：静脈高血圧，スチール症候群
　静脈高血圧は，内シャントの狭窄・閉塞により末梢からの静脈血の還流障害が起こり，末梢側に腫脹，浮腫，発赤が出現する．手指や手掌部にみられることが多いが，中枢静脈の狭窄，閉塞の場合では，上肢全体が腫脹することもある．重度になると浮腫のため皮膚が傷付きやすく，出血や感染を起こしやすい．
　鎖骨下静脈での中心静脈栄養や緊急導入時のカテーテル留置，乳腺手術，ペースメーカー挿入術などの既往がある場合には，同側での内シャントの作製は避けることが望ましい．シャント造影で狭窄，閉塞部を確認し，狭窄部の拡張や閉塞部の修復を行うが，難しい場合はシャントを閉鎖し，反対側に作製する．
　透析中は腫脹している部位を軽く挙上したり，マッサージすることなどで一時的に浮腫が軽減する場合もあるが，皮膚を傷付けないように注意する．
　スチール症候群は，内シャントの作製により末梢部への血流量が減少し，冷感，疼痛が生じ，放置すると壊死を起こすこともある．また透析中に症状がひどくなることが多い．内シャント作製後の血流の変化と，動脈硬化，末梢循環不全や心機能低下など動脈血流障害の影響も加わり，発症するといわれている．
　シャント血流量を減少させる目的で，外科的に吻合部を縮小することもあるが，閉鎖し再建することが多い．早めに外科的処置を考えることが望ましい．
　常に末梢部の観察を行い，症状の増悪には直ちに対処する．
　末梢部の循環を促すために保湿やマッサージを行い，透析中は保温し，血圧の安定を図る．疼痛が増強するようであれば血流量を下げ，マッサージなどを行い，苦痛が緩和するような対処法を試案する．

皮膚の合併症：皮膚の硬化，菲薄化，皮膚炎

　皮膚のバリア機能の低下や皮脂欠乏症，乾皮症などによる皮膚乾燥から搔痒感を感じ，無意識に触わったり搔いたりして，穿刺部や皮膚に炎症を生じることがある．高齢者や浮腫のある患者は皮膚が薄く，固定テープを剝がす際に皮膚剝離や血液回路の凸凹部で皮膚を傷付ける危険がある．穿刺針や血液回路の固定方法の工夫や固定状態の確認，搔痒感を誘発しないテープの選択，皮膚乾燥や搔痒感に対するスキンケアを行う必要がある．

感染：シャント感染

　穿刺部や穿刺部周囲が清潔に保たれていない場合や穿刺・抜針操作，穿刺ミスなどによりシャント感染を起こす危険がある．特に高齢者や糖尿病患者，低栄養状態，グラフト留置者は症状が増悪しやすく，敗血症や心外膜炎，髄膜炎などの転移性感染症，シャント閉塞を起こす危険がある．栄養状態を良好に保ち，シャント部の清潔維持，清潔操作での穿刺・抜針技術，穿刺トラブル時の適切な対応など日常のシャント管理が重要となる．

(7) 穿刺方法

　透析者に対し，穿刺に対する不安や苦痛は透析のたびに与えられる．血液透析を行うには2本の穿刺針の留置が必要であり，その負担も大きい．穿刺ミスがシャントトラブルや透析者との感情トラブルを招くこともあるため，苦痛の少ない確実な穿刺ができる穿刺技術が必要になる．

❶ 穿刺時のポイント

- 透析者に声をかけ，緊張を緩和する．
- 穿刺者は落ち着いて集中し，自信をもって穿刺をする．
- 良肢位を保持し，穿刺しやすい体勢をとる．
- 血管が細く穿刺困難な場合は，軽くマッサージをしたり，温タオルで温め，血管を拡張させる．上肢の内シャントや皮静脈の場合，坐位の状態で上肢を下げて駆血すると，臥位の状態で駆血するよりも血管は拡張しやすい．
- 血管の走行を確認し，十分な血流を確保できる部位に脱血部の穿刺を行う．
- 血液流量，血管の太さに合った穿刺針のゲージ数を選択する．
- 清潔操作で広範囲に消毒を行う．また，穿刺部の清潔を保持し感染を防ぐ．
- 駆血はシャント血流を妨げるため，強過ぎずに，短時間で行う．
- 穿刺をミスした場合の対処は適切に行う．
- 失敗時は謙虚な心で対応し，無理せず他者と交代する．
- 狭窄がある場合は，狭窄部近位での穿刺や狭窄部に針先が当たるような部位からの穿刺は避ける．

❷ 穿刺手順

①穿刺者は十分な手洗いをして，ディスポーザブル手袋を着用する．来院時にシャント肢を石鹸で洗ってもらう．自分で洗えない場合は，清拭をする．
②シャント音，スリル，感染などの異常の有無を確認する（写真1）．
③穿刺部位を決め，透析者に穿刺部位の説明をする．

④肢位保持後，穿刺部およびその周囲を消毒する（写真2）．消毒は穿刺部を中心に5cm以上，円を描くように行う．

余剰な消毒液を滅菌ガーゼで拭き取る．

消毒液は，ポビドンヨード（10%イソジン液®），グルコン酸クロルヘキシジン（0.5%ヒビテン液®）などが用いられる．

ポビドンヨードやグルコン酸クロルヘキシジンの確実な消毒効果を得るためには，塗布後2〜5分程度待つ必要があるため，最近では即効性のある単包70%アルコールを用いる施設もある．

⑤軽く駆血し，消毒した部位に穿刺する．

穿刺針は，脱血部と返血部の2本留置し，シャント吻合部から近位（末梢側）を脱血部，遠位（中枢側）を返血部とする（写真3）．一般的に穿刺針の向きは，血流に沿って脱血部は末梢側向きに，返血部は中枢側向きに穿刺する．脱血部，返血部ともに中枢側向きに穿刺する場合は，リサーキュレーションしないように間隔を空ける（写真4）．

⑥穿刺針をテープで固定し，穿刺部を滅菌ガーゼで保護する．

⑦血液の逆流を確かめ，血液回路に接続する．

⑧血液回路をテープで固定する（写真5）．

テープ固定は，穿刺針，血液回路の周囲をテープで覆うように密着させ，皮膚に押し付けることのないように固定をする（図7-6）．体動や発汗などにより，テープが剥離し抜針の危険があるため，体動してもつれないように血液回路の長さに余裕をもってしっかりと固定し，常に穿刺部位の観察を行う．

⑨体外循環を開始する．

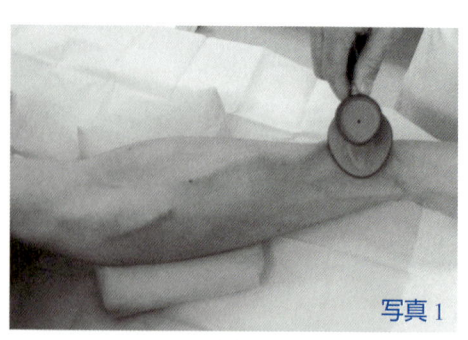

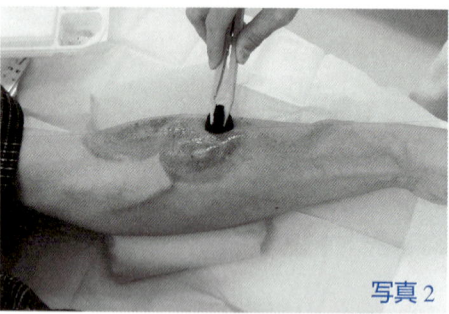

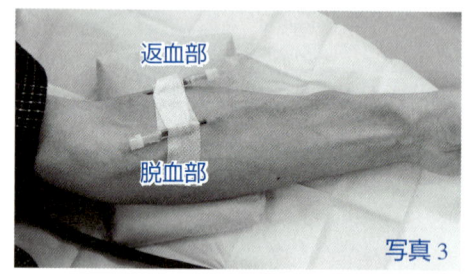

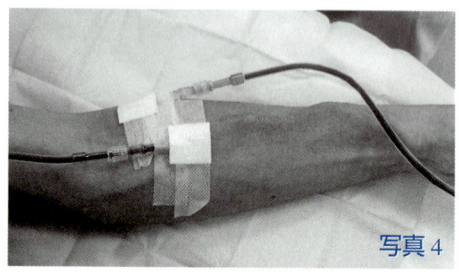

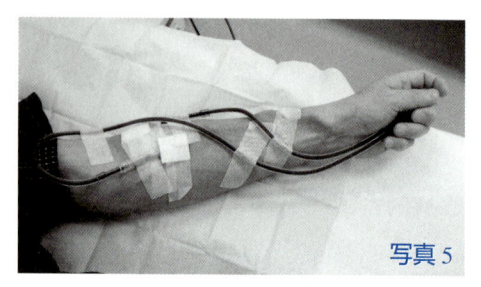

写真1

写真2

写真3

写真4

写真5

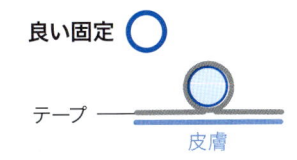

良い固定 ○	悪い固定 ×
穿刺針，血液回路の上面，側面にテープが貼られており，皮膚とテープの間に空間がないため，テープの密着力が大きい．	穿刺針，血液回路の上面しかテープが貼られていないため，皮膚とテープの間に空間があり，テープの密着力が小さい．

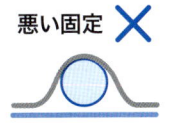

図 7-6　穿刺針，血液回路の固定

コラム　ボタンホール穿刺

　ボタンホール穿刺とは，ボタンホール（BH）という皮膚表面からシャント血管までの間に細いルートを作製して，穿刺の際に，このルートに刃面のない穿刺針を挿入することにより，毎回まったく同じ部位に穿刺をする方法．

　日本では，バイオホールスティック（BHS）法とペインレスニードル法の2つの作製方法がある．

<u>メリット</u>
・穿刺痛の軽減．
・ほぼ確実な穿刺で誤針の危険がない．
・瘤ができにくく，シャントを長持ちさせる．
・止血時間は通常針と比較して，同等か短縮できる．

<u>デメリット</u>
・BH完成までは，熟練した同一のスタッフがシャント血管の穿刺を担当する必要がある．
・BH完成までは，血管の針孔を探すため，通常の穿刺より時間がかかり，穿刺痛がある．

3 透析中の看護と観察

ポイント

・循環動態の変動を最小限にし,透析に起因する症状の出現を防ぐ.
・透析中のトラブルを防ぎ,安全で安楽な透析療法を提供する.

　透析中は,体外循環に伴う循環動態への影響による透析合併症の発症や,透析機器の異常,設定・操作ミス,また穿刺針の自然・自己抜針やベッドからの転落など,医療事故の危険がある.
　透析合併症の出現により透析者は苦痛や不安を感じ,ときには透析療法に対する恐怖心を抱いてしまうことがある.透析合併症を起こさないような透析方法を設定することが重要だが,透析合併症が発症した場合は即時に対処し,なぜこのような症状が起こったのか,発症した透析合併症を防ぐための対策についてわかりやすく説明し,不安を取り除く必要がある.また,訴えがなくてもまめに声をかけ,寄り添い会話し,同一体位による苦痛があればその部位をさすったり,マッサージなどをする.いつも見守っていてくれる,何かあったらすぐに対処してくれると透析者に安心してもらえるように接することが大切である.
　透析者では,皮膚のバリア機能の低下,皮脂欠乏症,乾皮症による皮膚乾燥や二次性副甲状腺機能亢進症などにより,皮膚の搔痒感を訴えることがある.無意識に触れたり搔いたりして,穿刺針を抜針してしまうことがあるため,穿刺針・血液回路の固定方法を工夫や固定状態を確認する.また,皮膚搔痒感に対するスキンケアや搔痒感を誘発しないテープを選択する.高齢透析者は運動能力の低下から平衡感覚が鈍麻している傾向にある.ベッドへの着床時や離床時,寝返りなど体動時にベッドから転落の危険がある.着床時や離床時は看護者が付き添い,ベッドは低めのものを用意するとよい.体動の激しい患者にはベッド柵をして,転落の危険を防止する.ただし,ベッド柵に頭や手足をぶつけ,打撲,皮膚損傷の危険が生じるため,ベッド柵にスポンジや包帯を巻いたり,クッションを置くなどの対策をとり,観察を十分に行う.
　透析機器は,日常的にメンテナンスがされていても異常や故障を起こすことがある.特に透析液濃度異常や過剰な除水誤差は重篤な状態を招く危険がある.除水誤差は,透析者に身体的にも精神的にも負担を与えることになる.水分管理は自己管理の中でももっとも辛い管理であり,透析者の精神的負担になっていることが多い.「100gでも多く徐水しDWで帰宅したい.DWまで除水できれば,透析後の水分管理にゆとりができて安心する.しかし,100gでも残ってしまうと,制限しなくてはいけないと精神的に負担を感じる」と話す透析者は多い.通常除水ポンプの除水精度では,除水速度0.00l/時または0.10l/時～4.00/時のとき,±30ml/時(透析液量500ml/分以下の場合)の除水誤差が生じる可能性がある.ベッドサイドモニター(コンソール)に異常がないにもかかわらず,除水誤差を生じるのであれば,除水設定時に加算量の調整が必要である.また,循環器系合併症のある透析者や高齢透析者では,DWより引き過ぎた場合は急激な血圧低下を起こしたり,不整脈を誘発したりすることが多い.一方,DWから引き残した場合は溢水状態からうっ血性心不全を起こしやすい状態になる.患者の血圧の変動や脈拍の性状,透析合併症の発症に注意し,除水経過を観察する.また常にベッドサイドモニターを確認し,

設定ミスや表示の異常，通常の透析時と比較し静脈圧や透析液圧に変動がないかを観察する．

（1）透析中の観察事項

- 見回って患者の変調をとらえる．
- バイタルサインの変動．
- 穿刺部位の観察，血流量は確保されているか．抜針の危険はないか．
- 穿刺針や血液回路のテープ固定によるシャント血流の障害，皮膚損傷の危険はないか．
- ベッドからの転落などの危険はないか．
- ベッドサイドモニターの確認．
- ダイアライザー，血液回路内の凝血の有無．
- ダイアライザー，チャンバー内の血液の色．
- 透析液側排液の色．

（2）透析条件・設定の確認

- プライミングは清潔操作で行われ，生理食塩水1,000ml以上でリンスされたか．
- ダイアライザー，血液回路内に生理食塩水が充塡され，動静脈チャンバー内の充塡量は適正か．
- ダイアライザーと血液回路はしっかりと接続されているか．補液ライン，薬液注入ライン，液面調整ライン，返血ラインはクランプされているか．
- 静脈圧ポートラインは接続されているか．
- 気泡検知器のスイッチは入っているか．
- 透析液濃度に異常はないか．
- ダイアライザー，血液回路，抗凝固薬に誤りはないか．
- ガスパージはされているか．
- 除水設定（総除水量，除水速度）は正確に入力されているか．
- 抗凝固薬注入速度は正確に入力されているか，また，スイッチは入っているか．
- 透析（HD，HDF，HFなど）モードになっているか．
- 穿刺針，血液回路の固定はきちんとされているか．
- 脱血状態は良好か．血流量に間違いはないか．
- 静脈圧，透析液圧に異常はないか．上限・下限設定が適正か．
- 透析液温度は適正か．
- 透析液流量は500ml/分（施設によっては400ml/分）以上になっているか．

※透析条件の設定ミスやベッドサイドモニターの入力ミスを防止するためにチェックリスト（図7-7，7-8）を用い，複数名で確認を行うとよい．

HDチェック表			
ベッド番号　　　　　年　月　日			
点検項目	開始前	チェック者1	チェック者2
ダイアライザーの確認			
鉗子のクランプ位置・本数			
静脈圧モニターライン接続			
Vチャンバー液面調整ラインキャップ・クリップ			
返血ラインキャップ・クリップ			
補液ラインのクレンメ			
外部表示灯の確認			
ダイアライザー・AV血液回路接続			
ダイアライザー・透析液カプラの接続			
ガスパージ			
抗凝固薬種類・量・注入速度設定			
抗凝固薬注入ポンプスイッチ	／		
気泡検出スイッチ	／		
運転スイッチ	／		
除水量計算の確認	／		
総除水量設定	／		
除水速度設定	／		
穿刺部位の確認(接続・出血・固定)	／		
静脈圧値・警報範囲設定	／		
透析液圧値・警報範囲決定	／		
透析温度設定	／		
血流量設定	／		
透析液流量	／		
Na濃度設定	／		
ナースコール	／		
指示薬の投与	／		
点検時間			
記入者サイン			

図7-7　HDチェック表（例）

（御徒町腎クリニック）

HDFチェック表

ベッド番号　　　　　　年　月　日

点検項目	開始前	チェック者1	チェック者2
ダイアライザーの確認			
鉗子のクランプ位置・本数			
静脈圧モニターライン接続			
Vチャンバー液面調整ラインキャップ・クリップ			
返血ラインキャップ・クリップ			
補液ラインのクレンメ			
外部表示灯の確認			
ダイアライザー・AV血液回路接続			
ダイアライザー・透析液カプラの接続			
ガスパージ			
抗凝固薬種類・量・注入速度設定			
抗凝固薬注入ポンプスイッチ	/		
気泡検出スイッチ	/		
運転スイッチ	/		
除水量計算の確認	/		
総除水量設定	/		
除水速度設定	/		
穿刺部位の確認（接続・出血・固定）	/		
静脈圧値・警報範囲設定	/		
透析液圧値・警報範囲設定	/		
透析温度設定	/		
血流量設定	/		
透析液流量	/		
ナースコール			
指示薬の投与			
血液回路と補液回路の接続確認			
補液ライン/動脈側気泡検出器確認			
HDF補充液混合確認			
HDF補充液の連結接続確認			
透析モード確認			
補液量設定			
補液速度設定			
補液温度設定・スイッチON	/		
Na濃度設定	/		
点検時間			
記入者サイン			

図7-8　HDFチェック表（例）

（御徒町腎クリニック）

(3) 透析中の合併症

❶ 不均衡症候群

透析導入初期,透析後半〜終了後に発症しやすく,頭痛,嘔気,筋痙攣,全身倦怠感などを生じる.重症の場合は,全身痙攣や意識障害を起こすこともある.

〈原　因〉

透析療法により,血液中の溶質濃度(尿素,電解質)は急激に低下する.血液は脳組織に比べ低浸透圧となり,血液中の水分が脳へ移行し,脳浮腫を起こすために生じる.

〈処置と対策〉(図7-9,表7-9)

軽症の場合は,血流量,除水量を下げ,血漿浸透圧,循環血漿量の減少をゆるやかにし,経過を観察するが,症状が消失しないときは早めに終了する.

重症の場合は,直ちに終了し,10%グリセオールやマンニトールなどの高張液の補液を行うことがある.急激な血漿浸透圧の減少を防ぐため,小面積のダイアライザー,低血流量,短時間透析,高ナトリウム(Na)透析,透析中の高張液の補液〔グリセオール,マンニトール,10%NaCl〕を検討する必要がある.

図 7-9　処　置

軽症の場合：血流量,除水量を下げる.症状が消失しないとき → 早めに終了

重症の場合：直ちに終了 → 10%グリセオール,マンニトールなど高張液の補液

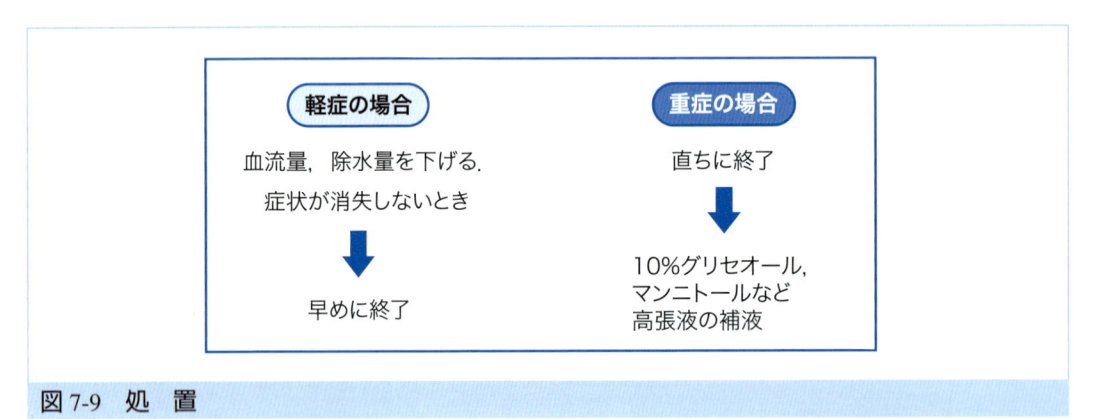

■ 表7-9　対　策

1. 透析効率を減少させる
   - 小面積のダイアライザーに変更
   - 低血流量,短時間透析
2. 血漿浸透圧の急激な変化を避ける
   - 高Na透析
   - 透析中の補液
     グリセオール,マンニトール 100〜200ml,10%NaCl 20ml　など

❷ 血圧の低下

透析中の低血圧は，体外循環そのものと循環血漿量および血漿浸透圧の急激な減少により発症する．特に高齢透析者では，血管収縮障害，心臓因子などが関与しているため発症することが多い．

重曹透析液にも8～10mEq/dlの酢酸が含まれている．酢酸には末梢血管拡張作用や心機能抑制作用があり，糖尿病，高齢者，肝機能障害を有する症例では，血圧の低下を生じることがある（酢酸不耐症）．

透析開始～30分くらいまでに起こるものは，透析に関連する因子（体外循環による循環血漿量の減少，アレルギー，透析液異常など）が原因となっていることが多い．透析後半～終了までに起こるものは，除水による循環血漿量の減少や血漿浸透圧の低下による場合が多い．

〈処置と対策〉（図7-10，表7-10）

軽度の血圧低下であれば，下肢挙上や透析液温度を35.0～35.5℃に下げる．さらに，血圧が下がるようであれば除水速度を下げ，血流量を下げる．

急激な血圧低下の場合は，トレンデレンブルグ体位をとり除水を中止し血流量を下げる．医師の指示のもと，生理食塩水や10%NaClの投与を行う．必要時，酸素吸入を行う．血圧の上昇が認められない場合は，直ちに返血し透析を中止する（抜針せずに，回復するまで血管は確保しておく）．

アナフィラキシー様ショックの場合は，上記処置の他，ステロイド製剤を投与することが多い．適正DWや除水速度の検討，体重管理が必要である．溶質除去速度が問題であれば透析効率を下げ緩徐な透析を行う．

また，血漿浸透圧の急速な低下を防ぐ目的で，10%NaClやグリセオールなどの高張液の補液や高Na透析やECUMの併用を検討することも必要となる．体外循環血液量が問題であれば，小面積のダイアライザーや小児用回路を選択する．

その他，栄養状態の改善，降圧薬服用状況の確認が必要である．低温透析や必要時昇圧薬，交感神経刺激薬の投与も有用である．

```
        トレンデレンブルグ体位をとる
                 ↓
        除水を中止，血流量を下げる
                 ↓
        生理食塩水，10%NaClの投与
                 ↓
               酸素吸入
```

＊ 血圧の上昇が認められない場合は，直ちに返血し透析を中止する（抜針せずに，回復するまで血管は確保しておく）．
＊ アナフィラキシー様ショックの場合は，上記処置のほか，ステロイド製剤を投与することが多い．

図 7-10　処置（急激な血圧低下時）

■ 表 7-10　原因と対策

透析に関連する因子	透析膜の生体不適合性素材	⇒膜素材の異なるダイアライザーへ変更
	除水速度，除水量	⇒体重管理（塩分・水分制限），適正DWの設定，除水量・除水速度の検討
	溶質除去速度（不均衡症候群）	⇒小面積や機能別分類の低いダイアライザーへ変更，血液流量を下げる　10%NaCl，グリセオールなど高張液の補液，高Na透析，ECUMの併用，HDFの検討
	酢酸不耐症	⇒Acetate-free biofiltration(AFBF)，酢酸フリークエン酸含有透析液による透析へ変更
	抗凝固薬によるアレルギー	⇒抗凝固薬の変更
	透析液異常（低浸透圧透析液）	⇒透析開始前の浸透圧，Na濃度などのチェック
	エチレンオキサイドガス（EOG）アレルギー	⇒血液回路，穿刺針の滅菌方法をオートクレーブ，γ線，電子線滅菌に変更
患者側の要因	心機能低下	⇒小面積のダイアライザー，小児用回路の選択，酸素吸入
	自律神経障害	⇒昇圧薬・交感神経刺激薬の投与，低温透析
	低アルブミン血症	⇒低アルブミン血症の原因を確認し（食事摂取状況，悪性腫瘍，透析による漏出など），改善を図る
	降圧薬・抗狭心症薬の過剰投与・内服量・内服時間の誤り，経皮吸収型狭心症薬の貼用	⇒降圧薬・抗狭心症薬服用状況の確認，経皮吸収型狭心症薬貼用の確認

❸ 血圧の上昇

透析者の高血圧は，体液量依存性高血圧とレニン依存性高血圧の2つに大別できる．

体液量依存性高血圧

腎の水・Na排泄障害による体内Na量，細胞外液量，循環血漿量の増加により，透析開始前から血圧は高値である．

〈処置と対策〉（図7-11）

頭部を挙上（半座位〜座位）し，適正DWまで除水する．過剰に貯留した体液を除水することにより血圧は下降する．適正DWの設定，体重管理が必要である．

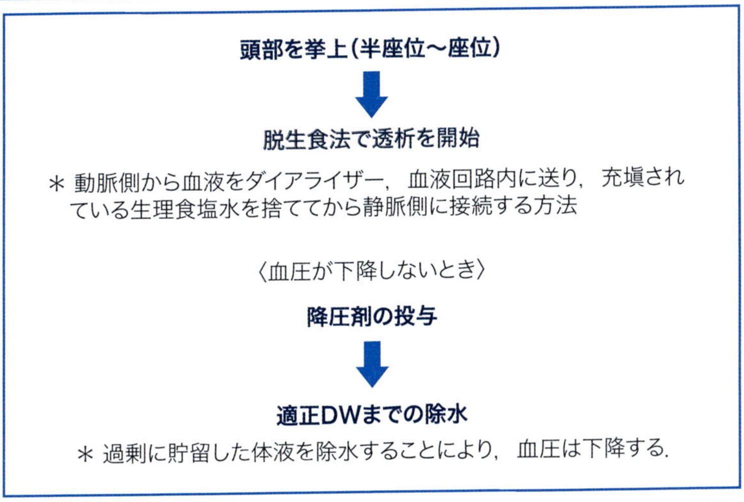

```
            頭部を挙上（半座位〜座位）
                     ↓
            脱生食法で透析を開始
    ＊動脈側から血液をダイアライザー，血液回路内に送り，充填され
      ている生理食塩水を捨ててから静脈側に接続する方法

              〈血圧が下降しないとき〉
                 降圧剤の投与
                     ↓
            適正DWまでの除水
    ＊過剰に貯留した体液を除水することにより，血圧は下降する．
```

図7-11　体液量依存性高血圧の処置

レニン依存性高血圧

除水により腎からのレニン分泌が促進され，血漿レニン活性，アンジオテンシンⅡ濃度が上昇するため，透析後半〜終了前に血圧が上昇する．

〈処置と対策〉（図7-12）

頭部を挙上（半座位〜座位）し，必要があればACE阻害薬，アンジオテンシンⅡ受容体拮抗薬などの投与が行われる．日常の降圧薬の再検討が必要である．

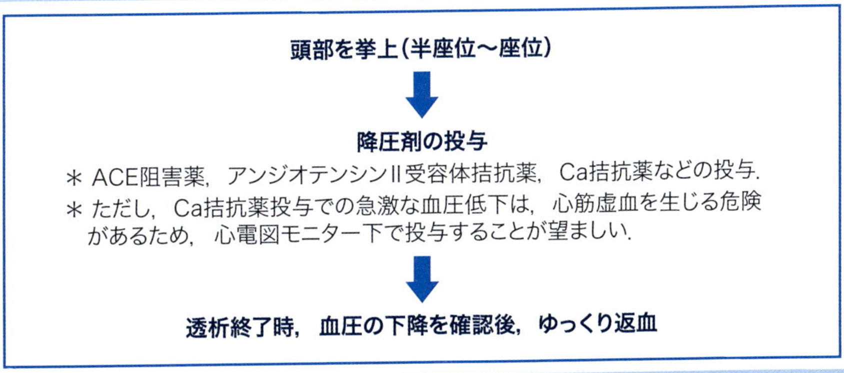

```
            頭部を挙上（半座位〜座位）
                     ↓
                 降圧剤の投与
    ＊ACE阻害薬，アンジオテンシンⅡ受容体拮抗薬，Ca拮抗薬などの投与．
    ＊ただし，Ca拮抗薬投与での急激な血圧低下は，心筋虚血を生じる危険
      があるため，心電図モニター下で投与することが望ましい．
                     ↓
        透析終了時，血圧の下降を確認後，ゆっくり返血
```

図7-12　レニン依存性高血圧の処置

❹ 透析中の不整脈

長期にわたる高血圧や貧血，過剰な体液の貯留，代謝性アシドーシス，電解質異常，内シャントの存在など不整脈の増悪因子が潜在している．透析中の不整脈は，急速な血漿浸透圧の低下や，除水による循環血漿量の減少などにより誘発される．

特に上室性期外収縮（APC），心室性期外収縮（VPC）は，透析中や透析後に発生することが多い．上室性の不整脈は，単発性であれば特に問題はなく，経過観察とする場合が多い．心室性の不整脈の場合，1分間に5つ以内であれば経過観察し，毎回出現するようであれば，抗不整脈薬の投与の検討が必要である．また，連発するようであれば，原因を検索し，治療を行うことが望ましい．

〈処置と対策〉（図 7-13，表 7-11）

除水量，血流量を下げ，心電図モニターで不整脈の種類を確認し，血圧の安定を図る．必要時，酸素吸入，抗不整脈薬が投与される．体重管理，血圧コントロール，貧血を改善し，心臓負荷を軽減する．適正DWの設定，除水量，除水方法の適正化，体外循環血液量の減量，血流量・透析方法の検討，異所性石灰化の予防が必要である．

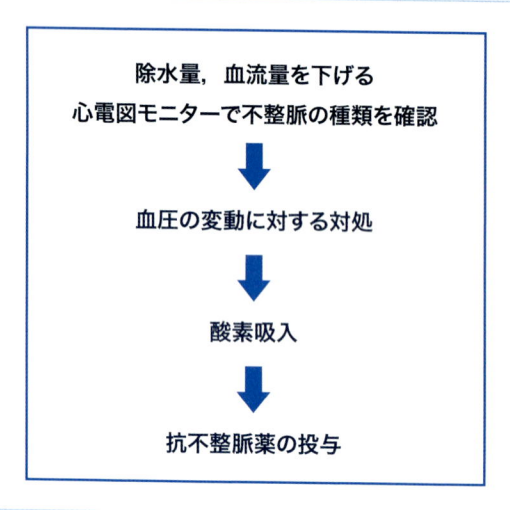

図 7-13　不整脈出現時の処置

除水量，血流量を下げる
心電図モニターで不整脈の種類を確認
↓
血圧の変動に対する対処
↓
酸素吸入
↓
抗不整脈薬の投与

■ 表 7-11　不整脈への対策

- 心臓負荷を軽減
  ⇒血圧のコントロール，体重管理，適正DWの設定，
  　シャント血流量の評価（循環器疾患の重症度の高い症例は，シャントを閉鎖し，表在化動脈を作製する）
- 総除水量，除水速度の適正化，プログラム除水
- 体外循環血液量の減量，血流量の検討
- 透析方法の検討
- 貧血の改善
- ヘパリン以外の抗凝固剤の検討
- 異所性石灰化の予防

❺ 腹 痛

異所性石灰化やアミロイド沈着により，腸蠕動運動の低下や腸管の硬化があり，また水分制限や除水により慢性的に便秘の傾向にある．また，常染色体優性多発性囊胞腎（autosomal dominant polycystic kidney disease；ADPKD）では，透析導入後に大腸憩室が認められることが多い．除水が進むにつれ，血管内脱水による血圧低下，虚血の誘発により，腹痛を訴えることもあり，虚血性腸管壊死，腸管裂孔，イレウスを生じる危険もある．

〈処置と対策〉

除水を中止し，血圧の安定を図る．症状が治まらない場合は画像診断などで原因を追究し治療を行うことが望ましい．日頃から食物繊維の摂取や必要時緩下剤の服用，適度な運動を促し，排便習慣を整える．

❻ シャントトラブル

体動や血圧低下により，脱血状態が不良になることがある．無理に脱血を続けると血管にダメージを与え攣縮を起こしたり，狭窄や閉塞の原因になる．

また，高齢者や浮腫のある透析者の皮膚は，薄く傷つきやすい．皮膚剝離からシャント感染を起こすこともあるため，穿刺針や血液回路の固定，テープの貼り方や剝がし方には注意を払う．

〈処置と対策〉

苦痛のないように工夫し良肢位を保持する．血管の走行に合わせ穿刺針を固定し，針先が血管壁に当たらないようにする．シャント肢を温タオルや手袋などで保温して末梢循環を促し，血管の拡張を図る．静脈圧の変動に注意し，脱血状態を観察する．

その他，透析中に起こりやすい症状を表7-12にまとめる．

■ 表7-12 その他，透析中に起こりやすい症状について

症状	原因	処置	対策
頭痛・頭重感	不均衡症候群	血流量を下げる 高張液の補液，鎮痛薬の投与	透析効率を下げる，高Na透析 短時間・頻回透析
頭痛・頭重感	過剰な除水	除水を中止 生理食塩水を補液	体重管理（塩分，水分管理） DWの適正化 除水量，除水速度の検討
頭痛・頭重感	血圧上昇	頭部挙上（半座位〜座位） 降圧薬投与	DWの適正化 降圧薬の検討
頭痛・頭重感	透析液異常	通常Na濃度の透析液で透析 低浸透圧透析液の場合，高張Na液，50%グルコース液の注入 高浸透圧透析液の場合，生理食塩水，5%グルコース液の補液	透析前の透析液チェック （浸透圧，電解質濃度）
頭痛・頭重感	頭蓋内出血	返血せずに透析中止 専門施設へ搬送し，対処	体重・血圧管理，動脈硬化の予防
嘔気・嘔吐	不均衡症候群	血流量を下げる 高張液の補液，制吐薬の投与	透析効率を下げる 短時間・頻回透析，高Na透析
嘔気・嘔吐	血圧低下	トレンデレンブルグ体位（頭部低位，下肢挙上） 除水を中止，血流量を下げる 生理食塩水，高張液の補液，高張Na液の注入 嘔吐時は，誤飲防止のため側臥位にし顔を横に向ける	体重管理（塩分，水分制限） 除水量の適正化 降圧剤投与の再検討 昇圧剤投与の検討
嘔気・嘔吐	血圧上昇	頭部挙上（半座位〜座位） DWまで除水 降圧剤投与	体重管理 DWの適正化 降圧剤投与の検討
嘔気・嘔吐	消化管疾患	吐物を確認し，出血が疑われる場合は，透析を中止し，内視鏡検査および止血処置	定期検査での早期発見（貧血の増悪，便潜血，内視鏡検査） 低分子ヘパリン，メシル酸ナファモスタットの選択
嘔気・嘔吐	頭蓋内出血	頭痛・頭重感の頭蓋内出血時に準ず	体重・血圧管理，動脈硬化の予防
呼吸困難	うっ血性心不全 肺水腫	座位〜半座位にし，必要時酸素吸入 除水（血圧低下の危険がある場合は，ECUMを併用）	体重管理 DWの適正化
呼吸困難	アレルギー 　透析膜 　抗凝固薬	血圧低下時は，トレンデレンブルグ体位（頭部低位，下肢挙上） 透析を一時中止し，ステロイド，昇圧薬の投与，補液，酸素吸入	膜素材の異なるダイアライザーに変更 他の抗凝固薬に変更
呼吸困難	空気塞栓	静脈回路を遮断し，血液ポンプを停止 トレンデレンブルグ体位（頭部低位，下肢挙上）かつ左側臥位とする 酸素吸入，必要時高圧酸素療法の施行	穿刺針と回路の接続部，補液ライン，ヘパリン注入ライン，モニターライン，A,Vチャンバーの液面不足，返血操作による空気の誤入を防止
呼吸困難	ヒステリー 過換気症候群	ベッドサイドに付き添い不安を取り除く 呼吸を整えさせる，自己の呼気を再吸入させる	透析療法の受容，理解を促す 精神科コンサルト，抗不安薬投与の検討

	溶血 漏血	返血せずにダイアライザー，血液回路を交換，適正透析液で透析をする 酸素吸入・血中ヘモグロビン値を測定し，必要時輸血を行う	透析液作成時・透析開始前の透析液組成を測定 透析液供給装置，ベッドサイドモニターの透析液濃度の確認 ダイアライザーの管理 不適切な限外濾過の防止
胸痛	狭心症 心筋梗塞 解離性大動脈瘤 気胸，肺梗塞	心電図をとる 血流量を下げ，除水を停止 血圧の安定を図る 狭心症発作時はニトログリセリン舌下 専門施設へ搬送し，対処	体重・血圧管理 定期検査での異常の早期発見（胸・腹部X線撮影，CT，超音波検査，血液検査）
	空気塞栓	呼吸困難の空気塞栓時に準ず	
腹痛・便意促進	腹部臓器の虚血 血圧低下 過剰な除水	血流量，除水速度を下げる 生理食塩水，高張液の補液，昇圧薬の投与 高Na透析，昇圧剤，高張液の補液	体重管理 DWの適正化 排便コントロール
	消化管疾患	病態に応じた薬物の投与 出血が疑われる場合は，透析を中止し，専門施設へ搬送し対処する	疾患の早期発見，治療 低分子ヘパリン，メシル酸ナファモスタットに変更
筋痙攣・つり	過剰な除水 急激な浸透圧の低下	血流量，除水速度を下げる 温罨法，マッサージ 生理食塩水の補液，10%NaCl，グルコン酸Caの注入	体重管理をし，除水量・除水速度の検討 高Na透析，透析液Ca濃度の検討 低Ca血症の予防
耳鳴・耳閉感・眩暈	血圧低下 過剰な除水	血流量，除水速度を下げる 症状がひどい場合は，生理食塩水の補液	除水量・除水速度の検討，高Na透析 DWの適正化
	脳血管系の病変 耳鼻科疾患	眩暈が頻回にある場合は，メシル酸ベタヒスチンなど中枢神経用薬の投与	症状が持続する場合は，耳鼻科，脳神経内科の診察を受ける
発熱・悪寒	透析液温度異常 発熱物質の逆濾過	透析液の温度は，通常の体温程度に維持 悪寒時は湯たんぽなどで保温する 血液リーク時は，ダイアライザー，血液回路を交換	透析液温度設定の確認 透析液の清浄化，透析機械・器具・衛生材料の清潔管理 逆浸透（RO）装置やエンドトキシンカットフィルターを用い，水質管理
	透析器具の汚染	悪寒時は透析液温度を0.5℃程度上げ，温たんぽなどで保温，悪寒が消失し発汗したら，透析液温度を少しずつ戻し，冷罨法する 必要時には，抗生物質，抗炎症薬の投与 汚染，アレルギーの原因がわかれば，その物品を交換する	清潔操作でプライミング
	アレルギー		透析膜，滅菌方法，抗凝固薬の検討
	シャント，留置カテーテルの感染		シャント管理 病態に準じた治療
	感染症（結核，心外膜炎など）		病態に応じた治療
しびれ・末梢神経障害	尿毒症性 糖尿病性	保温，マッサージ 循環動態の安定を図る	透析効率の向上 血糖コントロール，アルドース還元酵素阻害薬の投与
	手根管症候群	保温，マッサージ	透析効率の向上，HDFの検討 ステロイドの手根管内注入，手根管開放術
	低Ca血症	グルコン酸Ca薬の投与	透析液のCa濃度の検討，Ca・VD3製剤の投与
	血圧低下	血圧低下時の処置に準ず	体重管理，除水量・除水速度の検討

つづく

血管痛	穿刺針が血管壁に接触	血管の走行に沿って針先の向きを直す	透析中，体動後の針先の確認
	シャントの未発達 シャントの狭窄	温罨法，血流量を下げる リドカイン製剤の塗布，鎮痛薬の投与	シャント体操 末梢循環改善薬，抗血小板薬の投与 血管拡張術，シャント再建術の検討
イライラ	尿毒症（透析不足） restless legs syndrome 二次性副甲状腺機能亢進症	冷湿布貼用 下肢挙上，マッサージ ジアゼパムなどの薬物投与	透析効率の向上 ダイアライザーの検討，HDF，長時間透析 二次性副甲状腺機能亢進症の場合は上記に加え食事療法（リンの制限），VD3製剤の投与PEIT，PTXの検討
搔痒感	尿毒症物質の除去，不足 二次性副甲状腺機能亢進症	透析液温度を下げる 抗ヒスタミン軟膏の塗布 抗ヒスタミン製剤の投与	透析効率の向上 ダイアライザーの検討，HDF，長時間透析 二次性副甲状腺機能亢進症の場合は上記に加え食事療法（リンの制限），VD3製剤の投与PEIT，PTXの検討
	透析時のアレルギー	アレルギー治療薬の投与，症状が治まらない場合は，透析を一時中止し，異素材，異減菌法のものに替え，透析を再開する	透析膜，滅菌方法，抗凝固剤の検討 透析液の清浄化

> **コラム　Asetate - Free Biofiltration；AFBF とは**
>
> 　酢酸を全く含まない透析液を使用し，等張性の重曹溶液を補充液として使用するHDF療法である．酢酸に由来する透析困難症に有用といわれている．
>
> <u>AFBF の適用</u>
> ・アセテート代謝が遅延しやすい症例
> 　（筋肉量の少ない症例，高齢者，高度の肝機能障害，糖尿病など）
> ・心血管系合併症で循環動態が不安定な症例
> ・通常の透析で管理困難な透析困難症の例
> ・代謝性アシドーシスの是正が不良な症例

(4) 透析終了操作

指示された透析時間および除水完了後，体外循環されている血液を生理食塩水置換法で透析者の身体に戻す（返血）．

- 透析者に透析終了を告げ，バイタルサイン，全身状態に異常のないことを確認する．
- 透析終了後，注射の指示がある場合は静脈側の血液回路（ニードルレスアクセスポート・薬液注入ライン）から注入する．
  動脈側から注入すると薬剤によっては透析されたり，ダイアライザーの膜に吸着されてしまうことがあるためである（ただし，輸血を行う場合は，透析中に動脈側の血液回路から点滴し，ダイアライザーに通してカリウム（K）を除去しながら行う）．
- 透析用監視装置の運転状況を準備・回収，血液回収または終了（メーカーにより異なる）に切り替える．返血中の操作は，透析用監視装置の静脈圧計，透析液圧計，気泡検出器等全ての検知警報装置が機能している状態で行う．
- 血液回路の補液ライン接合部の動脈穿刺針側をペアンでクランプする．補液ラインのクランプを開放し，生理食塩水を流して，気泡・凝血塊を血液ポンプ側に移動させる．
- 血液ポンプを止め，動脈穿刺針側のペアンを外し，血液回路の補液ライン接合部の血液ポンプ側をペアンでクランプする．補液ラインから動脈穿刺針側に自然落差で生食を送り，血液を生食と置換し，動脈穿刺針側の回路をペアンでクランプするウ（動脈側の圧力が強く自然落差で置換できない場合にはソフトパック生理食塩水を手で握り圧力をかける）．
- 血液ポンプを50～100ml/分で作動させ血液回路・ダイアライザ内の血液を生理食塩水で置換する．通常は，生理食塩水300～500mlで置換するが，患者の状態で適切な補液速度・補液量を考慮する．
- 生理食塩水での置換が完了したら血液ポンプを停止する．
- 静脈側エアートラップチャンバー以降の血液回路を2ヶ所以上ペアンでクランプする．
- 透析者のバイタルサイン・全身状態を確認する．血圧が低い場合や気分不快がある場合は，静脈側は抜針せずに生理食塩水などで血管確保し，状況に応じた処置を行う．
- 透析者に抜針することを告げ，穿刺部を消毒して抜針し，滅菌ガーゼまたは滅菌止血綿で圧迫後，テープ固定し，用手止血または止血ベルドか止血クランプをする．

(5) 止血方法

止血手技は，シャントに与える影響が大きい．シャントトラブルを起こさないように十分に注意して，清潔操作で感染を予防し，確実な止血を行う．

シャント血流量は皮静脈より多く，500～1,500ml/分程度ある．また透析中に抗凝固薬を使用しているため，透析後数時間は血液凝固時間が延長しており，止血には抜針後圧迫し，10分～15分前後かかる．

止血は強過ぎず，弱過ぎず，シャント音やスリルが確認できるくらいの強さで押さえる（図7-14）．皮膚と血管の穿刺孔は若干ずれているので，2カ所の穿刺孔を押さえるつもりで，2～3

本の指の腹を使って止血する（図 7-15）．止血は用手止血が基本だが，止血ベルトや止血クランプを使用する場合は，シャント音，スリルが消失しないように注意する．また長時間の使用はシャント閉塞の原因になるので避ける．グラフト留置者への止血ベルト，止血クランプの使用は禁忌である．必ず医療者が用手止血をする．

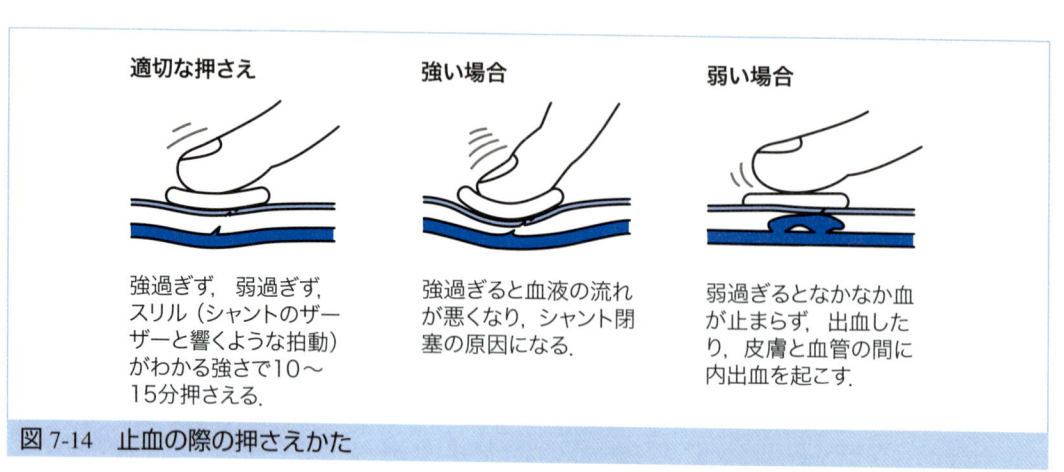

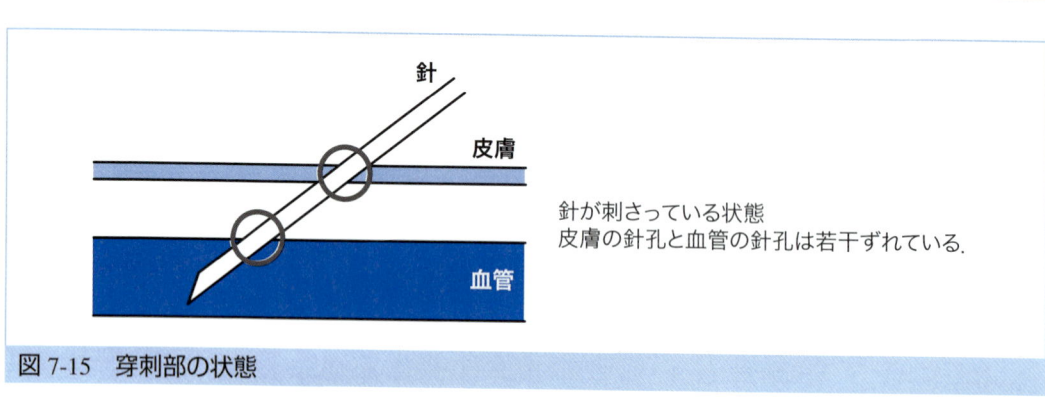

図 7-14 止血の際の押さえかた

適切な押さえ：強過ぎず，弱過ぎず，スリル（シャントのザーザーと響くような拍動）がわかる強さで10〜15分押さえる．

強い場合：強過ぎると血液の流れが悪くなり，シャント閉塞の原因になる．

弱い場合：弱過ぎるとなかなか血が止まらず，出血したり，皮膚と血管の間に内出血を起こす．

図 7-15 穿刺部の状態

針が刺さっている状態
皮膚の針孔と血管の針孔は若干ずれている．

4 透析後の看護と観察

ポイント

・安全に帰宅できる状態であるか確認をする.
・透析方法,条件の評価,検討をする.

透析後は循環血漿量の減少や血漿浸透圧の低下により循環動態に影響を与え,血圧低下など体調不良を生じることがある.特に高齢者は,血管内への plasma refilling が遅いため,血管外の水分貯留にかかわらず,透析中の血圧低下だけでなく透析後にも低血圧(特に起立性低血圧)を起こしやすい.離床時や帰宅途中の血圧の低下は,転倒などの危険を伴うため,透析後は十分に時間をかけ徐々に座位となり,血圧が安定してから離床するとよい.また,透析前・中・後のバイタルサインの変化,患者の訴え,自覚症状など透析による影響やバスキュラーアクセスの状態,止血状態,ダイアライザー内,血液回路内の残血状態などの評価を行い,次回の透析方法や条件設定の参考にする.

〈透析後の観察事項〉
・止血状態
・シャントの状態
・離床時の患者の変調
・除水誤差の有無
・ダイアライザー内・血液回路内の残血状態

安定した効率のよい透析療法を提供し,透析に対する不安や苦痛を与えず,帰宅後の生活にも影響を与えることなく ADL を維持する.また,長期透析合併症を予防しつつ自立した日常生活が送れるよう援助・支援しなければならない.そのためには,透析者の状態,変化を常に観察し,日々変化する透析者の状態を把握して,毎回の透析の評価を行い,次回透析方法の工夫をする.また,適時透析方法を検討し,そのときどきの最善な透析療法を行う必要がある.

(1節〜4節:松岡由美子)

■ **文　献**（1節～4節）
1) 春口洋昭：現用ブラッドアクセスと問題点―アクセストラブル．ブラッドアクセスインターベンション治療の実際，阿岸鉄三 編，pp63-70，秀潤社，1999．
2) 飯田喜俊：日常生活の注意―血圧測定と正常の血圧．透析患者の生活指導ガイド，第2版，飯田喜俊 編，p34，南江堂，2003．
3) 飯田喜俊：日常生活の注意―体重のコントロール．水分管理とドライウエイト，透析患者の生活指導ガイド，第2版，飯田喜俊 編，p37，南江堂，2003．
4) 飯田喜俊：日常生活の注意―内シャントの自己管理のしかた．内シャントを長持ちさせる方法，透析患者の生活指導ガイド，第2版，飯田喜俊 編，pp38-39，南江堂，2003．
5) 小岩文彦：血液透析―透析患者の体液循環．透析療法事典，中本雅彦・佐中　孜・秋澤忠男 編，pp198-203，医学書院，1999．
6) 松岡由美子：患者の日常生活の注意点―血圧測定，血圧管理．透析療法パーフェクトガイド，飯田喜俊・秋葉　隆編，pp68-69，医歯薬出版，2007．
7) 松岡由美子：患者の日常生活の注意点―体重のコントロール．ドライウエイト，透析療法パーフェクトガイド，飯田喜俊・秋葉　隆 編，pp74-75，医歯薬出版，2007．
8) 中野昭一・吉岡利忠・田中越郎：循環系―血圧・血流速度・脈波・高血圧および低血圧とその影響．図解生理学．第2版，中野昭一 編，pp105-111，医学書院，2000．
9) 中尾俊之：血液透析―特殊な配慮が必要な患者．透析療法事典，中本雅彦・佐中　孜・秋澤忠男 編，p488，医学書院，1999．
10) Kumar V, Cotran RS, Robbins SL：Robbins Basic Pathology. 7th ed，W B Saunders Co., 2002／森　亘・桶田理喜 監訳：血管系―高血圧性血管疾患．ロビンス基礎病理学，pp425-430，廣川書店，2004．

5 透析中のトラブルと事故・医療過誤

　血液透析は患者の身体から血液を取り出し，対外循環をさせる必要がある．過去の空気誤入による死亡事故例から，最近はダイアライザー，血液回路の破損が少なく，ダイアライザーや抗凝固剤と血液回路の接続部もロック式に変化するなど，より安全性の高いものが多くなってきた．しかし，長時間における体外循環は血液回路とダイアライザーや抗凝固剤，針の接続部位からの出血，空気誤入など，いまだ患者の生命に影響する危険性をはらんでおり，事故予防と早期発見に努める必要がある．

(1) 血流不良

❶ 血流不良

〈原　因〉
- 透析中の血圧低下
- シャントの不良・狭窄，穿刺針の位置の不良
- 穿刺に時間がかかるなど，穿刺針，血液回路内の凝固
- 穿刺針と血液回路の接続不良，動脈側血液回路の折れ曲がり
- 患者がシャント肢を曲げている．

〈状態・症状〉
　血液回路に引き込む血流が不足することで，動脈側についているピローがへこむ．ポンプの動きに合わせて血液回路が軽く上下をする．ポンプの動きに合わせて「シャク，シャク」と音が出る．静脈側チャンバーの血液面が上昇，下降を繰り返す．静脈圧が下降する．

〈観察ポイント〉
- 患者の顔色，意識状態，バイタルサイン
- ピローのへこみ具合（図7-17）
- シャント肢の状態（腕の位置，肘の曲げ）
- 動脈側血液回路の折れ曲がり
- 脱血側穿刺針の詰まり

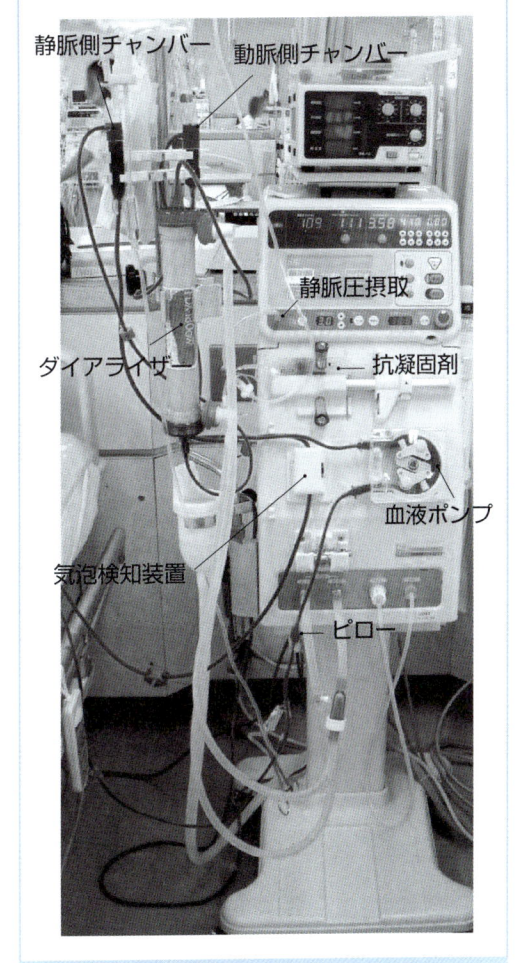

図7-16　血液透析の各種名称

〈対　処〉
　まず，血流量を下げるか停止させ，患者の状態を確認する．血圧が低下した場合は，血圧低下の対応を行う（透析停止，下肢挙上，生理食塩水や10%NaClを注入するなど）．穿刺針と血液回路の接続状態，回路の曲がりがないか，穿刺針の固定を解除し，針先が血管に入っている

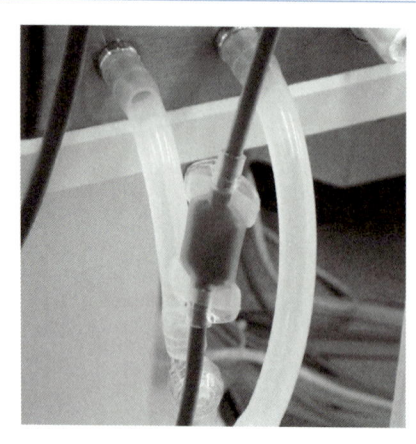

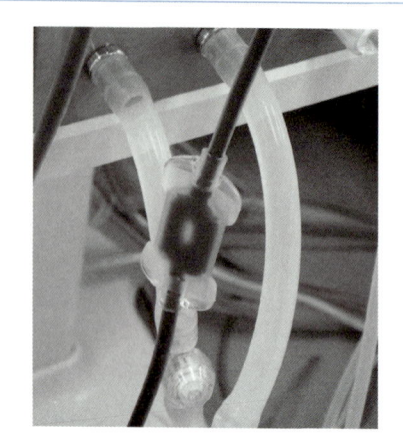

正常な状態　　　　　　　　　へこんだ状態

図 7-17　ピローの状態

か確認する．注射器を用い針から脱血状況をみて，脱血側穿刺針の詰まりがあれば再穿刺を行う．

〈対　策〉
- 穿刺前にシャント音を必ず聞いておく．
- 定期的にシャント造影を行い，シャントに狭窄がないか，または部位を把握する．
- シャント狭窄，閉塞があれば早期に経皮的血管形成術（percutaneous transluminal angioplasty；PTA）を行う．
- 繰り返す穿刺ミスによって血管自体にダメージを与え，また内出血による血管圧迫から，血管の狭窄を起こすため，穿刺ミスをできるだけしないようにし，穿刺ミスをしたら，穿刺経験の多い人に早く交代する．
- 穿刺針，回路の固定方法の見直し，透析開始後，シャント穿刺肢の確認を行う．
- 透析中，シャント肢を動かす患者には，針が肘など関節部位にかからないようにする．

❷ 静脈圧・透析液圧上昇

〈原　因〉
- 患者の体動
- ダイアライザーの目詰まり，血液回路中の目詰まり
- 血液回路の圧迫，折れ曲がり
- 患者のシャント部の穿刺状態
- 血液ポンプの隙間調整の状態
- シャントの状態に対して血流量が多い．
- 装置の故障

〈状態・症状〉
　静脈圧上昇アラーム，穿刺ミスであればシャント肢の腫れ，痛みの訴え，静脈側チャンバーの液面が上昇，血液回路内の加圧されている部分が振動する．

〈観察ポイント〉
- シャント肢の腫れ，患者からの痛みの訴え
- 血液回路の折れ曲がり
- 生理食塩水を脱血側から血液回路に流し，血液回路内，動脈側チャンバー内，静脈側チャンバー内，ダイアライザー内の凝固を調べる．
- 返血側穿刺針の詰まり

〈対　処〉
- 血流を停止し，原因を見極める．
- シャントトラブルの有無，回路の曲がり，クランプの外し忘れがないかを確認する．
- 異常がなければ，回路内凝血の有無，穿刺針の血液の通りを確認する．
- 回路凝血であれば，回路交換を行う．
- 穿刺針内の凝血は再穿刺を行う．

〈対　策〉
- 穿刺後，血流量をゆっくり上げていく．
- 抗凝固剤の量・種類を検討する．
- 静脈側穿刺位置を検討する．
- シャントの狭窄であればシャントを評価する．

❸ 血液回路・ダイアライザー内の凝血

　凝血により，ダイアライザー・血液回路の交換となると，回収できない血液は破棄されることになる．透析患者はエリスロポエチン産生が低下しているため，血液濃度を自身で調節しづらい．
　また，過去にエリスロポエチン製剤のなかった時代に透析を受けていた患者は，血液を破棄することに精神的なストレスを感じる人もいるため，血液凝固を繰り返さないように対応する必要がある．

〈原　因〉
- 抗凝固剤の量が適正でない，注入忘れ，間違い
- 血液ポンプの停止時間が長い．
- 血液凝固能亢進（感染症など），ヘマトクリット上昇
- ダイアライザー内の気泡が多い．

〈状態・症状〉
　動・静脈圧上昇（動・静脈圧接手までの吹き上げ），TMP異常，透析液圧上昇

〈観察ポイント〉
- 症状が現れたら，凝固の程度をみる（対処法参照）．
- 静脈圧，透析液圧，TMPの経過をみる．
- 抗凝固剤が透析器械にきちんと付けられているか，血液回路と接続ができているか．
- 患者に感染症状の有無を聞く．
- 血液検査データ〔CRP，白血球検査（WBC），ヘモグロビン（Hb），ヘマトクリット値（Ht）など感染，貧血に関するデータ〕

〈対処法〉
- 生理食塩水を流して血液回路，ダイアライザーの凝固の場所，程度をみる．
- 凝固が激しい場合，血液回路とダイアライザーを交換する．

〈対　策〉
- 抗凝固剤の種類，量が適正かどうか，毎回透析後，回路内，ダイアライザー内の残血を確認する．
- 残血，凝固があった患者は次回の透析時に抗凝固剤の種類，量の検討を行う〔ヘパリン，メシル酸ナファモスタットではヘモクロン活性化全血凝固時間（ACT），活性化部分トロンボプラスチン時間（APTT）を測定して量が適正かどうか検討する〕．
- プライミング時の気泡混入が血液回路内の凝固の原因となるため，気泡を入れない確実なプライミングを行う．
- 透析前に抗凝固剤が回路に確実に入っていることを確認する．
- 穿刺ミスなどで長時間回路を停止する場合は，脱血側，送血側をつなげてバイパスをつくり，血液回路内で循環させておく．

(2) 透析中の事故・医療過誤

❶ 空気誤入

〈原　因〉
- 透析回路に孔が開いている．
- 穿刺針と血液回路，血液回路とダイアライザーの接続がきちんとされていない．
- 脱血不良の持続による微小気泡の形成
- 輸液ラインのクランプがうまくつながっていない．
- 生理食塩水のパック内の空気が血液回路内に入った．
- ポンプ作動中に脱血側穿刺針を抜針する．
- 気泡検知装置の動作を止める操作を行った場合，気泡検知装置の故障

〈状態・症状〉
少量であれば特に症状が出ない場合があるが，大量に混入した場合，咳，血圧低下，胸痛，胸部苦悶，意識障害，痙攣など，肺塞栓，脳塞栓などが起こる．

〈観察ポイント〉
- 透析前に血液回路，ダイアライザー，抗凝固剤の接続部がつながっているかをみる．
- 穿刺後に針と血液回路をきちんと接続し，時間観察ごとに患者の針先が抜けていないか観察する．
- 透析中・後に輸血，点滴を行う際には，輸血，点滴セットと血液回路がきちんと接続されているかをみる．
- 時間観察ごとに，ピローがへこんでいないか，血液回路内に気泡が混入していないかをみる．

【患者の身体に空気誤入が起きた場合】
- 患者の顔色，意識，症状，バイタルサイン

・空気が入った原因と場所
・血流量，推測できれば空気が体内に入った量

〈対処法〉
　発見した場合，直ちに血液ポンプを停止する．体内に入った空気が肺に回り，肺塞栓をきたさないように，左側臥位にして右心房内にとどめる．また，脳へ空気が巡り，脳塞栓にならないように，枕を外し，上体を下げて，下肢を上げる．酸素吸入を行い，呼吸状態によっては挿管をして呼吸管理を行う．必要時，高圧酸素療法を行い，血液内の気泡の吸収を促進させる．
　状況を患者に説明し，落ち着いていても基本は入院し，循環，呼吸状態の観察を行う．

〈対　策〉
・空気誤入は起こしてはならない事故なので，予防に努める必要がある．基本は気泡感知器を止める動作を行わない機械操作を行うことが大切である．止める場合は血流を必ず止め，気泡検知装置の下で，血液回路のチューブをコッヘルなどで止めてから処置を行う．
　　血液ポンプを回しながらの点滴は，吸い込みによる空気混入の可能性があることを留意する．透析中に透析回路内に点滴を行う際には，輸液ポンプを使用し，空気が入らないようにする．透析後に点滴を行う場合は，血液回収してから，静脈側の針に点滴セットを接続し，点滴を行う．
　　血液回路とダイアライザー，抗凝固剤の接続は透析前に準備した人と確認する人の2人で二重にチェックする．
・故障に関しては臨床工学技士，業者に定期点検を依頼し，予防する．
・穿刺時に接続がきちんとできているか，始業点検前に各箇所のクランプが必ずなされているかを点検しておく．
・透析前の準備中，プライミング中に，血液回路からの液漏れがみつかった場合はすぐに交換する．

❷ 透析液濃度異常

　透析液は現在，重炭酸系透析剤が普及しているが，アセテート（酢酸）フリー透析剤など新たな透析液を使用している施設も増えてきている．施設によっては低カリウム（K）濃度にするなど透析液を作成して，患者に合った透析液を使用している施設もある．血液透析は血液がダイアライザーを介して透析液と接し，透析液の影響をすぐに受けるため，透析液の濃度と患者の血液濃度の差が大きいと死に至るほどの影響を受ける．透析液濃度は医師，臨床工学技士が管理することが多く，看護師はかかわることは少ないが，危険性を認識しておく必要がある．

〈原　因〉
・透析液供給装置の設定，操作の誤り，故障
・透析液作成時のミス

〈状態・症状〉
　高濃度の場合：ナトリウム（Na）やKなど高濃度の電解質物質がダイアライザーから血液内に入り，高Na血症，高K血症をきたし，血圧上昇，頭痛，口渇，動悸を起こす．
　低濃度の場合：低濃度の電解質物質がダイアライザーで血球と触れ，濃度差で，血球内に水

分が入り，膨らんだ血球が破裂し，溶血状態となる．そのため，血液がワインカラー様になる．その血液が体内に入ると，胸苦，腹痛，動悸，呼吸困難，気分不快，頭痛が出現する．

〈観察ポイント〉
・患者の症状
・ダイアライザー，血液回路内の血液の色

〈対処法〉
　直ちに血液ポンプを止め，血液回路をクランプする．透析液のサンプルをとり，濃度をチェックする．患者の状態を確認し，採血を行う．溶血の可能性がある場合，ダイアライザーと血液回路は破棄して，透析液濃度が適正な透析を行う．

〈対　策〉
・機械の定期点検を行い，事故を予防する．
・毎回，透析開始前に，透析液を検査して，適正濃度であるか，異常がないかを確認してから開始する．

❸ 失　血

透析中の患者の血液は抗凝固剤に触れ，血液が固まりにくい状態になる．そのため，わずかな出血でも，長時間見逃していると多量出血につながる危険性がある．

〈原　因〉
・穿刺針と回路の接続部の緩み，外れ
・患者の自己抜針
・その他，回路内接続部からの出血（ダイアライザーとの接続，抗凝固剤との接続，補液ルート，動静脈圧センサーなど）

〈状態・症状〉
　出血によるショック状態（血圧低下，意識消失），冷汗，貧血

〈観察ポイント〉
【予　防】
・透析前に，血液回路とダイアライザー，抗凝固剤の接続部をみる．
・透析中，観察ごとに穿刺針の抜けがないか，針と血液回路の接続ができているかをみる．

【失血時】
・患者の状態，バイタルサイン
・失血の場所を特定する．
・失血の量，出血した血液の粘度

〈対処法〉
　血液ポンプを止め，出血部位の止血を行う．患者の状態を確認し，ショック状態であれば，補液，輸血を行う．患者に症状がなければ採血をして，原因を探し，対処する．

〈対　策〉
・透析開始後，血液回路とダイアライザー，抗凝固剤の接続は透析前に準備した人と確認する人の2人で二重にチェックする．

- 定期観察時に，穿刺部，機械，静脈圧の変動を確認する．
- 自己抜針に対しては簡単にテープが外れない止め方を行う．
- 自己抜針を起こす恐れがあれば，シーネ固定を行う，出血を感知しアラームが鳴るマットを使用するなど，出血を起こさない，起こしてもすぐ発見できる体制をつくる必要がある．
- 透析前の準備中，プライミング中に血液回路からの液漏れがみつかれば，すぐに交換する．

❹ 除水設定・入力ミス

〈原　因〉
- 体重測定時の患者間違い
- 体重測定時に服装が変化する．
- 除水量の計算ミス
- 透析器械への除水量の入力間違い
- 器械の故障，体重計の故障

〈状態・症状〉

体重が，除水不足から DW より重く終了する場合（引き残し）はほとんど症状がないが，体重の引き過ぎは血管内脱水による血圧低下，意識消失，吐き気などを起こす．

〈対処法〉

除水設定・入力ミスによる引き残しが多く，透析時間の延長や次の日に来院して連日透析を行う必要があれば，患者に報告し，まず謝罪する．その後は患者と相談し，方針を決定する．それ以外の引き残しで帰宅する場合，次回透析に来るまでに溢水の可能性があるため，塩分・水分摂取に気をつけるように説明する．

除水設定入力ミスによる水分の引き過ぎの場合，透析中であれば，その時点で除水を止める．血圧低下，意識消失など過度の除水によるショック状態に対応する．ショック状態がなければ，患者に状況を説明し，医師とともに補液などを検討する．

〈対　策〉

ミスを起こしても早めに対処できるように，2人以上のスタッフでの重複した観察が必要である．体重計との通信で除水計算をするシステムを入れることもミス防止に役立つが，患者間違いなどのミスにつながりやすい．除水計算は計算機を使用し，複数の人数で確認することで計算ミスを防ぐ．以前の透析記録から，患者の体重の増加量をみて，今回の体重増加量と違いがないかをみて，過度に違うようであれば再測定をする（表7-13）．

■ 表7-13　体重測定時のポイント

1. **体重計に乗る際には**
   ① 体重計は「0」表示がされていることを確認してから測る．
   ② 患者が体重を図る際は，看護師が付く．
   ③ 体重計に乗る際は患者に名前を言ってもらう．
   ④ 服装はいつも同じものにする．
   ⑤ 装飾品を外す．
   ⑥ ポケットに物を入れないようにする．
   ⑦ 服装が変わる際は，看護師に伝えるように説明する．
   ⑧ 服の端に服の重さを記入する．パジャマごと写真を撮る．
   ……など，透析前の体重測定時に測定ミスがないように，患者に協力を依頼する．
2. **体重計を使用する前に，毎回同じ重りを用いて，異常がないかを確かめる．**

❺ 脱血部と返血部の接続ミス

通常のシャント血管は末梢側が脱血側，体幹側が返血側というのがほとんどであるが，人工血管においては手術の際の人工血管の固定位置の関係から，針を刺す際に体幹側が脱血側であることもある．

〈原　因〉

　脱血側，返血側の接続間違い

〈状態・症状〉

　透析不足，静脈圧の上昇，回路内の血液が濃くなる．

〈観察ポイント〉

・針と血液回路の接続時，患者から離れる際に脱血側，返血側が逆になっていないか確認する．
・血液回路，ダイアライザーの血液が濃くなっていないか．

〈対処法〉

　透析開始後にみつけた場合は，透析効率をみるため採血を行い（透析終了後採血の場合もある），患者に説明，謝罪し，接続を直す．その後，医師と相談し，その結果を患者に説明し，時間延長，連続透析を検討，対応する．

〈対　策〉

　穿刺後，介助者も確認を行う．透析開始後に穿刺者以外の人など複数人数で穿刺部位の確認を行う．穿刺時に脱血側，返血側がわかりやすいように，透析時の針の方向，穿刺場所が書かれているシャントの絵，写真を用意しておく（図7-18）．

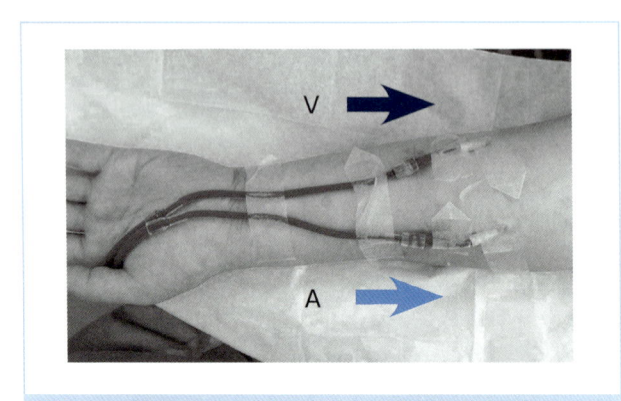

図7-18　接続ミスを回避するための確認用写真

（5節：二之湯勝則）

■ 文　献（5節）

1) 日本腎不全看護学会編：透析看護．医学書院，2003．
2) 透析療法合同専門委員会編：血液浄化療法ハンドブック．改訂第3版，協同医書出版，2004．
3) 春口洋昭・寺岡　慧：透析患者のモニタリング．臨床透析（6月増刊号），21(7)，2005．
4) 川口良人・大平整爾編：事例に学ぶ透析看護―基礎編．日本メディカルセンター，2004．

6 災害時の対応

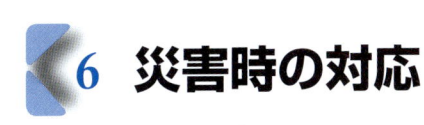

　1995年の阪神・淡路大震災，2004年の新潟県中越地震など，近年規模の大きい地震が相次いだ．また近い将来，東海地震，東南海・南海沖地震が発生する可能性は高いといわれ，大きな被害をもたらすと推測されている．透析患者は透析治療によって生命を維持しており，災害時であっても透析治療を継続しなければならない．透析に携わるスタッフは，人災が起こらないよう万全な対策をとるのはもちろんのこと，地震などの自然災害が起こっても透析患者の安全を確保し，施設被害を最小限にできるよう，災害対策に取り組むことが必要である．

(1) 災害時の透析患者と看護

❶ 透析患者の特徴

身体的側面

　透析患者は免疫力が弱く，疲労や環境の変化といったストレス下では体調が悪化したり，重症化しやすいといわれている．災害対策においては，このような透析患者の身体的特徴を踏まえておく必要がある．また，透析患者は年々増加しており，高齢化，重症化，長期化により合併症を有するなど，介護の必要な患者であることも理解しておく必要がある．

精神的側面

　緊急場面では誰しもがパニックになる．透析患者は，透析中であれば器械につながれ拘束され，非透析時であれば「透析はできるのだろうか」など治療継続への不安感のため，他の被災者よりもストレスがかかっている可能性がある．

❷ 災害時の透析看護の特徴

　身体的側面と精神的側面の特徴を踏まえると，透析患者は災害時には危機的な状況に陥りやすいといえる．身体の安全確保を最優先し，場合によっては治療を中断する可能性がある．透析看護師は冷静に状況判断して，患者の精神面のケアにあたるようにする．頻回に声をかけながら，復旧の見通しなどの情報が入るごとに患者に丁寧に伝えて不安解消を図る．

　患者の体調変化を見逃さず，重症化を予防する．透析治療が継続できる場合は，ストレス状況では血圧は下降しやすいことを理解しておく．

(2) 災害場面での行動

❶ 停　電（図7-19）

　停電が起こったらすぐに原因を調べると同時に，停電場所が透析室だけなのか，施設全体なのか，周辺地域全体なのかを確認する．その結果から復旧時間の見通しを立て，患者に説明する．

　自家発電装置を設置していない場合は，内蔵バッテリーを使用する．バッテリーがない機種やバッテリーが切れた場合は，手動ハンドルで血液ポンプを回転させることになる（図7-20）．

　復旧までの時間の見通しを推定できない場合は，いったん回路内の血液を生理食塩水に置き換えて待機する．手動で血液ポンプを回すには労力がかかるので，内蔵バッテリーが切れる前に返

血しておく．内蔵バッテリーがない場合は手動で回し続けるのではなく，生理食塩水に置き換えて待機しておくほうが賢明である．

送電が開始されれば，回路内に凝血塊がないことを確認して，血液ポンプを回す．停電で動揺したことにより，透析再開後血圧が下がる可能性があるので，注意深く観察する．送電が再開されない場合は，抜針して透析を終了する．

図 7-19　停電時の行動

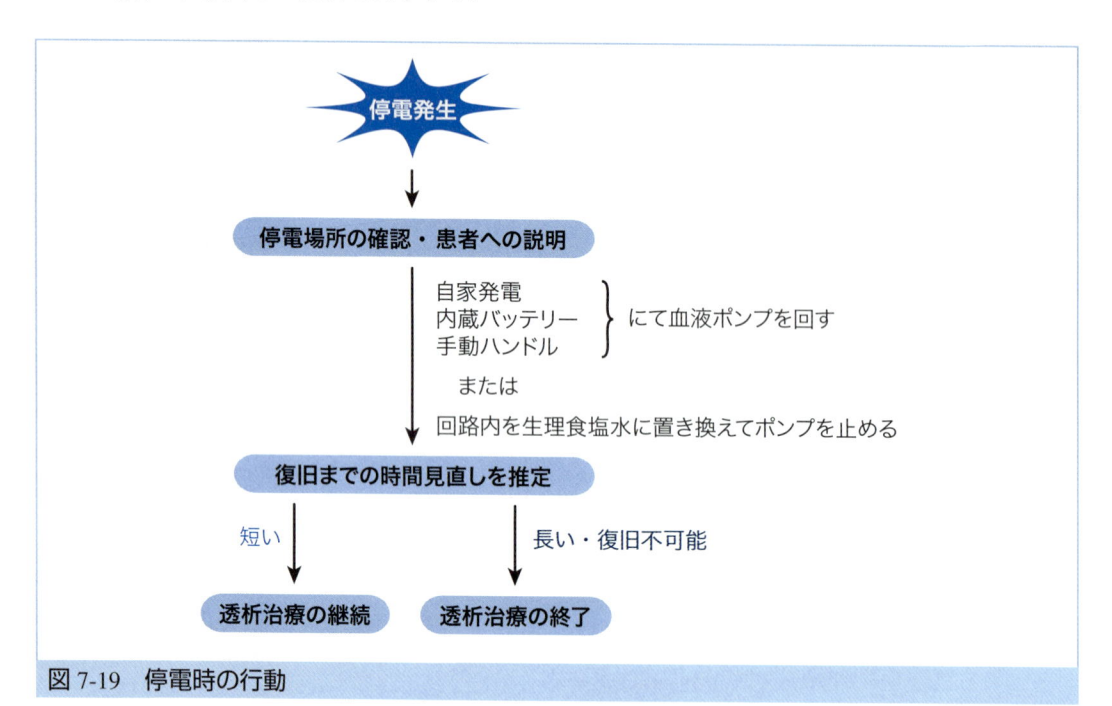

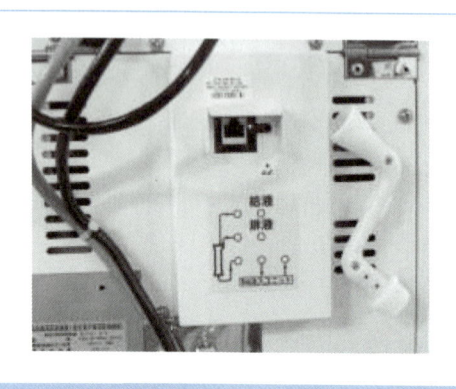

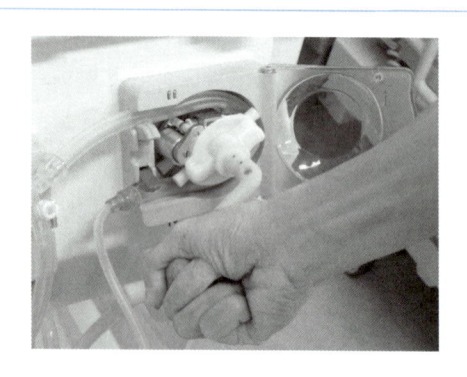

図 7-20　患者監視装置背面の手動ハンドル

❷ 火　災（図 7-21）

医療機関は消防法により消防計画の作成，避難訓練が義務付けられており，火災発生時マニュアルには火災発生時の責任者や避難経路などが明記されている．体外循環を行っている透析室では，院内の消防計画にしたがって避難するが，さらに具体的な内容にまで踏み込んだ透析室独自のマニュアルを作成する必要がある．

火災が発生した場合，火元を確認して初期消火にあたる．初期消火で対応できず延焼の可能性が高い場合や早急に避難する必要がある場合は，緊急離脱し，「119番」へ通報する．ここでも患者への説明は必須である．避難経路を通って患者を誘導し，安全な場所に避難させる．安全が確保されたら抜針する．

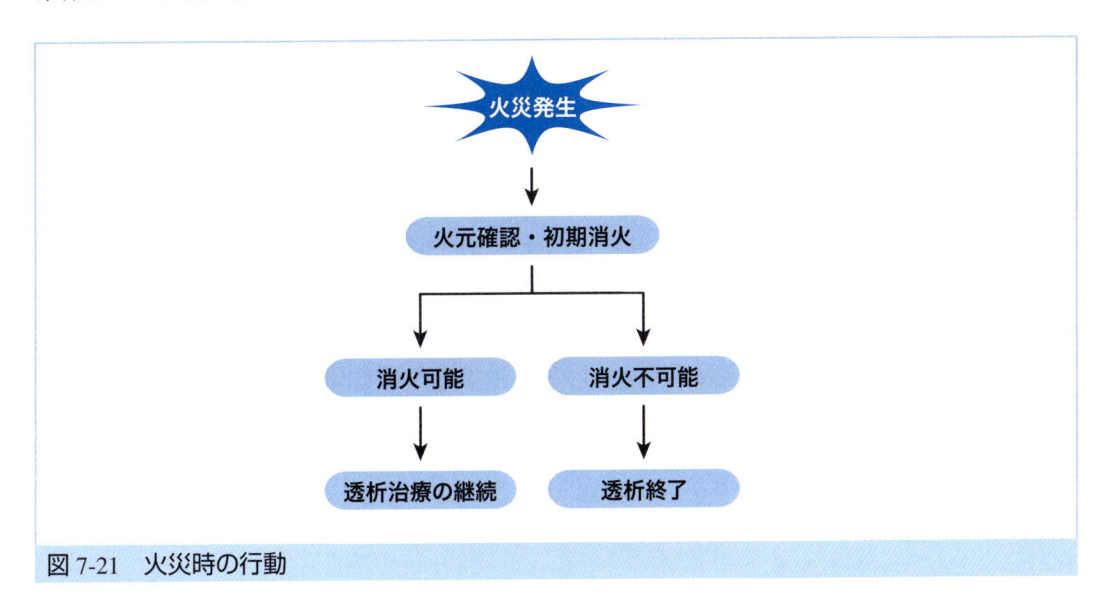

図 7-21　火災時の行動

❸ 地　震

「地震の揺れの多くは1分以内」[1]といわれている．揺れている最中は動くことはできないので，患者へのケアは行えない．スタッフは自分の身の安全を確保し，揺れが収まるのを待つ必要がある．

揺れが収まったらパニックになっている患者へ声をかけながら，患者・スタッフの安全と施設の被害状況について情報収集を行う．被災の程度が大きく，避難しなければならなかったり，ライフラインが寸断した場合は，透析治療を終了する．時間の余裕があれば通常の方法で返血回収を行うが，早急に避難しなければならない場合は，緊急離脱方法をとる．患者に声をかけて不安を軽減させながら，安全な場所に避難，誘導する．

地震の規模が小さく避難する必要がない場合は，水処理装置や透析液供給装置の配管からの水漏れなどのトラブルがないことを確認し，透析治療を続ける．

(3) 平常時からの準備

❶ マニュアルの作成

非常事態では，指揮系統がうまく機能するかが結果を左右する．リーダーへの情報集約とメンバーへの伝達方法，役割分担など，具体化・明確化されたマニュアルを準備しておく．リーダーは情報を整理し，メンバーに情報を伝えて指示し，メンバーはリーダーに逐一報告する．

災害時には迅速に透析の継続，中止の判断をしなければならない．マニュアルにその基準を具体的な内容で盛り込んでおくと，判断の際に有効である．

マニュアル作成に当たってもっとも重要なことは，パニックの状況でも慌てずに行動できるよう具体的な内容で記載することである．具体的な内容であると，①行動しやすい，②応用がきく，③患者にも情報を伝えやすいといったメリットがある．また，「(2) 災害場面での行動」p117 で示した一般的な内容を各施設の実情に合わせる必要がある．緊急離脱方法（できる限り通常返血するのが望ましい）といった通常業務では行わない方法を採用した場合は，緊急時でも動揺することのないよう訓練を積み重ねるようにする．

透析室には看護師だけでなく医師，臨床工学技士，事務員，看護助手などさまざまな職種が働いている．各職種が役割分担し，協力してマニュアル作成に当たるようにする．

❷ **緊急時カード**（図 7-22）

透析施設が被災したり，ライフラインの寸断により透析治療が行えない場合がある．その際は支援施設で透析を行うことになるが，災害時は患者情報を十分に伝えきれない可能性がある．また患者自らが他施設に出向いて透析を希望しても，患者情報がわからないといった状況も推測される．この問題を打開するために，緊急時カードを患者に携帯してもらう．記入する項目例として，患者氏名，住所，連絡先，DW，抗凝固剤の種類と使用量，穿刺部位などがある．

内容が更新されていなかった，患者が携帯していなかった，非常時なので個別対応は難しいといった，過去の震災では患者カードが活用されなかったという事例報告もある．このカードを活

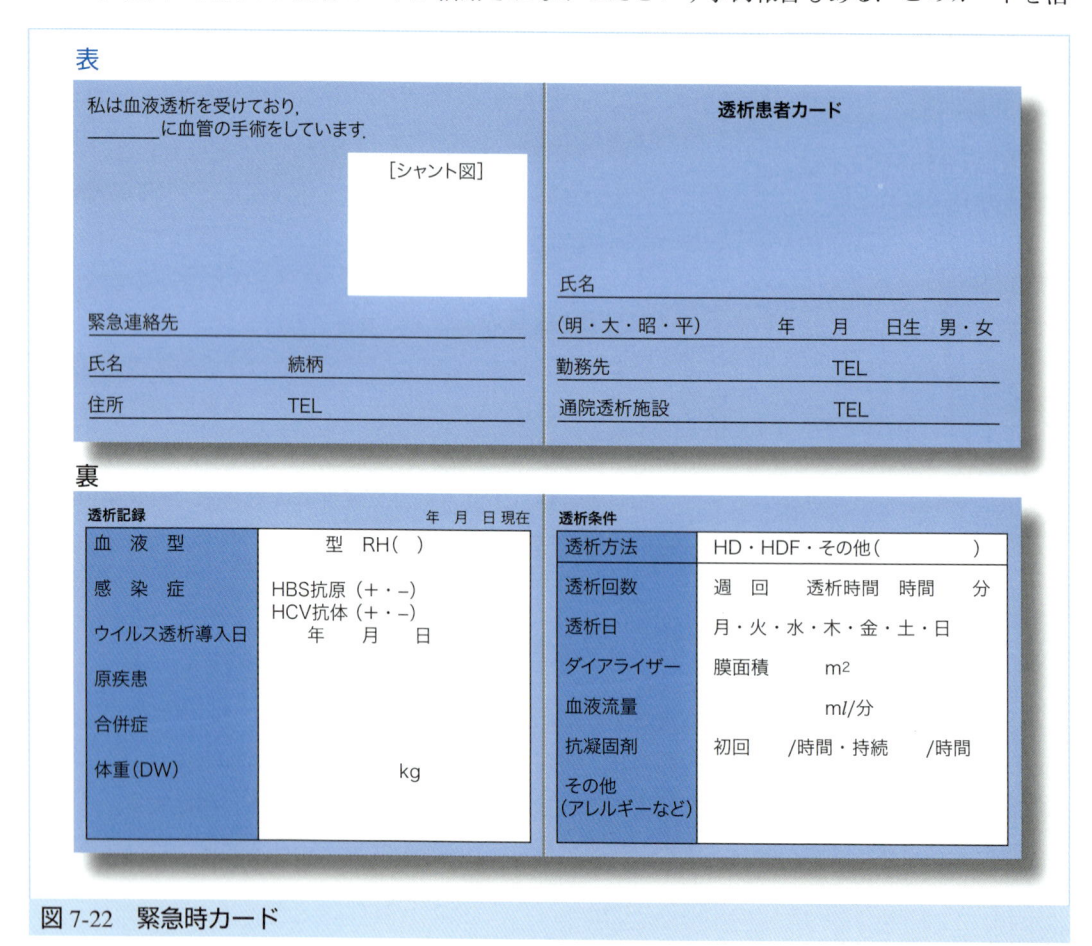

図 7-22 緊急時カード

用するには患者が携帯していること，情報が常に更新されていることが必須条件である．過去の事例をふまえ，自施設ではどうするのか検討する必要がある．

❸ 訓　練

自施設の災害対策が万全であるのかと不安になるスタッフも多いであろう．スタッフも緊急場面ではパニックになる．そのような状況下でも落ち着いて行動できるように，マニュアルにそった訓練を積み重ねておく必要がある．実際にマニュアルどおりに行動してみて初めて，実情に合っていなかったり使いにくいといったことがわかるものである．使えてこそマニュアルの存在意義があるので，実際に使ってみる．また，避難経路や消火器などの防火設備，緊急専用電話の位置を普段から確認しておく．

施設の避難訓練は多くの場合は医療従事者だけで行われている．透析室は週3回決まった患者が通院してくるという特殊性がある．自己管理の一環として災害対策をとらえ，透析室独自で患者参加形式の避難訓練をするのが効果的である．訓練により避難経路を理解できるなど災害意識が高まり，元気な患者であれば，災害時には協力者としての役割が期待できるようになる．

❹ 施設の災害への備え

緊急時に冷静に行動するには，日頃の備えが重要になる．ハード面の災害対策として次の項目が挙げられる（図7-23）．

被災の程度がひどく復旧までに時間がかかるときは，支援施設に透析を依頼することも考えられる．

❺ 患者教育

訓練の項（③）でも述べたが，災害時の対応を自己管理の一環としてとらえて患者教育を行う．被災していないと，災害は対岸のできごとのようにとらえられやすい．災害のニュースを耳にしたときは日常会話で取り上げ，患者と一緒に考える機会をつくるようにする．スタッフが関心を示すことで，患者も興味を抱くようになる．元気な患者には，避難・誘導時に協力してもらいたいことを依頼しておく．また，ストレスに弱い身体なので自己管理が重要であると説明する．表7-12に説明する項目を挙げる．

❻ 連絡方法

災害時には連絡手段は限られる．都市型災害の場合，透析患者がどこに避難しているのか把握するのはより困難であり，病院側から連絡を取るのはかなりの時間を要する．よって，患者自身があらゆる手段を利用して施設に連絡をとるよう指導する．直接の電話連絡は難しいと推測されるので，「NTT災害用伝言ダイヤル171」を活用する．この場合，どの電話番号に録音するのか前もって患者に伝えておく必要がある．「NTT災害用伝言ダイヤル171」は体験利用できる期間があるので，試してみるとよい．

地域とのつながりが充実している施設であれば，保健師などとも災害対策について話し合っておくとよいであろう．

❼ 患者情報の整理

災害時に，透析施設から患者へ連絡したり，支援施設に患者情報を伝える可能性が考えられる．スムーズに情報提供できるよう，患者氏名，生年月日，連絡先，キーパーソンなどを整理しておく．持ち出しやすい場所に保管しておくと被災時の混乱を軽減できる．

① 停電に備えて懐中電灯を準備する．
② 定期点検をする（自家発電の切り替え確認など）．
③ 確実なテープ固定で抜針を予防する．
④ 落下しないように物品を配置する．
　　・テレビは吊り下げ式を採用
　　・自動血圧計などはカウンターに固定　(a)
⑤ 患者監視装置のキャスターはロックしないでフリーにする．
⑥ 患者監視装置は台の上に置かない．
⑦ ベッドのキャスターは床面に固定しないで，ロックだけにする　(b)．
⑧ 透析液供給装置とRO装置はアンカーボルトなどで床に固定する　(c)．
⑨ 透析液供給装置およびRO装置と機械室壁面との接続部は，フレキシブルチューブを使用する．
⑩ 非常用持ち出し袋を準備する　(d)．
　　・ガーゼ
　　・止血ベルト
　　・消毒薬
　　・ペアン　など

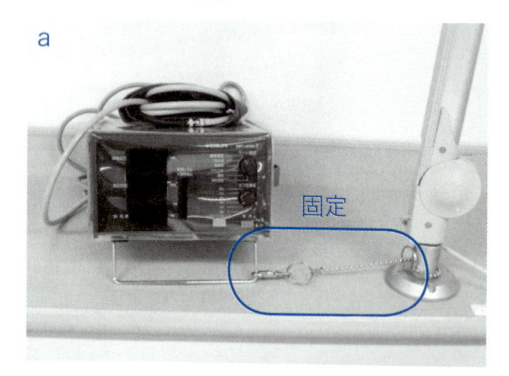

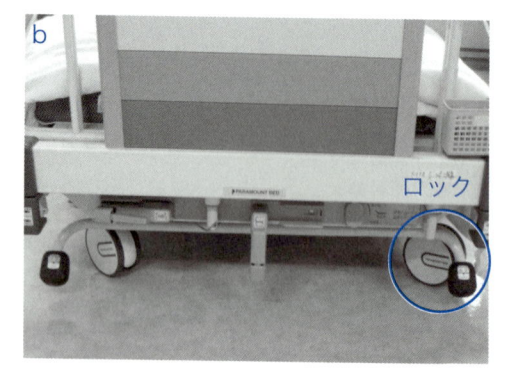

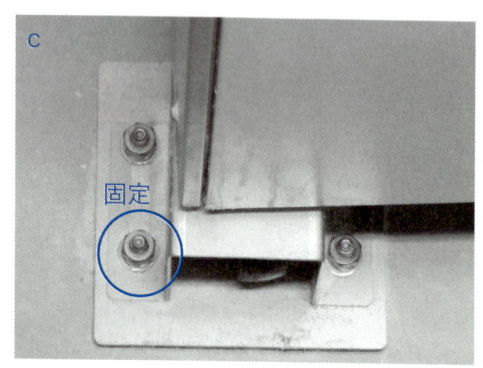

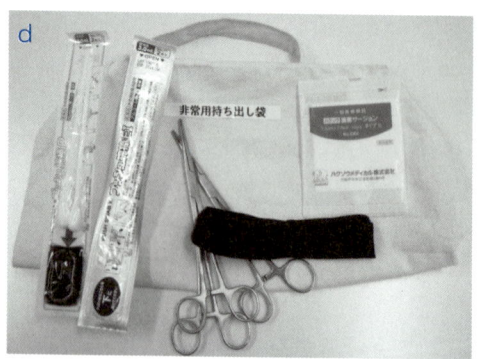

図7-23　透析室内のハード面の災害対策

■ 表7-12　患者指導項目

① 常備薬は1週間分予備に持っておいてもらう．
② 食事指導をする．
　　・エネルギーを十分に確保する．
　　・タンパク，K，塩分が高い食品を食べない．
　　・配給食には塩分が高い食品が多いことを知ってもらう．
③ 水分摂取量を普段より控える．
④ 手洗い，うがいを励行しマスクを着用してもらう．
⑤ 透析中に地震にあった場合の対応を指導する．
　　・布団などをかぶって落下物から身を守る．
　　・針が抜けないように穿刺側の手で回路を握り，ベッドから振り落とされないように反対側の手でベッド柵をつかむ．
⑥ 避難先になりそうな親戚宅などから近い透析施設を調べておいてもらう．
⑦ 異常時の症状について説明する．
　　尿毒症症状：吐き気，倦怠感など．
　　高K血症：手足や唇のしびれ，脱力感，不整脈など．
　　心不全徴候：息苦しさ，むくみなど．
⑧ 避難持ち出し袋を準備してもらう．
　　・薬手帳
　　・保険証，身体障害者手帳，特定疾病療養受領証のコピー
　　・K交換樹脂
　　・透析用保存食

(4) 情報システム

地震の場合は施設だけでなく地域全体が被災しているので，被災地外地域との連携が必要になる．情報システムとして「NTT災害用伝言ダイヤル171」や「日本透析医会災害時情報ネットワーク」などがある．

(5) 透析スタッフの災害対策への姿勢

日頃から災害などへの危機管理意識を持って行動していることが災害後の対応に反映される．地震が多く起こる日本では，実際に震災にあった施設が少なくない．震災にあったとき被害施設がどのように行動したのかなど関連情報を収集し，自施設の災害対策に活かすようにする．

(6節：中村雅美)

■ 文　献（6節）
1) 赤塚東司雄：透析室の災害対策マニュアル．p21，メディカ出版，2008．
2) 水附裕子・大坪みはる監：透析看護QUESTION BOX 専門技術とリスク・感染管理．中山書店，2007．
3) 日本腎不全看護学会：腎不全看護．第3版，医学書院，2009．

7 透析中の一時離脱方法

透析中の患者がトイレ歩行などで一時的に透析を中断し，離脱することがある．離脱時に抜針してしまうと止血に時間がかかり，再開時には再度穿刺をしなければならない．穿刺痛や出血の危険，また，離脱するまでに時間もかかるため，穿刺針を留置したまま離脱できる方法を用いるとよい．

(1) 離脱時のポイント

・患者から訴えがあった場合は即座に対応し，スムーズに離床できるように離脱操作は短時間で行う．
・離脱している時間が長いと透析時間の短縮になり，透析効率の低下につながる．必要に応じて透析時間を延長する．
・離床時や歩行時に起立性低血圧を生じることがある．また排便後，大腸の緊張がとれて迷走神経が刺激され，徐脈や血圧低下を起こすことがある．意識消失や転倒などの危険があるため，必ずスタッフが付き添い，必要時は車椅子で移送する．
・離脱後，ダイアライザーおよび血液回路内の血液凝固を防ぐため，血液を循環させる．各透析機メーカーにより異なるが，透析工程を「準備回収」「血液回収」「停止」などにする．自動的に除水，補液が停止し，血液のみが循環される（ただし，この工程ではダイアライザー内の透析液は滞留するので，体外循環している血液は保温されない）．
透析工程が「運転」の場合，血液透析（HD）では除水速度，血液透析濾過（HDF）では除水・補液速度を停止しないと，ダイアライザー内で持続的に血液濃縮が生じ，凝血を起こすことがある．

(2) 離脱手順

〈必要物品〉
・エキステンションチューブ（図 7-24）
  両側内面 Lure コネクタ（1本），両側スリップコネクタ（1本）
・ペアン（4本）（血液回路の脱血側と返血側にクランプが付属している場合は，2本）
・テープ，ガーゼ（数枚）

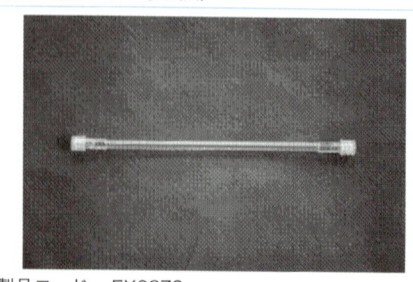

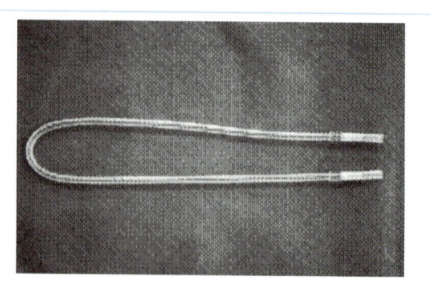

製品コード	EX0373	EX0420
品番	MT-3-S-15 M-M	MT-3-S-50 F-F
規格	外径5.3mm×内径3.4mm×長さ15cm 内容量1.4ml	外径5.3mm×内径3.4mm×長さ50cm 内容量4.5ml
製品仕様	両側内面 Lure コネクタ（両側メス）	両側スリップコネクタ（両側オス）

図 7-24 エキステンションチューブ（メディキットエキステンションチューブ®）

〈手順〉

① 血圧を測定し,高値でなければ離床時の血圧低下を防ぐため,ダイアライザーおよび血液回路内の血液を生食置換法で約 1/2 〜全量返血する.

② 脱血側の穿刺針側と血液回路,返血側の穿刺針側と血液回路の4カ所をクランプし,穿刺針と血液回路の接続を外す(写真 1).

③ 脱血側と返血側の穿刺針をエキステンションチューブ(両側スリップコネクタ)で接続し,血液を循環させる(写真 2).シャント血流量が少ない場合やエキステンションチューブがない場合は,穿刺針にヘパリン生食を充填し凝血を防ぐ(写真 3).

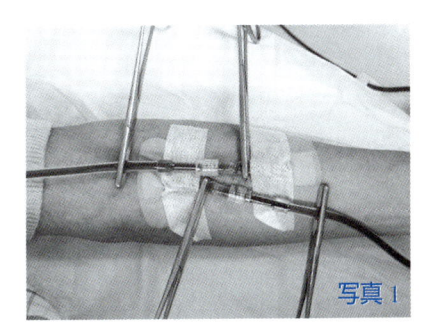

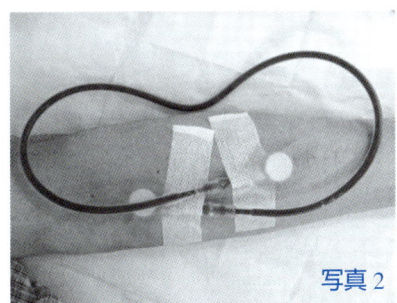

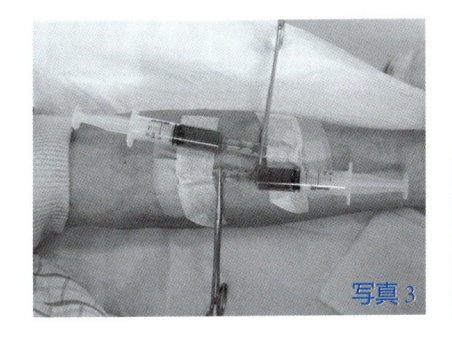

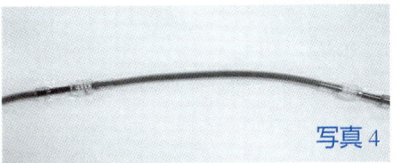

④ 脱血側血液回路と返血側血液回路をエキステンションチューブ(両側内面 Lure コネクタ)に接続する(写真 4).

⑤ 血流量 100 〜 130ml/ 分程度で,ダイアライザーおよび血液回路内の血液を循環させ,凝血を防ぐ(写真 5).

⑥ 透析は一時中断する.各透析機メーカーにより異なるが,透析工程を「準備回収」「血液回収」「停止」などにする.自動的に除水,補液が停止し,血液のみが循環される.

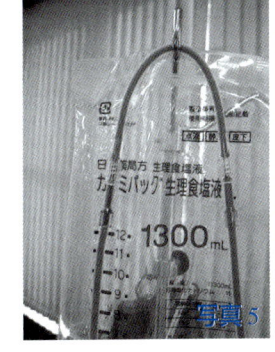

⑦ 離床時に穿刺針が抜針しないようにテープ固定をしっかり行う（写真6）．
⑧ 血圧低下や気分不快などのないことを確認し，離床の介助をする．
⑨ トイレ歩行の場合，余裕があれば排泄前の体重を測定する．
⑩ 透析再開時は，帰床時の体重を測定し，除水量を再設定する．この際，体外循環血液量も帰床時の体重に加算して計算をする．

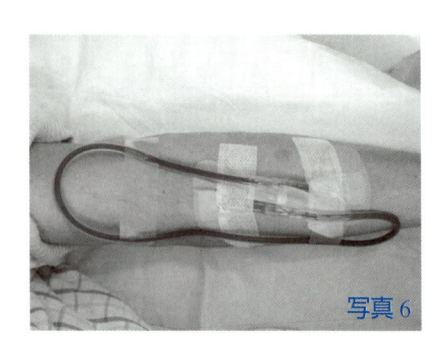

写真6

　透析中にトイレへ行く羞恥心やスタッフに迷惑をかけるとの遠慮から，我慢してしまう患者もいる．透析中，落ち着かない様子や終了時間を気にする様子が伺える場合，静かに聞いてみる．また，透析中にトイレに行きたくなることは誰にでもあり，いつでも離脱可能であることを説明しておく．

　透析中の一時離脱は，離床中の血圧低下や抜針事故，透析効率の低下，ダイアライザー・血液回路内の凝血による失血などの危険を伴う．不必要な一時離脱を避けるため，利尿薬や下剤の内服時間を検討するとよい．

（7節：松岡由美子）

VIII 腹膜透析の実際

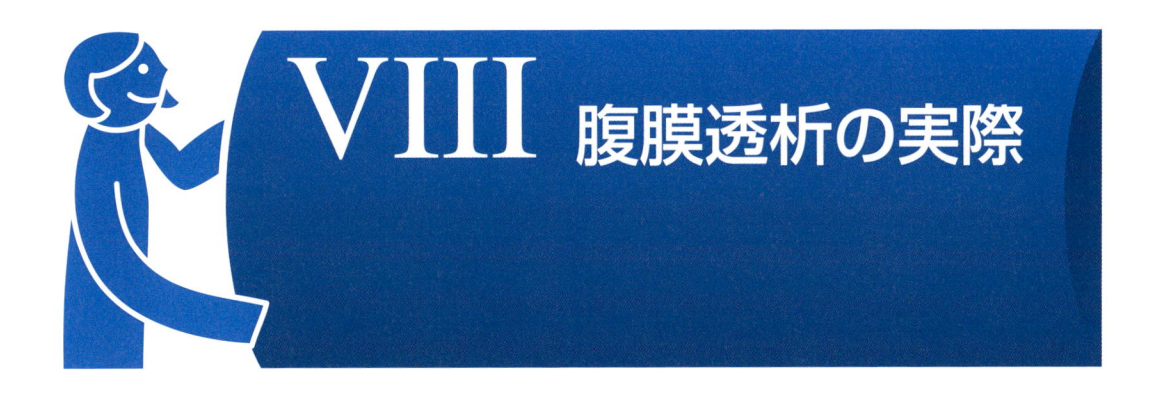

　腹膜透析（peritoneal dialysis；PD）は残腎機能の保持に優れ，在宅治療であるため高いQOLが得られる透析療法である．しかし，残腎機能や腹膜機能が低下した場合，透析効率を得るために血液透析（hemo dialysis；HD）へ移行しなければならない．腹膜透析を維持するためには，PD除水量やバイタルサインから身体状態を把握し，適正な透析量を維持し，腹膜炎などの感染を防ぎ腹膜機能を温存していく必要がある．本章では，PDに必要な知識と技術，PD治療において起こりうるトラブル，残腎機能の維持と体液平衡バランスを整えていくための援助について述べる．

1 腹膜透析の概要

（1）腹膜透析とは

　腹膜透析とは，患者の腹膜を透析膜として利用する慢性腎不全の治療法の1つである．腹腔（腹膜に囲まれた腔）内のダグラス窩にカテーテルを留置し，そのカテーテルを通して，腹膜を使って透析を行う（図8-1）．

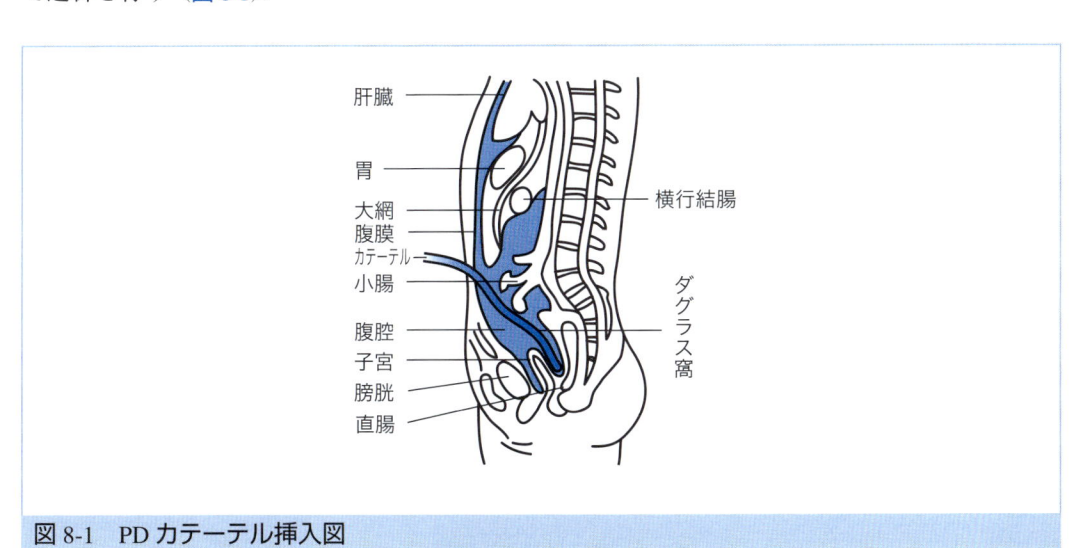

図8-1　PDカテーテル挿入図

腹腔内に1回1.5〜2.0 l の透析液を注入し一定時間滞留させた後，体外へ排出させる．腹膜の半透膜の性質を利用して，老廃物の除去，余分な水分の除去を行う透析療法である．

(2) 腹膜透析の原理（図 8-1）

PDの原理は，透析膜である腹膜の毛細血管と透析液との間の濃度勾配による拡散から老廃物の除去が行われる"拡散"の原理と，透析液の成分が腹膜の毛細血管から吸収される"逆拡散"がある．また，浸透圧勾配による限外濾過作用により体内の水分が排泄される浸透圧の原理がある．

❶ 拡散の原理

拡散とは，異なる溶質濃度の溶液が半透膜を介して接した場合，溶質が濃度の高い方から低い方へ，同じ濃度になるまで移動する現象をいう．

・溶質の移動 → 尿毒症物質の除去，適正電解質の維持

❷ 浸透圧の原理

浸透とは，濃度の異なる溶質間で溶質が拡散の働きで移動しているとき，溶媒である水が溶質濃度を薄める方向へ移動する現象をいう．そのとき水を引く力のことを浸透圧という．

・水分の移動 → 除水

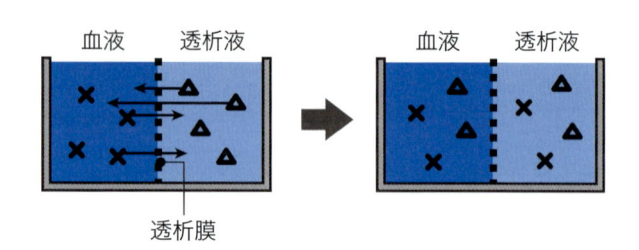

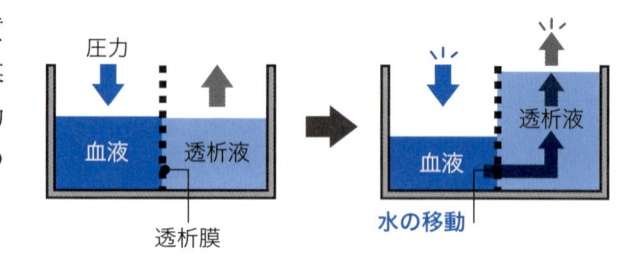

(3) 腹膜透析の種類

❶ 持続携行式腹膜透析

持続携行式腹膜透析（continuous ambulatory peritoneal dialysis；CAPD）とは，腹膜内に24時間透析液を滞留させ，持続的に腹膜透析を行う方法をいう．通常，成人では1回1.5〜2.0 l の透析液を注液し，4〜8時間ごとに透析液の交換を行う．

❷ インクルメンタルPD

インクルメンタルPD（incremental PD）とは，導入初期から透析液は24時間貯留せず，残腎機能の程度に応じ透析処方を行う治療である．1997年にNolph（ノルフ）*らが提唱した[1]．

* Karl D.Nolph：米国ミズーリ大学腎臓内科学主任教授．

❸ 自動腹膜透析

自動腹膜透析（automated peritoneal dialysis；APD）とは，就寝中に装置を使って透析液交換を行う治療法である．昼間は排液し，腹腔内を空にする方法と，液を入れたままにする方法がある．また，昼間にバッグ交換を行うことで透析量を増やすことが可能になる．

(4) 腹膜透析と血液透析の相違 (表8-1)

- PD は，生体膜である腹膜を用いた持続透析療法であり，自己管理中心の在宅治療である．
- HD は，人工膜であるダイアライザーを透析膜として用いる間欠透析療法であり，物質除去率が高い．

■ 表8-1 腹膜透析と血液透析の相違[2]

	腹膜透析（PD）	血液透析（HD）
透析膜	腹膜	ダイアライザー
治療方法	24時間連続 3〜5回/日の交換 1回のバッグ交換30分 貯留時間：4〜8時間	1回3〜5時間 透析中は拘束される
通院日	月1〜2回	週2〜3回
透析場所	自宅，外出先，会社	透析施設
手術	腹腔内にカテーテル挿入	バスキュラーアクセス作製
身体変化	腹部膨満感	シャント肢の血管怒張
小分子除去率	不良	良好
中〜大分子除去率	良好*	不良
水分老廃物の体内変動	ほぼ一定	透析前後の変動あり
心循環器系への影響	少ない	大きい
血糖上昇	あり	なし
高脂血症	あり	なし
自尿	保たれることが多い	数カ月で消失
特有の合併症	腹膜劣化，腹膜炎，出口部感染，ヘルニア，横隔膜交通症，被嚢性腹膜硬化症	不均衡症候群，貧血，スチール症候群，シャント感染
社会復帰	良好	不良
食事制限	カロリー制限，軽度の水分・塩分制限	K制限，水分制限，塩分制限
入浴	トンネル部が固定されるまでは出口部をカバーする．その後，オープン入浴になる施設もあれば，カバー入浴する施設もある． 出口部の状態によって入浴方法が変わる	透析後は避ける
旅行	バッグ交換に必要な機材があればOK	透析病院を予約

*以前，PDは中分子除去効率が良好といわれていたが，現在では残腎機能に依存していることが明らかとなった．

（中元秀友：療法選択―各種療法の長所を生かした選択を目指して．臨床透析，24(4)：423，2008．より）

(5) 腹膜透析の利点と欠点 (表8-2)

PD の利点は，連続治療であることから残存腎機能が保持されやすいことである．最大の欠点は，生体膜を透析膜として用いることによる腹膜炎の発症で，長期的には，腹膜が劣化したり，被嚢性腹膜硬化症（EPS）を発症したりする危険性がある．残存腎機能がなくなると，除水量，

透析効率が低下するため HD へ移行しなければならない．つまり，PD は一生涯継続できる治療法でなく，腹膜の状態や残腎機能の状態が透析を左右し，十分な透析ができなければ治療方法変更を余儀なくされる．

■ 表8-2　PD の利点と欠点

利　点	欠　点
・社会復帰が容易（社会人，学童）． ・通院は月に1〜2回，在宅治療である． ・緩徐な連続治療である． ・不均衡症候群が少ない． ・心血管系への負担が少ない． ・残存腎機能が保持されやすい． ・小児の発育に有利． ・食事管理が緩やか（K制限がない）．	・腹膜炎の発症． ・カテーテル関連の感染（出口部，トンネル）． ・被嚢性腹膜硬化症の問題． ・7〜10年までしか継続できない． ・自己管理が要求される． ・HDに比べて透析効率が悪い． ・除水不足に陥りやすい． ・肥満，高脂血症になりやすい． ・糖尿病の悪化． ・自己管理ができない場合は介助者が必要． ・タンパク質の喪失． ・入浴に不便．

(5) 腹膜透析の適応

❶ 維持腹膜透析の適応

PD の適応は，大きく積極的適応と消極的適応の2つに分けられる．積極的適応とは，十分な腹腔容積があり，自己管理ができること，家族の協力，地理的条件，社会的背景から腹膜透析によるメリットが高い患者を対象とし，消極的な適応は，年齢，糖尿病，心血管系障害，視力障害，末梢神経障害，シャントトラブルなどの医学的要因から血液透析が困難な患者を対象とする．

〈積極的適応となるもの〉
・患者自身が PD を希望し，十分な自己管理能力がある．
・残存腎機能がある．
・社会復帰を希望している．
・小児
・自己管理が可能な高齢者

〈消極的適応となるもの〉
・シャント作製が困難
・心機能低下が著しい．
・血圧が低く，血液透析が困難
・その他の透析困難症

❷ 腹膜透析不適応

継続的な PD や食事管理ができない症例が挙げられる．
・横隔膜欠損症：透析液を貯留できない．
・著しい換気障害：腹腔内に透析液を貯留することで横隔膜運動ができなくなり，呼吸困難を

起こす可能性がある．
- 重度の精神障害，認知症：カテーテルを引っ張るなどの行為により，出口部感染，腹膜炎などの感染症を引き起こす．また，精神状態により食事を摂取しない場合もあり，食事の管理が難しい．腹膜を介してタンパク質が失われるため低栄養状態に陥りやすい．
- 1.0l 未満の腹腔容量：腹部手術後の内臓癒着などで腹腔内に透析液を 1.5～2.0l 貯留することができなければ，十分な透析効率は期待できない．
- 無治療の腹壁ヘルニア：腹腔内に透析液を貯留することにより，悪化する可能性がある．
- 人工肛門造設
- 重度の腰痛：腹腔内に透析液を貯留することにより腰痛が悪化し，ADL が縮小する．
- 自己管理能力が乏しい：腹膜炎などトラブルを起こしやすい．

コラム　治療法の選択

　患者が PD を選択する理由として，「自宅でできる透析で，自由にできる」「血液透析に比べて拘束されない」などを挙げている．多くの患者は，HD 移行時になると「まだ大丈夫，体調は変わらない」「4 時間もじっと寝ていられない」などと訴え，血液透析移行に踏み切れない．その理由として，利点ばかりが頭の中に残り，PD の欠点が認識されていないことや，HD は時間的拘束感があること，生活の再編成，HD の恐怖心が考えられる．

　代替療法選択時のインフォームドコンセントは各療法の利点と欠点を説明することはもちろんであるが，以下のことに留意したい．

- 医療者は各療法の利点・欠点を理解し，患者が自己決定するために必要な情報を提供する．
- 実際に治療を行っている患者（PD，HD）との面談を設定し，それぞれ透析生活のイメージ付けをする．
- 導入後は適正透析を判断し，早めに HD の必要性について説明する．
- 移行後の生活について抱いている思いを確認し，その思いに添い，患者の生活の視点で考える．
- 長期合併症，硬化性被嚢性腹膜炎の説明をする．

2 腹膜透析システム

　PDシステムとはPDを実施する際に必要不可欠なもので，大きく2つに分けられる．透析膜としての腹膜とPDに必要な器具である．必要な器具は，① 腹膜用カテーテル，② 接続システム，③ 透析液などがある（図8-2）．PDは毎日行われるバッグ交換が主体となる治療方法であり，腹膜炎の予防に優れた安全でかつ簡単に操作できる接続システムを選択する必要がある．バッグ交換の方法として，手動式接続方式と自動接続方式がある．

　現在，わが国ではPDメーカーは4社あり，各社がそれぞれシステムを有している．どのシステムを選択するのか，患者の身体機能や年齢，ライフスタイルに合わせて決定される（表8-3）．

図8-2　カテーテルの基本構造

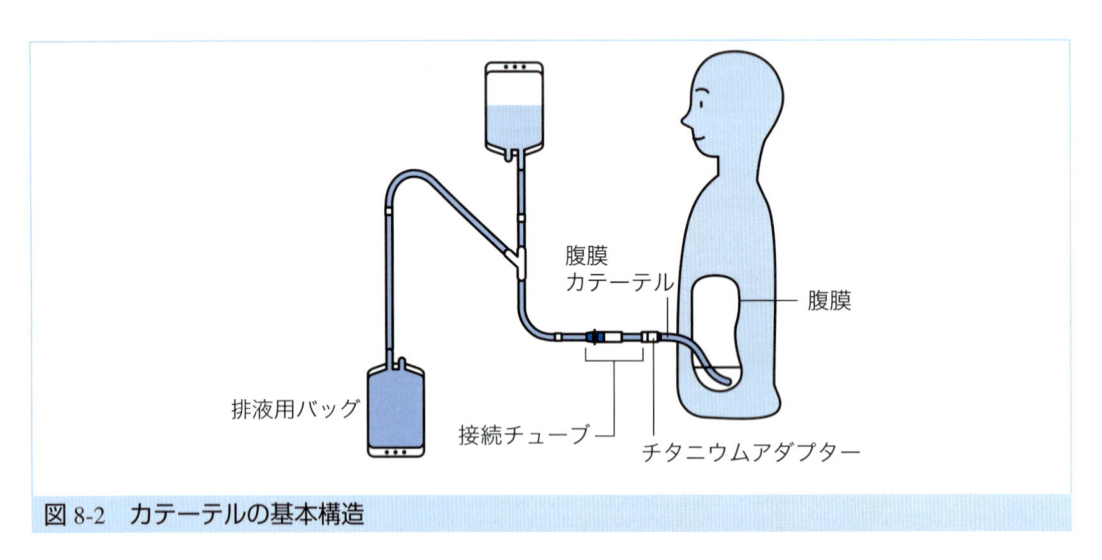

■ 表8-3　各社の接続システム[3]

	ジェイ・エム・エス	テルモ	バクスター	フレゼニウス
システム	セーフキャップ，ロータリークランプ/TCD (total containment device)(ツインバッグ)	スクリューロック/テルモ無菌接合装置 (TSCD)(ツインバッグ)	ルアーロック/UVフラッシュ(ツインバッグ)	ステイセーフ(ツインバッグ)
デバイス	TCD装置	むきんエース	UVフラッシュオート	なし（手操作）
接続方式	セーフキャップはネジ式 TCDは溶接・接合	スクリューロックはネジ式 TSCDは溶接・接合	ルアーロックはネジ式 UVフラッシュオートはスパイク式	回転ディスク，特殊ピン
システム回路のクランプ操作	あり	あり	あり	なし
重さ・大きさ	約1.2kg 高さ6.0×幅8.0×奥行24.5cm	約2.4kg 高さ9.9×幅13.6×奥行26.8cm	約2.3Kg 高さ10.4×幅25.9×奥行16.2cm	
接続部の滅菌方法	セーフキャップはポビドンヨード TCDは無菌接合	スクリューロックはポビドンヨード TSCDは無菌接合	ルアーロックはポビドンヨード UVフラッシュオートは赤外線滅菌	ポビドンヨード

（鈴木一之：周辺知識（接続補助具，APD機器）．臨床透析，16(14)：2096，2000．より）

(1) カテーテルの基本的な構造

　腹腔に挿入するカテーテルの基本的構造は，シリコンチューブに腹膜との接合部分である内部カフと皮下トンネル部分の外部カフが付いたものである（図8-3）．カフが付いている目的は，外部から侵入してきた細菌を遮断し，腹膜炎などの感染を予防するためである．

　腹腔内留置部分である先端にはいくつかの側孔があり，注液，排液がスムーズに実施できるようになっている．また，カテーテルの位置をX線写真によって確認できるように，X線不透過ラインが入っている．

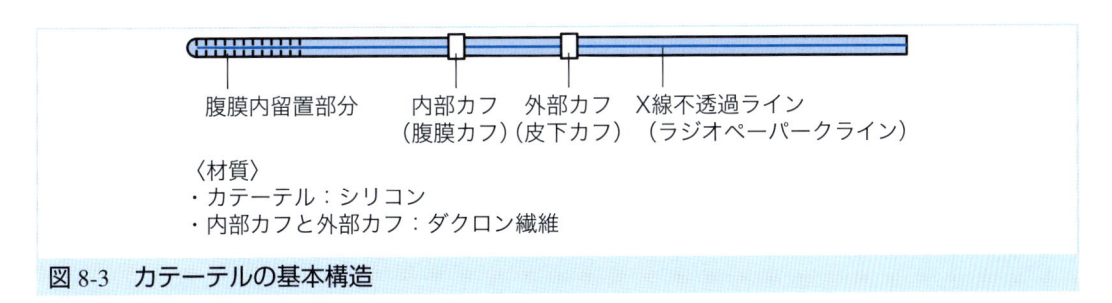

腹膜内留置部分　内部カフ　外部カフ　X線不透過ライン
　　　　　　　（腹膜カフ）（皮下カフ）（ラジオペーパークライン）

〈材質〉
・カテーテル：シリコン
・内部カフと外部カフ：ダクロン繊維

図 8-3　カテーテルの基本構造

(2) 接続方法の特徴と種類

　腹膜透析は接続チューブと透析液バッグを接続し，透析液の交換を行う．接続チューブと透析液バッグの接続，切り離しをする際には，清潔操作が行われないと腹膜炎を起こす危険性がある．接続システムには手動による手動接続方式と器械による自動接続方式があり，自動接続方式には，紫外線殺菌方式と加熱滅菌方式がある．メーカー各社，それぞれのシステムを有してる（表8-3）．

❶ 手動接続方式

　接続と切り離しを手動で行う交換はマニュアル交換ともよばれ，基本となる交換方法である．

　手動で行うため常に感染の危険がある．操作は簡単で安価であるが，部屋の環境は清潔で空気の流れがあってはならないなど，清潔に十分気を付けなければならない．災害の時なども停電に関係なく操作ができ，機械を持ち運ばないで済むため，外出に便利である．

　適応者は，清潔の概念を理解し，無菌操作を確実にできる患者である．

❷ 自動接続方式

　接続と切り離しを自動で行う交換方法である．適応者は，糖尿病をはじめ，手指の運動障害，視力障害をもつ患者，高齢者である．

紫外線殺菌操作

　接続チューブと透析液バッグ・キャップの接続・切り離し操作を自動的に行う際に，接続チューブの先端に紫外線を照射し殺菌する方式である．

〈利点〉
・くり〜んフラッシュオート・システムは接続と切り離しを自

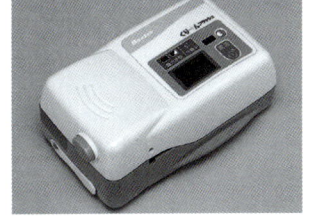

くり〜んフラッシュ
（バクスター社製）

動的に装置内で行うため，安全性がより高い．
- 音声ガイダンス付きの器械は初心者でも安全に操作ができ，安心である．

〈欠点〉
- 整備不良や故障による交換トラブルの可能性があり，器械のメンテナンスが必要である．
  例）装置内の反射板が透析液の糖分で汚染された状態では，紫外線照射の時間が長くなり接続に時間がかかる．
- 接続チューブの先端が折れることがある．
- 接続チューブ交換を2～3カ月に1回行う必要がある．
- 常に器械を携帯しなくてはならない．
- 連続使用には充電が必要である．

加熱滅菌方式

接続チューブと透析液バッグチューブを約300℃に熱した銅板で切断し，無菌的に接合と切り離しを行う．

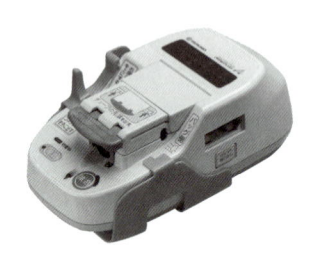

〈利点〉
- 完全に熱で切断するため，安全性が高い．環境整備が不十分な場所での交換やペットを飼っていても対応可能である．
- 普段はチューブの先端は密閉となるので，水に濡れても安全である．
- 音声ガイダンスで操作ができる．

むきんエース
（テルモ社製）

〈欠点〉
- 紫外線殺菌方式と同様．
- 銅板の入れ外し，器械にチューブを固定する位置など細かい作業が多い．
- 接合不全を起こす危険性がある．

看護のポイント・アドバイス

① 他社のシステムに変更する場合，各社それぞれの透析液，バッグと接続チューブが一体のシステムで互換性がないため，チタニウムアダプター，接続チューブを交換しなければならない．バクスター社とフレゼニウス社は同一のチタニウムアダプターを使用しており，接続チューブのみの交換となる．
② 自動接続方式は，災害時などの停電に対処できるよう，手動式のバッグ交換手技を習得しておく必要がある．

(3) 自動腹膜灌流装置（automated peritoneal dialysis；APD）

睡眠時間を利用し，自動的に腹膜透析を行うための装置である．コンピューターの記録機能があり，除水量，貯留時間をあとから確認できる．畳の上での透析も可能である．

欠点として，液がラインを流れていく音や機械の音が気になり，不眠になる人もいる．医学的な利点としては，除水量の増加，クリアランスの向上，腹圧による合併症（ヘルニア，液漏れ，

腰痛など)の減少,腹膜炎の減少がある.患者側からの利点は,ライフサイクルの改善,スケジュールの自由度向上,プライバシーが保てる,ボディイメージの向上がある.

APDには次のような治療モードがある.

❶ CCPD (continuous cyclic peritoneal dialysis)

夜間,自動で交換を行うが,原則として昼間も腹腔を空にせずに1日連続的に透析する療法である.

❷ NPD (nightly peritoneal dialysis)

夜間の透析液自動交換のみで,昼間は透析液を貯留しない方法である.

❸ TPD (tidal peritoneal dialysis)

夜間透析中に腹膜透析液に一部(タイダール量)の注液を繰り返す透析方法である.

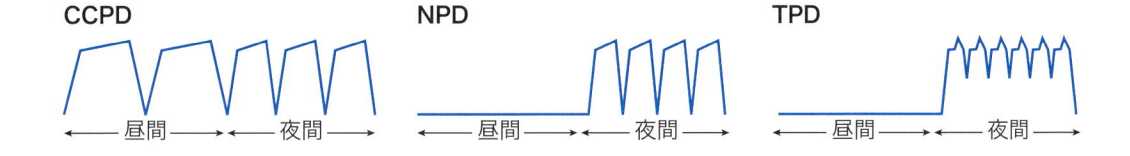

■ 表8-4 各社のサイクラー[4]

	ジェイ・エム・エス	テルモ	ハヤシデア	バクスター	バクスター	フレゼニウス
装置	PD-Mini	マイホームぴこ	セレクトラ	ゆめプラス	かんたむ	スリープセーフ
注・排液	密閉式エアー圧	密閉式エアー圧	落差(重圧)	低圧ポンプ	落差(重圧)	油圧(ポンプ)
治療モード	CCPD/NPD/TPD	CCPD/NPD/TPD/コンディショニング	CCPD/NPD	CCPD/NPD/TPD/ハイブリッド	CAPD	CCPD/NPD/TPD/PDプラス
接続システム	TCD/ネジ式	TSCD/ネジ式	ネジ式	UVフラッシュ/ネジ式/スパイク式	ネジ式	ネジ式
途中離脱	可能	可能	可能	可能	不可能	可能
最小注液量(ml)	50	100		60		25
音声ガイド	対応	対応	なし	なし	なし	なし
タッチパネル	対応	対応	なし	なし	なし	対応
外部記録メディア	対応	対応	なし	対応	なし	対応
備考	処方・治療管理ソフトを標準添付	6機種サイクラーの中で最小	バクスター社,テルモ社の接続システムに対応	処方・治療管理	ツインバッグを利用し,1回だけ自動交換可能	透析液一括自動接続

(鈴木一之:周辺知識(接続補助具,APD機器).臨床透析,16(14):2098,2000.より)

> **コラム　自動腹膜灌流装置の加温機能について**
>
> 　自動腹膜灌流装置（APD）の開始は排液から始まり，体温程度に温まった液を注液 → 貯留 → 排液と繰り返す．各機種に加温機能があり，バクスター社とジェイ・エム・エス社の自動灌流装置は，自動灌流装置機器の上にバッグを置きヒーターで加温する．そのバッグ内で温まった液を注液し，空になったバッグに再び透析液が送り込まれ，次の注液までに加温される仕組みである．テルモ社とフレゼニウス社の装置はオンライン加温方式で，機器内で透析液が循環し，その過程で透析液が加温する．
>
> 　前者の場合，冬季に寒冷地では室内温度が下がり保温されるまでに時間がかかり，時間どおりに治療が開始されない，透析液が低温によるアラームが鳴るなど，待機時間が生じることがある．機器の上に乗せているバッグをバスタオルで包み携帯用カイロで温める，暖房で室内温度を上げることで対応できる．
>
> 　ゆめ（バクスター社製）

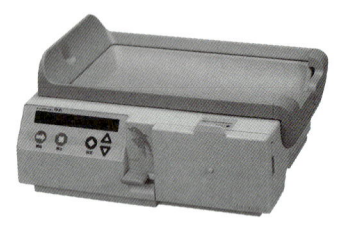

（4）腹膜透析システムの選択

　PDシステムは，身体機能や年齢，ライフスタイル，バッグ交換操作の習得能力を評価して，患者の身体状態や生活状況に適したシステムを選択することが大切である．そのために，医療者はシステムの特徴を理解し，患者の生活上で起こりうる問題を想定して，患者がこれまでの生活と重ねた具体的なイメージができ，患者自身が自分の生活に適したシステムを選択できるよう援助することが大切である．

　PDシステムを選択する際には，次のような視点でアセスメントする．

❶ 身体面の評価

・合併症の有無と程度：腰痛，脳血管疾患など
・身体的障害の有無と程度：麻痺，握力，手指機能
・感覚・知覚障害の有無と程度：しびれ，視力障害，聴覚障害
・バッグ交換を行う動作の確認

　　　　透析液の包装を開くことができる．
　　　　透析液の袋の文字が見える．
　　　　クランプの開閉ができる．
　　　　中性液を混ぜることができる．
　　　　フランジブルシールまたはクリップを折ることができる．
　　　　透析液をスタンドにかけることができる．

❷ 社会面の評価

・就労・就業の状況
・部屋の環境（ペットの有無，透析液器材の保管場所の有無）
・職場，家族の理解
・患者，キーパーソンのライフサイクル

❸ 発達面の評価
- 話の理解力
- 新しいことを覚えるときどうしているのか
- 記憶力，記銘力
- PD 選択理由，動機づけ

看護のポイント・アドバイス

① バッグ交換操作は，フレゼニウス社以外，注液クランプ，排液クランプの開閉で行うが，糖尿病性末梢神経障害が強い場合や関節リウマチで指に力が入らないなど手指機能に問題がある場合は，クランプの開閉操作は難しくなる．クランプの形態は同じであるが，各社で微妙に大きさ，固さが違う．自施設に複数社あり選択可能であれば，システムを決定する際に各社のクランプ開閉操作を行ってもらい，使いやすいものを選択するとよい．

② 手指機能障害者や高齢者で自己管理が困難な場合，家族の協力や社会資源の活用が必要になる．近年では，高齢化により老々介護が増加しており，キーパーソン（主介護者）も高齢で健康問題を抱えていることが多い．キーパーソンの身体面のアセスメント，家族成員それぞれの介護能力を評価する．そして，患者と家族が家に戻ってからどのような生活になるか，治療によって生じる1つひとつの動作が可能であるかを確認し，無理せずにPDが継続できるよう，退院までに家族へのPD教育，社会資源の活用など在宅治療体制を整えておくことが必要である．

(5) 透析液の配送と廃棄方法

❶ 配送
PDに必要な透析液と器材は，PDの処方を医師が行ったあとに，病院とメーカー間で処方された透析液と器材（キャップ類）を確認する．そのあとにメーカーから患者の自宅に配送される．

❷ 保管
透析液は薬剤なので，室内のゴミや埃がない清潔な場所で，直射日光，高温多湿を避けた場所で保管する．

❸ 廃棄
使用済みの透析液バッグは，排液をトイレに捨てたあと，使用済みの透析液バッグとチューブを小さくたたみ，ゴミ袋に入れて捨てる．医療廃棄物とみなされゴミを回収しないトラブルもあり，袋の外からチューブ類がみえないように生活ゴミに混ぜて捨てるなど，ゴミの出し方に工夫が必要である．あらかじめ，市町村にPDバッグの廃棄の方法を確認しておくとよい．

> **コラム　システム選択時に患者・家族からよくある質問**
> 〈Q1〉透析液はどれぐらいの数が運ばれてくるのですか？
> 〈Q2〉どれぐらいのスペースが必要ですか？
> 〈Q3〉どんなところに保管するのですか？
> 　透析液を保管する場所とスペースを聞く質問が多い．透析液と器材は月に1回，1カ月分が配送されてくる．スペースとしては，タンス1棹分くらい必要である．居住スペースが狭い場合，退院までに保管場所を確保しなければならないため，実際の写真でどのくらいのスペースが必要なのか示すとイメージが付きやすい．

3 バッグ交換

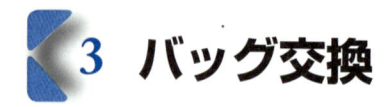

　腹膜透析のバッグ交換は，腹膜透析カテーテルと繋がっている接続チューブと透析液のチューブを接続し，落差を利用して貯留・排液する操作である．接続・切り離し操作により腹腔が一時的に開放状態となり腹腔に細菌が侵入する危険性がある．患者は腹膜炎の予防のために安全で確実なバッグ交換手技を習得する必要がある．

(1) 環境整備と手洗い

❶ 環境整備

　部屋の空気が汚染されることで，落下菌による腹膜炎感染を起こす危険があり，空気を清浄に保つための基本的な環境整備である．

- 窓やドアを閉める．
- 空調を止め，風が当たらないようにする．
- ペットや子どもは部屋から出す．
- 部屋に人がいる場合は，3m以上離れ，マスクを付ける．
- 座って物をとるときに前屈みにならない程度の高さのテーブルまたは机を準備する．
- ひじ掛けのない椅子を準備する．
- 明るい部屋で行う．

看護のポイント・アドバイス

> マニュアル交換の場合にテーブルまたは机の高さが低すぎると，物をとるときに前屈みになるため，切り離し後にキャップを取る際に接続チューブ先端を汚染する危険がある．

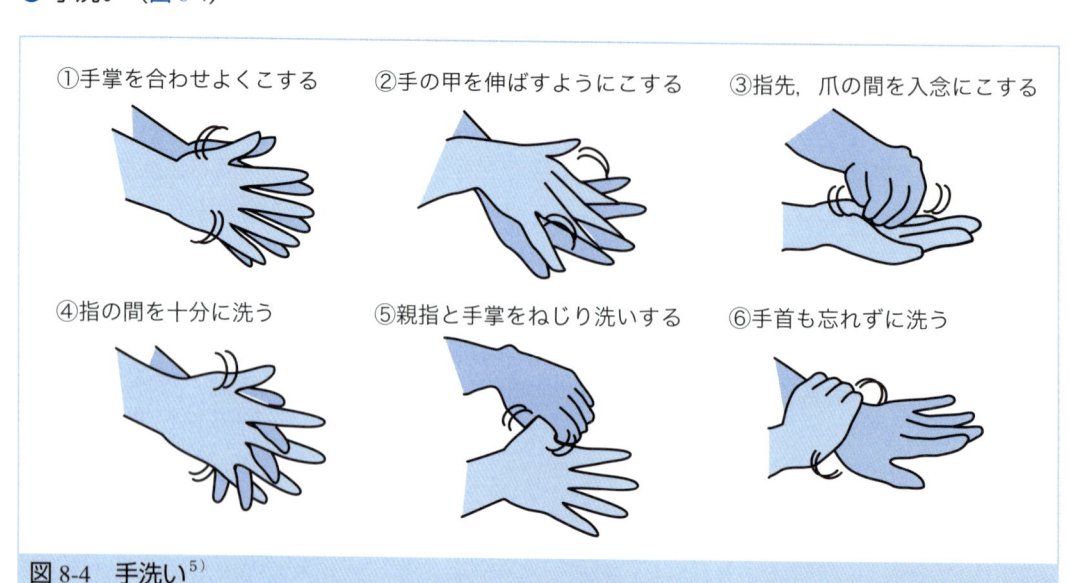

❷ 手洗い（図8-4）

図8-4　手洗い[5]

①手掌を合わせよくこする
②手の甲を伸ばすようにこする
③指先，爪の間を入念にこする
④指の間を十分に洗う
⑤親指と手掌をねじり洗いする
⑥手首も忘れずに洗う

（宮崎歌代子・他編：在宅療養指導とナーシングケア退院から在宅まで3．p31，医歯薬出版，2002．より）

手洗いにより，手に付着している常在菌を除去し，感染を防ぐ．
　バッグ交換ごとに手洗いをするため，手が荒れ，ひび割れや傷ができることがある．保湿効果のあるハンドクリームを塗る，石鹸を使用せず擦式消毒用アルコール製剤*を使用するなど手荒れの予防対策をとるとよい．

　　　*擦式消毒用アルコール製剤は，流水で洗うよりも，付着菌を短時間で確実に減少することができる．

❸ マスクの着用
　呼吸によって，気道内にある細菌の飛沫を予防する．

(2) バッグ交換の手順　—手動方式（ツインバッグシステム）の場合
　バッグ交換は，**接続 → 排液 → プライミング → 注液 → 切り離し**の5段階から成っている．
〈必要物品〉
　加温器，透析液，保温カバー，秤，ミニキャップキット，スタンド，時計を準備する．

看護のポイント・アドバイス

> ① 加温器に透析液を入れ，体温程度に温まった透析液を使用する．取り出した際に次の透析液の補充をしておく（下から取り出し上に追加する）．
> ② 加温器は4～5袋入るので，緊急時のために多めに入れておくとよい．
> ③ 透析液の温度が低すぎると腹痛や下痢を起こす．
> ④ 温まった透析液がない場合，透析液を大きめのビニール袋に入れお湯で温めて使用する．

❶ 接続操作（図8-5）
　① 接続操作をする前に必ず，注液・排液クランプを閉じる．
　② 接続チューブの保護キャップを外し，ルアーコネクターを回転させながら接続する．

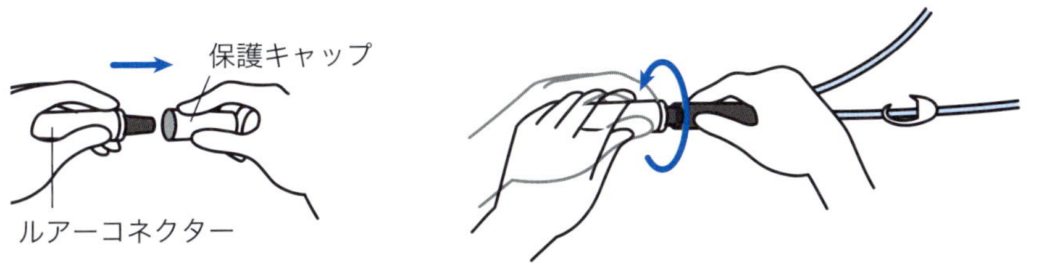

図8-5　接続操作

看護のポイント・アドバイス

> ① 交換時に袖の長い服を着ているときは，手首より上に袖を折る．
> ② 高齢者では，自分の身体にルアーコネクターを近付ける動作が小さい傾向にあるため，大きめの服を着ていると先端が汚染されやすい．
> ③ 接続するときにルアーコネクターと接続チューブが交差しないようにする．

❷ 排液操作（図8-6）

① 接続部がゆるんでいないことを確認する．
② 排液クランプ → ツイストクランプの順に開ける．
③ 排液を開始する．
　※バッグ交換は，腹腔内に透析液を貯留していないときも排液から開始する．接続チューブ内がフィブリン塊で詰まることもあるため，排液で確認する．
④ 排液が終了したことを確認し，ツイストクランプ → 排液クランプの順に閉じる．

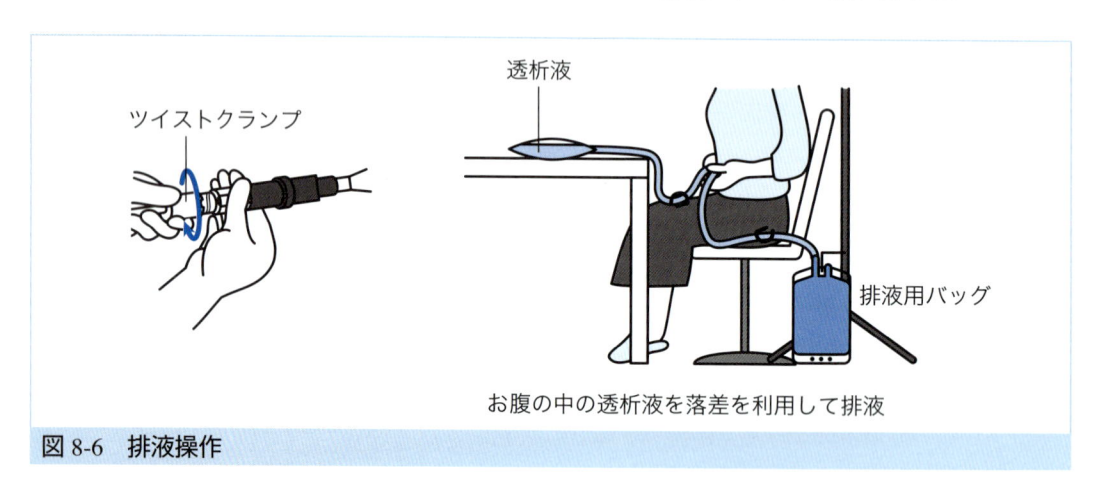

図8-6　排液操作

看護のポイント・アドバイス

〈排液が終了したことを確認する方法〉
① 接続チューブまたは排液ラインをミルキングし，ラインの中の空気が上昇してきたら腹腔内が空であると判断できる．または，排液ラインが冷たくなったことを確認する方法がある．
② 一般的に排液時間は15〜20分くらいであるが，カテーテルの位置が上向きになったり，閉塞している場合，時間がかかる．

〈排液時の疼痛〉
① 排液終了間際になると「肛門が痛い」などの疼痛を訴えることがある．特に手術後数日間は，疼痛が強い．対策として，椅子の高さを低くする，ツイストクランプで排液を全開にしないなど，排液速度を緩やかにする．
② 徐々に疼痛は感じなくなるが，疼痛がなかなか緩和しない人もいる．

❸ プライミング

注液ラインの空気を抜くために行う．
①透析液バッグの重さを測る．記録ノートに時間と量を記入する．
②透析液バッグのフランブルシールを折る．

③透析液をスタンドにかける．
④両手で注液クランプ，排液クランプ持ち，下に向けた状態で同時にクランプを開けて3秒数えて両クランプを閉じる．
※通常，椅子に座った状態で3秒であるが，ライン類がねじれていたりすると十分空気が抜けないことがある．排液袋に透析液が入っていったことを確認してから，閉じるとよい．

❹ 注液操作

① 注液クランプ → ツイストクランプの順に開ける．
② 透析液を注入する．
③ 開始時間と注液量を記録する．
④ 注液が終了したことを確認し，ツイストクランプ → 注液クランプの順で閉じる．

看護のポイント・アドバイス

> バッグ交換は落差を利用して行われる．そのため，高さが高ければ速度は速くなり，低いと遅くなる．適切な高さは，座位をとったときに頭部からやや上に位置する高さがよい．注液にかかる時間は5〜10分程度である．

❺ 切り離し操作（図 8-7）

① ミニキャップの有効期限を確認し，開封する．
　開封時は，テーブルの上に置いて，中のミニキャップが落ちないようにする．
② ミニキャップの中にイソジンが浸してあることを確認し，袋に戻す．
③ 左手に接続チューブをもち，右手でルアーコネクターをもち，ルアーコネクターだけを回して切り離す．
④ 左手に接続チューブはそのまま動かさず，右手でミニキャップを取る．
⑤ ミニキャップを接続チューブに接続する．
⑥ 排液の性状を確認する（フィブリンの有無，混濁有無，浮遊物，出血の有無）．
　排液量を測り，終了時間，排液量を記録する．

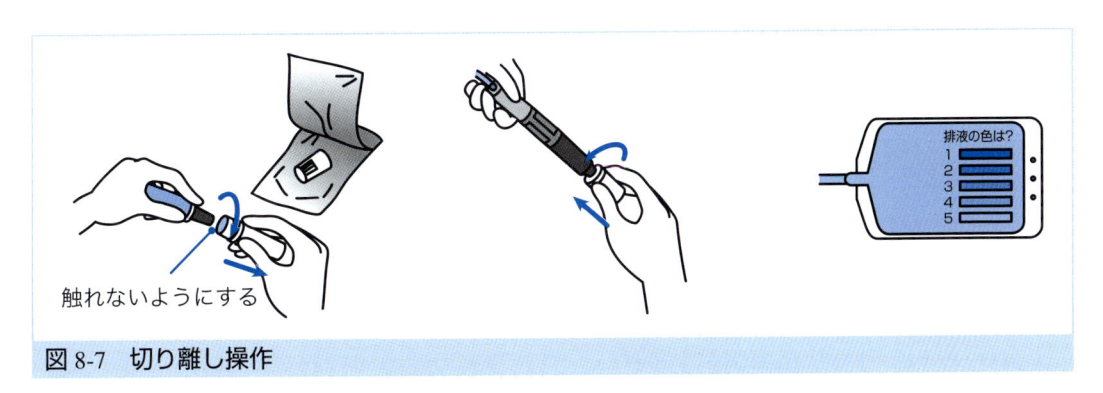

図 8-7 切り離し操作

看護のポイント・アドバイス

〈接続チューブの汚染対策〉
① ミニキャップをとるとき，視線がミニキャップに向き気をとられているため，衣服や机などに接続チューブが触れないように注意する．
② ミニキャップの袋はテーブルの上に向かって右側に置き，左手と交差しないようにする．

〈フィブリンの確認〉
　小さなフィブリンはよく見えないため，排液袋を大きく3～4回左右振る．フィブリンが塊となってよくわかる．

❻ 後片付け
① 排液はトイレに流す．
② 空袋は小さくまとめて，ゴミ袋に入れる．

看護のポイント・アドバイス

　地域のゴミの分別に合わせて，通常の家庭ゴミとして出す．その際，外から透析液の袋やチューブがみえないようにする．

（3）導入時の患者教育（技術の習得に向けて）

❶ 技術習得準備状況の把握
　患者の身体状態，精神状態により技術習得の集中力が左右される．末期腎不全状態での患者教育は身体的，精神的にストレスを与える可能性があり，技術習得が可能な状態であるか評価し，学習環境を整える．

❷ 教育内容
　清潔・不潔の概念，バッグ交換手技
・清潔なもの：透析液，コネクター接続部（接続チューブの先端），接続キャップの内側
・不潔なもの：手，自分の髪や皮膚，衣類，机，椅子，接続チューブの外側など

〈留意点〉
・バッグ交換手技だけを教えるだけではなく，1つひとつの動作に意味付けをし，根拠を伝えることが大切である．根拠が理解できないと失敗したときの対処方法がわからなくなってしまう．
・段階的に進め，フィードバックを繰り返し，反復練習を行う．
・患者のできることとできないことを評価し，具体的な方法を提示したり，患者の過去の経験に結び付けて説明し，イメージできるようにする．
・PDは衛生面や時間的な制約が生じてくるため，患者の家族や周囲の人の協力が必要である．就労している患者は，バッグ交換場所の確保や勤務体制の問題があり，医療者は患者に社会的な不利益が生じないよう，必要時，雇用者に十分説明し理解が得られるようにする．

❸ 高齢者への教育

　高齢者はバッグ交換手技の習得に時間はかかるが，手技の習得は可能である．諦めず，根気よく指導する姿勢が大切である．高齢者の指導上の問題は，加齢に伴う記銘力の低下や運動機能の低下，感覚機能の低下である．高齢者の指導を効果的に実施するには，視覚に訴える教材を使用する，患者の過去の経験と重ねてイメージ付けをするなど，高齢者の特徴を理解して個々の学習能力に合った指導が必要となる．また，介護者がバッグ交換を実施する場合は，すべて介護者が行うのではなく，患者自身ができることは参加してもらい，自尊心を低下させないようモチベーションを高めることが大切である．

〈高齢者のバッグ交換教育のポイント〉

① バッグ交換の用語は，専門用語をカタカナ用語を使わず，患者のなじみやすい言葉を用いる．
　　たとえば，注液クランプ → 青クランプ，排液クランプ → 白クランプ，
　　　　　　　フランジブルシール → 栓，プライミング → 空気抜き
② バッグ交換手順がわかりやすい説明ツールを検討する．
・バッグ交換手順を紙芝居のように絵や番号による表示で表現し，1つの動作を1ページに書き，ページをめくりながら行う．
・バッグ交換手順を患者の動作速度に合わせ録音し，音声ガイダンスで行う．
・パンフレットの文字をみやすい大きさにする．
③ 音声ガイダンスのあるデバイスを選択する．
④ 1つひとつ段階的に習得していく．
⑤ 高齢者の手技は身体に近付けて行うなど，動作が小さいためカテーテルの先端を不潔にする危険性がある．袖口はまくり，衣類に触れないように注意する．
⑥ 排液量の測定時にバネ量りの目盛りがみえない場合は，デジタル計量を使用する．

看護のポイント・アドバイス

> 患者が認知症などで，理解力が得ることが難しい場合，家族が透析導入を決定し，PD自己管理の担い手となる．その場合，家族は，患者への責任と負担との間で葛藤していたり，これまでの家族関係の愛憎問題を引きずっている場合がある．揺れている思いを理解し，否定せずに話を聞いていくことが重要であり，自己決定を誘導するのではなく，必要な情報を提供し，支えていく姿勢が大切である．

(4) 維持期におけるバッグ交換手技の再教育

　維持期にはPD生活にも慣れ，自己流の処置方法やバッグ交換手技をつくり出してくる．患者のPD経験から生じてくるものであるが，危険な行為を行っている場合もあり，定期的に手技を確認し，再教育を行うことが大切である．また，在宅で行う透析療法であり，孤独感や疲労感を感じやすく，バーンアウトに陥りやすいこともある．定期的にバッグ交換手技の確認をする際，様子を観察し，援助していくことが必要である．

4 腹膜透析カテーテルと出口部ケア

　出口部とは，腹部からカテーテルが出ている皮膚の部分をいい，皮下トンネル部とは，カテーテルが皮膚の下を通っている部分をいう（図8-8）．皮下トンネル部は皮膚の上から触れるとカテーテルとカフの位置がわかる．カテーテルは出口部から腹腔まで留置されているため，出口部感染からトンネル感染を起こし，さらに腹膜炎を起こす危険性があり，出口部感染を起こさないために，出口部の観察と清潔保持，カテーテルの固定が重要となる．

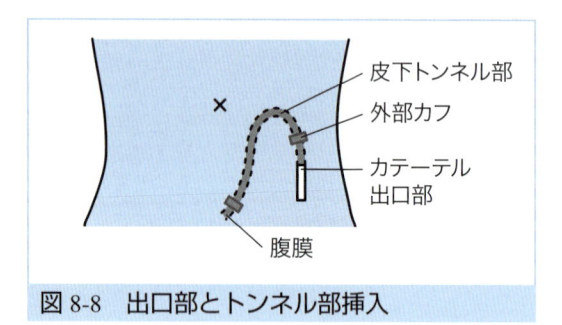

図8-8 出口部とトンネル部挿入

（1）出口部ケアと方法

　出口部ケアとは，出口部とその周辺の皮膚を清潔に保ち，出口部感染を予防することである．出口部ケアの方法としては，消毒薬を用いた方法や酸性水や水道水による出口部の洗浄がある．患者の出口部，皮膚の状態，清潔習慣に合った出口部ケアの方法を選択する．また，毎日の観察が重要であり，清潔が保持でき，簡単で継続可能な方法を検討することも必要である．

〈必要物品〉（石鹸洗浄＋消毒の場合）
ガーゼ2枚，テープ，清潔なタオル，消毒薬

〈手順〉
①手洗い（p146参照）．
②皮膚，カテーテルの観察をする．
・出口部：外部カフ（第2カフ）から出口部に向かってトンネル部を軽く圧迫し，発赤，排膿，液漏れなどがないか確認
・皮下トンネル部：圧痛，排膿，液漏れはないか，カフの位置は正しいか．
・カテーテル：ひび割れ，裂け目はないか．
・ジョイント部：ゆるんでいないか．
・出口部とトンネル部の感染症状は，段階別分類であるTwardowski分類に準じて評価する（表8-5）．
③石鹸で洗浄する．
　石鹸をよく泡立て，柔らかいガーゼまたは指の腹の部分で出口部の周囲を洗う．カテーテルの裏側の部分もよく洗い，石鹸の皮脂が残らないようにシャワーで十分洗い流す．清潔なタオルで拭き，よく乾かす．
④カテーテル出口部を消毒する．
　消毒は入浴後にすることが望ましい．シャワー浴や入浴をしない場合は古いテープの糊が皮膚に付着していることが痒みの原因になり，皮膚の損傷を起こす可能性がある．出口部周囲の皮膚を石鹸洗浄するか，蒸しタオルでよく拭きとる．

- 判創膏の跡をきれいに拭く.
- 消毒薬を滲み込ませた綿棒で, カテーテル出口部を中心から外側に向かって円を描くように消毒する.
- ポビドンヨードで消毒した部位を自然乾燥させる.
- ポビドンヨードが乾いたら, 出口部にガーゼを当て, 絆創膏でとめる. テープを貼る位置は毎日少しずつ変え, かぶれを防止する.

⑤カテーテルは出口部に圧迫がかからないように, カテーテルの走行に沿って緩みをもたせ, 固定する.

(2) 出口部ケアのポイント―カテーテル固定方法

❶ 出口部が完成するまでの出口部ケア

腹膜カテーテル挿入術後, 出口部が完成するまでに3カ月～半年かかる. 高齢者やステロイド剤を内服している患者, 糖尿病患者では皮膚創傷の治癒に時間がかかり, 免疫力の低下や皮膚バリア機能の低下により感染を起こしやすいため注意が必要である.

出口部感染は, カテーテルを引っ張ったり, ピストン運動など物理的な刺激で表皮が剥がれ細菌が付着し感染が起こるといわれている. 出口部はある時期になると上皮で覆われ, 皮膚の一部となる. 完成するまでの出口部は創部に物理的な刺激が加わらないようにカテーテルが動かないようにしっかり固定する (図8-9). 重要なことはカテーテルの物理的刺激を少なくし, 皮膚組織とカテーテルがしっかり融合することである.

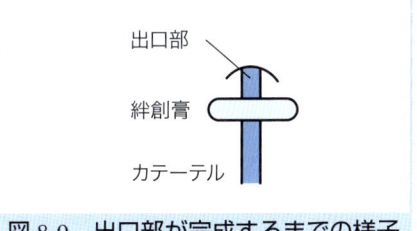

図8-9 出口部が完成するまでの様子

❷ 完成後の出口部

出口部完成後の固定方法 (一例) を図8-10 に示す.

❸ 完成後の出口部ケア

生体と材料の境界面から皮膚組織が体内に陥入 (ダウングロース, 図8-11) し, 出口部は皮膚の奥の方にある状態になる. また, 年数が経過するごとに深くなっていく. 感染予防には, 溝の部分にこびりついた皮脂などの汚れを取り除くことが大切となる.

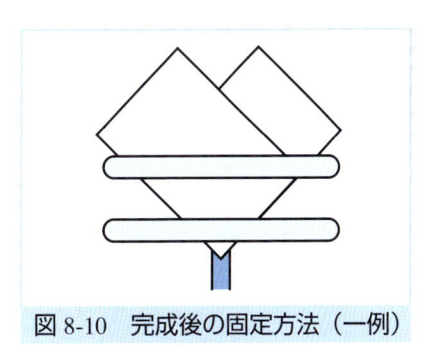

図8-10 完成後の固定方法 (一例)

同じ方向で固定することによって, 同一方向にばかり機械的刺激が加わり, 出血や肉芽を形成する. カテーテルの固定を変更する.

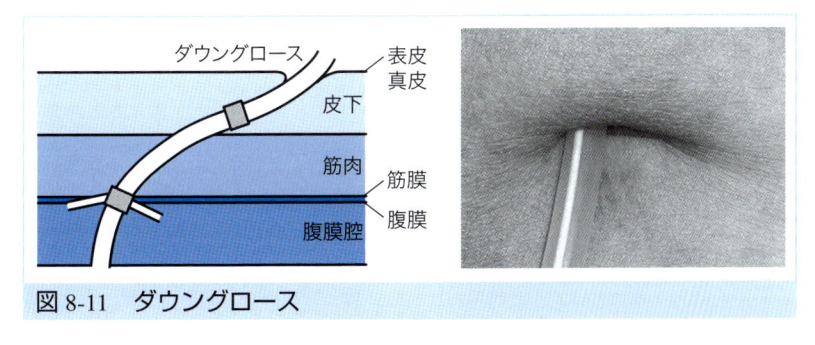

図8-11 ダウングロース

■ 表 8-5　腹膜カテーテル出口部の診断分類[6]

完全な出口部　グレード0	急性感染　グレード3
皮膚異常がなく，自然色～わずかに茶褐色 7日以上痂皮形成なし トンネル可視部は完全な上皮で覆われている トンネル可視部は乾燥 疼痛・腫脹なし *上記の状態が3～6カ月以上	感染期間は4週間未満 疼痛・圧通 出口部周囲の腫脹 毎日の痂皮形成 出口部の漿液性（多量）・血性・膿性分泌 トンネル可視部に漿液性（中等量）・粘稠性・血性の分泌物 出口部周囲・トンネル可視部における上皮欠損（50～75％）
良好な出口部　グレード1	慢性感染　グレード4
皮膚異常なく，わずかに茶褐色～2mm以下の軽い発赤3～7日以上痂皮・浸出液が付着 平坦で小さい肉芽形成 トンネル可視部に漿液性（少量）・白濁した粘稠性分泌物 疼痛・腫脹なし *上記の状態が6週間以上	感染期間は4週間以上 圧通（認めない場合もあり） 発赤は急性感染と同様または軽度 出口部トンネル可視部における浸出液・分泌物は，急性感染と同様または軽度 出口部周囲・トンネル可視部に肉芽増殖
感染の疑い　グレード2	カフ感染　グレード5
紫がかった～鮮やかなピンクの発赤（2～3mm） 1～2日おきの痂皮形成 乾燥性～漿液性浸出液（少量） 出口部からトンネル可視部50％に，わずかな増殖性肉芽形成 トンネル可視部50％以下に上皮欠損（浸潤あり） トンネル可視部に漿液性（中等度）・粘稠性・血性の分泌物 疼痛・腫脹なし	カフ周辺組織の硬結を認める 出口部の皮膚異常なし トンネル可視部に間欠的/慢性的に湿潤した上皮を認める トンネル可視部の奥に増殖性肉芽形成 出口部・トンネル可視部に間欠的/慢性的/カフ圧迫時に粘稠性・血性・膿性の浸出液・分泌液 トンネル可視部に擬血塊・痂皮形成 *外見上ほとんどの症例が正常

P：疼痛（0；なし，3,4；疼痛圧痛あり，5；圧痛あり）
I：硬結（0；なし，3,4；出口部に軽度，5；カフ部にあり）
R：発赤（0；自然～わずか茶褐色，1；わずか茶褐色～淡いピンク，2；紫がかった～鮮やかなピンク，3,4；鮮やかなピンク～赤）
M：発赤のサイズ（0；なし，1；1～2mm，2；2～3mm，3,4；3～4mm）
C：痂皮形成（0；7日以上なし，1；3～7日おき，2；1～2日おき，3；毎日，4,5；不定期）
X：出口部への浸出液（0；7日以上なし，1；3～7日おきに浸出液が乾燥して付着，2；1～2日おきに乾燥～漿液性浸出液（少量），3,4；漿液性（多量）・血性・膿性分泌，5；間欠的/慢性的/カフ圧迫時に粘稠性・血性・膿性の浸出液・分泌液
G：出口部における肉芽形成（0；なし，1；平坦な肉芽形成，2；わずかに増殖性肉芽，3；増殖性・光沢性肉芽形成，4；増殖性・隆起性・出血性肉芽形成）
E：トンネル可視部における上皮形成
IG：トンネル可視部における肉芽形成
S：トンネル可視部における浸出液

（Twardowski ZJ, Prowant BF：Classification of normal diseased exit-sites. Perit Dial Int, 16（Supl.3）S32-S50, 1996. より）

❹ カテーテルの収納方法（図 8-12）

- カテーテルの収納方法として，巾着袋や腹帯に丸めて納めて，腹部の上に収納していることが多い．しかし，収納してあるチタニウム・アダプターが出口部やトンネル部を擦ったり，圧迫することで出口部やトンネル感染の原因となる．
- カテーテルを丸めて巾着袋や腹帯に納めるときはきれいに丸めて，出口部やトンネル部にチタニウム・アダプターが当たらないようにする．
- チタニウム・アダプター付近で折れ曲がる癖ができやすいので注意する．カテーテルに亀裂ができる，穴が開くなどトラブルを起こす可能性がある．

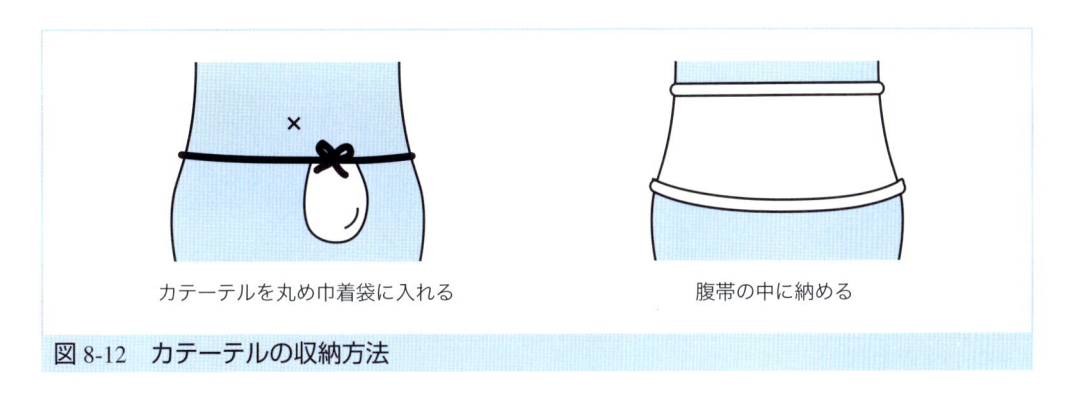

カテーテルを丸め巾着袋に入れる　　　腹帯の中に納める

図 8-12　カテーテルの収納方法

(3) シャワー浴・入浴方法

シャワー浴と入浴の方法は，出口部の状態に合わせて決める．方法はカバーシャワー浴，オープンシャワー浴，カバー入浴，オープン入浴がある．いずれの際にも，シャワー浴・入浴前後の出口部とトンネル部の観察を十分行い，カテーテルの破損がないか，チタニウム・アダプターの緩みがないかを確認し，感染を予防する．

❶ カバーシャワー浴・カバー入浴

腹膜カテーテル留置術・出口部作製術後や出口部感染時など，創部が水に濡れない方がいい場合に行う．

- 水に濡れないように，腹膜透析用のバスコートやミニクローズを出口部に貼り，保護する．
- カテーテル留置術・出口部作製術後から出口部が安定するまでの期間に使用する．
- カテーテルが固定さているため，カテーテルを引っ張るなど出口部に機械的刺激を与えない．
- シャワー浴・入浴後に蒸しタオルでカバー材の粘着剤を拭き取る．

〈入浴カバー用品貼付のポイント〉

- 入浴カバー貼付部の皮膚の清潔保持と乾燥．
- 腹部のしわを伸ばす．
- 接続チューブの先端をカバー内に挿入し，残りのチューブは円を描くように押し入れる．
- カバーを貼るときは出口部の下の方から入れる．
- 空気をよく抜く．

❷ オープンシャワー浴

カテーテル留置術・出口部作製術後2週間後から実施可能である（表8-6）.

出口部にカバーをせずにシャワー浴を行う方法であるが，身体から出ているカテーテルを踏んだり，引っ張ったりしないよう，腰に紐をベルト状に結び，カテーテル固定する必要がある.

■ 表8-6　出口部ケア・入浴段階の例[7]

		OP当日	2〜14日	14日〜2ヵ月	1ヵ月〜3ヵ月	3ヵ月〜
シャワー浴・入浴			14日抜糸までカバーシャワー	14日目〜オープンシャワー入浴開始 2ヵ月目〜 オープン入浴開始		
出口部	消毒	なし				
	洗浄	なし	入浴パックを剥がし，出口部洗浄	シャワー・入浴後，入浴パックを剥がし，石鹸洗浄	入浴後，石鹸洗浄	
			〈石鹸洗浄手順〉 ①石鹸をよく泡立て，指の腹を使って出口部周囲を優しく洗う. ②石鹸分が残らないよう，シャワーでよくすすぐ. ③出口部周囲の水分はカテーテルを軽く引っ張りながら綿棒で拭き取り，しっかり乾燥させる.			
	保護	フィルムを貼る	0.02%オスバン消毒ガーゼ保護	カテーテルによる圧痕防止の目的で，ガーゼを当てる場合がある		
カテーテルの固定		皮膚への針糸固定は感染の原因になるため行わない	出口部がしっかり固定されるまで，カテーテルのピストン運動が起こらないようにテープ固定する	出口部完成後，カテーテルを引っ張らないような状態であれば，テープ固定不要		

(TERUMO：かわらばん．30(1)，2005より一部改変)

❸ オープン入浴

トンネル部の皮膚組織とカテーテルが完全に融合し，出口部が完成している状態で実施可能で，出口部のカバーをせずにそのまま湯につかる方法である.

消毒効果のある薬剤〔スパクリーンPD（四国化成）〕を浴槽内に入れる方法もある．その場合，出口部や周辺の皮膚も消毒できるため，出口部の感染予防やテープかぶれ，搔痒感の改善が期待できる.

看護のポイント・アドバイス

> ①出口部を水で濡らすことに不安を強く感じる患者もいる．オープン入浴の皮膚の保清効果や皮膚の性状を説明し，理解してもらうことから始める.
> ②不安が強い場合は，カバー入浴で出口部の洗浄から慣れてもらい，はじめてのオープン入浴ではスパクリーンPDを使用する.

❹ 出口部洗浄

出口部洗浄は皮膚に付着している感染源となるような異物，壊死組織を取り除くために大量の水で出口部，感染部位を洗浄する．

洗浄方法は，シャワー浴・入浴後（カバー浴の場合はカバーをとり），ガーゼ固定のテープの糊や消毒薬を取り除くために弱酸性石鹸で洗い，シャワーをかける．

❺ シャワー浴・入浴時の注意事項

- 浴槽はよく洗浄し，一番風呂に入る．
- オープンシャワー・オープン入浴は，自宅の水が井戸水である場合，禁止する．
- カバー入浴時に使用するバスコートを貼るときは，皮膚を伸ばし，しわをつくらないように貼る．また，粘着力が強くスキントラブルの原因になるため，入浴の最後にカバー材を剥し出口部と周辺の皮膚を石鹸で洗い，シャワーで洗い流す．
- 温泉など大衆浴場に入る場合，カバー入浴とする．

❻ シャワー浴・入浴の禁止

以下の場合はシャワー浴・入浴の禁止を検討する．

- カテーテル周囲に感染症や傷がある
- 液漏れがある
- カテーテルに傷，ひびがある
- 排液中に出血がみられる
- 排液が濁っている

> **コラム　消毒液使用の問題**
>
> 長期にわたる原液ポビドンヨード液の使用は，細胞毒性により出口部やその周囲の皮膚にダメージをきたすことで知られている．ポビドンヨード液の色素沈着や皮膚荒れ，痒みなどのスキントラブルが問題となり，近年では，100倍希釈のポビドンヨード液を使用したり，グルコン酸クロルヘキジシンなどを使用している場合が多い．また，出口部の消毒は感染を起こしているときは必要であるが，正常時では，皮膚荒れによる感染の原因となるため行わず，石鹸で洗浄し微温湯で流す方法が主流になってきている．

5 腹膜透析に伴う合併症とトラブル時の看護

　PD は生体膜である腹膜を用いて行う透析療法である．そのため，腹腔内にカテーテルを留置し，透析液を腹腔内に滞留させ排液の操作を行うことになる．腹膜は，臓器がねじれたり，こすれたりしないために保護や固定する役割を果たしている．また，腹腔には 50〜100mℓ の漿液があるが，細菌の防御，腹膜の潤滑油の役割を果たしている．生体膜である腹膜の毛細血管を利用して透析を行うことは，本来の腹膜の機能とは異なる機能を求めていることであり，大きな矛盾を抱えることになる．その矛盾の代償として，腹腔内にカテーテルを留置することによる，出口部感染，トンネル感染，腹膜炎，注液・排液困難や，腹腔内圧の上昇によるヘルニアや横隔膜交通症などの合併症を起こす可能性がある．また，腹腔内に透析液を貯留し排泄する過程で，ブドウ糖が体内に吸収され，血漿タンパク質が透析液に漏出するという本来の物質の移動に反する物質移動が生じ，結果的に栄養代謝の異常や腹膜硬化などの合併症を起こす．

　PD を維持していくための看護として，残腎機能の維持と体液平衡バランス，適正透析のための観察を十分行い身体状態を整える，PD によるタンパクの喪失やブドウ糖の吸収などを考慮した食事管理，合併症予防，緊急時の対応と患者教育が重要となる．

　トラブル発生時は，その症状，現象からどのようなことが起きているのかアセスメントし，原因を明らかにし対応していく必要がある（表8-7）．

看護のポイント・アドバイス

> ①排液不良時，腹部を圧迫したり，飛び跳ねたりする行動をすることがあるが，次のことに留意する必要がある．腹部を圧迫することで，カテーテルが大網に絡んで入り，腹膜を傷付ける可能性がある．また，飛び跳ねることで，下腹部に圧力が加わり陰嚢水腫，ヘルニアを起こす可能性がある．
> ②排液不良の対策として，排便コントロール，散歩など適度な運動により腸蠕動を促し，カテーテルの位置を正常に維持することが大切である．

■ 表8-7 腹膜透析のトラブルと対応

症状・異常	原　因	対　応
腹痛	・腹膜炎の症状 ・下痢・便秘 ・カテーテル先端の位置のずれ ・腹腔内に空気が混入 ・透析温度のミス ・急速な注排液 ※PDをやっていても，他の疾患，胃炎や虫垂炎など腹痛を伴う疾患との鑑別が必要	・注液排液時の痛みでは，しばらく様子をみる． ・急速な注排液のときは速度を緩める．落差を低くしたり，ローラークランプで調整する． ・排液混濁の有無を確認し，排液が混濁している場合，排液を持参して受診する． ・排液検査：排液中の白血球数，グラム染色・培養検査 ⇒腹膜炎の場合：プロトコールにそって治療開始．バッグ内へ透析液内抗生物質，ヘパリン混入し，バッグ交換を行う．
排液混濁	・腹膜炎の症状 ・薬剤性（Ca剤など） ・食事性（脂肪分の多い食物など）	・排液を持参し，排液検査（排液中の白血球数，グラム染色・培養検査）を行う． ⇒腹膜炎の場合：プロトコールにそって治療開始．バッグ内へ透析液内抗生物質，ヘパリン混入し，バッグ交換を行う． ・内服している薬剤を確認する．降圧剤の内容を検討する． ・食事内容の確認をする．脂肪分の多い食物は避ける．
出口部からの滲出液	・出口部感染：カテーテルを引っ張った，引っ掻いた ・出口部周囲の皮膚トラブル	・出口部感染徴候や異常がある場合は受診する． ・出口部滲出液の観察：膿性滲出液の評価 ・滲出液培養検査 ・出口部・トンネル部感染の場合⇒抗生物質点滴 ・出口部ケアの方法を確認し，ケアの方法を検討する．
血性排液	・女性では排卵・月経 ・リファンピシンの内服 ・被嚢性腹膜硬化症（長期患者の場合）	・血性排液が持続，悪化すれば受診 ・腹腔内出血の有無を確認する． ・腹痛がない場合，透析液で洗浄を行い，経過観察する．
舌のしびれ	・高K血症 ・脳梗塞・脳出血	・電話連絡後，すぐに受診 ・心電図モニターを装着，高K血症にみられる心電図所見を確認 ・血液検査，頭部疾患との識別が必要である． ・消化管出血，薬剤の内服状況などKが上昇する原因を確認する．
体重増加・血圧の上昇	・体液過剰貯留 　→水分・塩分の摂取過剰 　　不適切な透析処方 　　カテーテル位置異常・閉塞	・尿量・除水量の推移を確認 ・排液困難がある場合，カテーテルの位置の確認 ・食事内容，飲水量を確認し，塩分制限，水分摂取量について説明 ・体重，浮腫，呼吸困難の有無など心不全症状を確認する． ・透析処方内容を確認し，透析処方内容を検討する．
体重減少・血圧低下	・脱水 　→食事摂取量・水分摂取量低下 　　下痢・嘔吐	・尿量，除水量，体重，食事摂取量の確認 ・下痢や嘔吐など腹部症状があり，経口摂取が困難な場合，透析液濃度の変更など透析処方を検討する． ・体液喪失に対して補液を行う．

つづく

咳，呼吸困難	・体液過剰貯留 ・胸水（横隔膜交通症）	・電話連絡後，すぐに受診． ・呼吸状態の確認：左右差の有無，呼吸困難の有無と程度，咳嗽の出現は体位によって変化があるか． ・排液量の確認（注液量に対して排液量はどれくらいか）． ・胸部X線． 〈胸水貯留がある場合〉 ・胸水の糖濃度を測定． ・横隔膜交通症⇒CAPDを中止する．
排液不良	・クランプの開け忘れ ・チューブの屈曲 ・カテーテルの位置異常 　原因）腸蠕動不良，便秘 ・カテーテルの閉塞 　原因）大網にカテーテルが絡まる 　　　　フィブリン	1．カテーテル・クランプ類の確認 ・出口部のカテーテル固定屈曲，下着のゴムで圧迫されていないか． ・クランプ類は開いているか． ・カテーテル位置異常の確認：腹部X線 2．フィブリンの確認 ・カテーテルが詰まっていないか，数日間の排液量，フィブリンの有無の確認 3．対処方法 〈フィブリンの閉塞による場合〉 ・チタニウム・アダプター付近をミルキングする． ・透析液で加圧する． 　注液の袋を絞るようにして，透析液を腹腔に注液する． ・体位を変える，腰を回す． ・上記内容を試みても改善しない場合，カテーテル内を生理食塩水，ヘパリン生食などでフラッシュする． 〈カテーテルが跳ね上がっている場合〉 ・跳ねている方を下にして排液してみる． ・歩行したり，下剤を内服したり，浣腸を行い，腸での圧迫を取り除き位置の改善を待つ．
注液困難	・クランプの開け忘れ ・チューブの屈曲 ・フランブルシールを折っていない ・カテーテルの詰まり	・排液不良時の対処に準じる．
接続チューブの汚染 （触った，落とした，緩んでいたなど）	・清潔操作のミス ・チューブを切断 ・器械での交換時，接続部のリーク	〈接続チューブ汚染時の対応〉 ・ツイストクランプまたはローラークランプが閉じていることを確認 ・チタニウムアダプター上部（カテーテル）とチタニウムアダプター下部（接続チューブ）を2つに折り曲げて輪ゴムで結ぶか，カテーテルクランプで留める． ・腹腔内に不潔になった液が入っていれば，排液検査をし，原則として抗生剤を使用する． ・接続チューブは，直ちに交換する． ・器械故障の場合は器械を交換する．
バック交換中，透析液を全部流してしまった	・注液量が不明	・気が付いた時点で注液袋・排液バックを測定し，注液の量を算出する．腹腔内の排液を行い，新しいバックを接続し注液を行う．
お腹がポコンと出る	・ヘルニア	・腹痛がなければ，翌日受診する． ・腹痛があれば，電話後受診する． ・腹圧をかけないため，透析液量を減らす，APDへ変更する．

（1）出口部・トンネル感染

　バッグ交換システムの改良により腹膜炎は減少してきているが，出口部感染に関しては，いまだ発症率は改善していない．出口部感染の原因として，出口部の皮膚とカテーテルは完全に融合してはいないため，カテーテルピストン運動や引っ張るなどの機械的刺激によって，皮膚が剝離し，細菌が剝離部に付着し出口部感染となる[8]．出口部感染をそのまま放置しておくと外部カフに感染し，皮下トンネル感染となり，腹膜炎の発症となる．出口部感染は慢性化しやすく，頻回に腹膜炎を繰り返すとカテーテルを抜去することになりかねない．日常的にカテーテル感染の予防，出口部ケアの徹底が必要とされる．

❶ 原　因
- カテーテルを引っ張る．
- カテーテルのピストン運動による摩擦で皮膚を損傷
- 多量の発汗による皮膚の汚染
- 低栄養状態
- 免疫力の低下
- 不適切なカテーテルの固定

❷ 出口部・トンネル感染の看護

看護目標
　出口部ケアの手技の再確認ができ，良好な出口部を保つためのカテーテルの固定方法，皮膚のケアの技術を習得することができる．

観察項目
1) 出口部：発赤の有無，排膿有無，不良肉芽の有無と位置，腫張の有無．
2) トンネル部：発赤の有無，熱感の有無，圧痛の有無．
3) 出口部周辺の皮膚：引っ掻き傷がないか，乾燥肌，テープかぶれの有無．
4) 出口部・トンネル部の圧迫
    - ズボンやスカートの位置を確認
    - ベルトの位置を確認
    - カテーテルの収納方法を確認（カテーテルのチタニウム・アダプターが出口部，トンネル部の位置に当たっていないか）
    - 激しい運動
5) 過去に出口部感染を起こしている場合，起因菌や回数，抗生剤の投与期間を確認する．
    - 出口部ケアの手技を確認する．
    - 出口部ケアの方法：消毒法か洗浄法なのか，使用している消毒薬，入浴パックの使用の有無
    - カテーテルの固定：使用しているテープの種類，テープ固定の位置，カテーテルの走行にそった固定であるか，引っ張っていないか．
    - 体動により引っ張られないか．

看護活動

〈起因菌を確認し，治癒経過を記録する〉
1) 出口部からの浸出液，排膿の細菌培養をする．
2) 出口部，トンネル部，皮膚状態を観察し，記録する．治癒の経過がわかるような，記録の形式を工夫する（フローシートの活用や写真を撮るとよい）．

〈出口部ケアの教育〉
1) 出口部，周辺の皮膚の損傷を防ぎ，清潔を保つ．
   ・<u>出口部洗浄</u>：皮膚に有機物や異物が付着している，排膿など炎症があるときは，皮膚の掻痒感が強く，無意識に患部（出口部）を掻き皮膚の損傷を起こす．シャワーで洗浄または生理食塩水で血液や膿，有機物や異物を洗浄する．
   ・<u>皮膚の保護</u>：乾燥肌による掻痒感がある場合は，皮膚にクリームなど保湿剤を塗布する．
      出口部や出口部周辺を引っ掻き，皮膚を損傷する危険があるため，爪を短く切る．
      固定テープの種類を検討する．
   ・<u>毎日の観察と異常の早期発見</u>：患者の清潔習慣や機能障害の有無を確認し，簡単で確実にできる方法を患者と一緒に検討する．特に高齢者や糖尿病患者の場合，視力障害や手指機能障害が導入時より進行している可能性があり，身体機能障害を評価していく必要がある．
2) カテーテルの固定をしっかりする．
   ・<u>ピストン運動，機械的な刺激による皮膚損傷の防止</u>：出口部感染は出口部を引っ張るなど機械的な刺激により，カテーテルと表皮が剝がれ，皮膚の損傷部に細菌が付着して起きる．出口部とカテーテルを固定し，治癒を促進すると感染が広がらないようにする．
3) バランスのよい十分な栄養を摂取し，抵抗力を付ける．

(2) 細菌性腹膜炎（図 8-13）

PDに合併する腹膜炎は一般的に排液混濁，腹痛，フィブリンの析出によって発見され，早期であれば軽症である．外科的な腹膜炎と違い，抗菌剤の全身投与と腹腔投与によって容易に治癒しやすい．感染経路は外因性と内因性に分けられる．外因性による感染経路は，バッグ交換ミスなどで菌がカテーテルに侵入する経カテーテル感染（表 8-8）と，出口部感染やトンネル感染により，菌がカテーテルと皮下組織などの間を経て腹腔に侵入する傍カテーテル感染がある．内因性による感染経路は，腸炎や腸管の穿孔などによる経腸感染，膣内の感染や子宮がん検診など細胞後の炎症による腸炎や腸管の穿孔などによる経腟感染，結核や歯科疾患などにより血行性に菌が波及する血行感染がある．

腹膜炎発症時には腹膜の透過性亢進のため，除水量不足，透析液中のブドウ糖吸収量増大に伴う血糖上昇，排液中のタンパク質喪失量が増大し低タンパク血症が起こりやすい．また，抗菌剤投与による副作用や残腎機能が低下する恐れがある．除水不足による体液過剰に対しては，透析液濃度の変更，一時的にECUMを行う場合がある．

腹膜炎時の看護として，腹膜炎による体力の消耗を最小限すること，体液平衡バランスの観察，

腹膜炎の原因を明らかにし，再発を防止すること，腹膜炎による随伴症状の観察を行い異常の早期発見に努めることが重要である．

■ 表 8-8　経カテーテル感染の原因

手動接続方式（マニュアル）	自動接続方式（デバイス）
・チタニウム・アダプター接続部の緩み ・接続チューブと透析液接続部の緩み ・接続時のルアーコネクター（透析液チューブ）先端の汚染 ・接続・切り離し時の接続チューブ先端の汚染 ・腹膜カテーテルの損傷，亀裂，切断の有無	〈紫外線殺菌操作の場合〉 ・反射板の汚染：反射板が汚染されると反射時間が長くなる． ・器械内へのセッティングミス ・接合・切り離し時，チューブ先端部の破損 ・器械の故障． 〈加熱接続方式の場合〉 ・接続チューブの汚染（テープの糊，皮膚に塗布した保湿クリームの付着など）のために，銅板での切断が斜めになる．それによって，接合部のリークを起こす． ・器械の故障

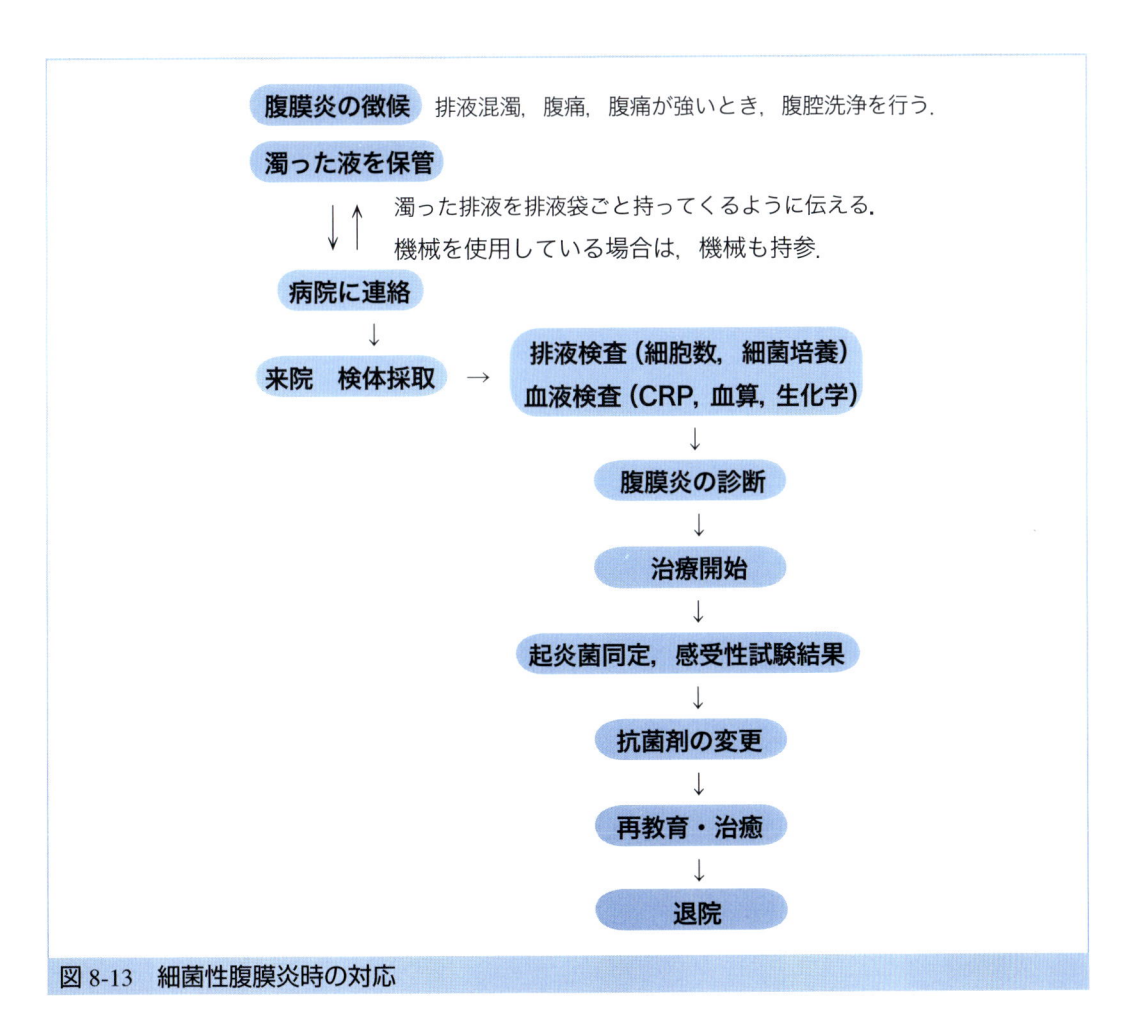

腹膜炎の徴候　排液混濁，腹痛．腹痛が強いとき，腹腔洗浄を行う．

濁った液を保管
　　↓↑　　濁った排液を排液袋ごと持ってくるように伝える．
　　　　　機械を使用している場合は，機械も持参．

病院に連絡
　　↓
来院　検体採取　→　排液検査（細胞数，細菌培養）
　　　　　　　　　　　血液検査（CRP, 血算, 生化学）
　　　　　　　　　　　　↓
　　　　　　　　　　　腹膜炎の診断
　　　　　　　　　　　　↓
　　　　　　　　　　　治療開始
　　　　　　　　　　　　↓
　　　　　　　　　　　起炎菌同定，感受性試験結果
　　　　　　　　　　　　↓
　　　　　　　　　　　抗菌剤の変更
　　　　　　　　　　　　↓
　　　　　　　　　　　再教育・治癒
　　　　　　　　　　　　↓
　　　　　　　　　　　退院

図 8-13　細菌性腹膜炎時の対応

❶ 診 断

次の3項目のうち2つ以上が存在すると腹膜炎と診断される．

- 腹痛
- 排液中の白球血球の増加を伴う排液混濁（WBC100個/μl以上，好中球50%以上）
- グラム染色または培養にて菌を検出

❷ 治 療

腹腔洗浄

- 細菌や炎症物質の軽減を図る．洗浄をすることで生体に必要なγ-グロブリンも洗い流すことになるため，むやみには行わない．
- ヘパリンを加えた透析液を使用する．フィブリンの析出がある場合，カテーテル閉塞予防のため検討する．
- 腹痛の軽減を図る目的で行われることもある．

抗菌剤投与

- 起因菌同定前は第1・2世代セフェム系薬剤，アミノグリコシド系など広域スペクトルの抗菌剤の投与を行う．アミノグリコシド系は尿量100ml/日以上ある場合は投与に注意する．
- 起因菌同定後はすみやかに感受性のある抗生物質に変更する．

カテーテル抜去

以下のような場合，カテーテルを抜去する．

- 再発性腹膜炎（前回の腹膜炎の治療が終了後4週間以内に発症した腹膜炎であり，起因菌が同一かもしくは菌が検出されないもの）
- 難治性腹膜炎（抗生剤投与しても治癒しない）
- 腹腔内に膿瘍を形成した腹膜炎
- トンネル感染を合併している腹膜炎
- 真菌，結核菌による腹膜炎

❸ 腹膜炎時の看護

看護目標

- 腹痛，嘔吐など身体的苦痛による体力の消耗を最小限にする．
- 腹膜透過性亢進による限外濾過の低下に伴う溢水状態，呼吸困難を防ぎ，体液平衡バランスを維持する．
- 腹膜炎によるアルブミン（Alb）の喪失，食欲不振による低タンパク血症や低カリウム（K）血症，低リン（P）血症を起こしやすい．十分な食事量を摂取し低タンパク，電解質を是正する．
- 腹膜炎への不安や恐怖心などが軽減でき，治療やPD教育に前向きに取り組むことができる．

観察項目

- 排液の性状：排液の混濁（主に白濁，時に赤濁，胆汁色），多量のフィブリン析出の有無，血性の有無
- 排液検査：WBC，白球分類，グラム染色，細菌培養
- 血液検査：血算，CRP，生化学（栄養状態，電解質，尿素窒素，クレアチニン）

- 腹部レントゲン，腹部CT検査：イレウス，腹膜肥厚，石灰化，癒着の有無を確認，大腸憩室の有無
- 腹部症状：腹痛の有無，腹痛の性状（範囲，強さなど），腹部膨満感，腸蠕動音
- 消化器症状：下痢，嘔気，嘔吐，便秘，下血の有無
- 食事摂取量，食欲不振
- 腹膜透過性の亢進による限外濾過の低下
  体液過剰：排液量の減少，尿量，体重増加の有無
  呼吸状態：肺胞音聴取，息切れ，呼吸困難
  胸部レントゲン：胸水貯留の有無

看護活動

来院時に以下の看護を行う．
- 患者からの電話の際，混濁した排液を排液袋ごと持参する．
- 自動交換システム（デバイス使用）の場合は，デバイスも持参するよう話す．
- 排液：培養，細胞数提出，採血施行する．
- 排液の性状，排液時間などを観察し，腹痛が強いときは腹腔洗浄を行う．
- 抗生剤を全身投与し，また腹腔内（透析液に抗生剤を注入）に投与する．

腹膜炎治療中の看護

- 限外濾過低下による除水量不足，溢水に注意する．

  腹膜炎のため腹膜透過性が亢進し，限外濾過が低下を起こす．加えて，Albの喪失が増大し，腹痛による食事摂取量不足から低タンパク血症となり膠質浸透圧が低下し，体液過剰となる可能性が高い．毎朝の体重，バッグ交換時に排液量，性状を確認し，透析処方の検討や体液が過剰な状態であれば，一時的にECUMをする場合がある．水分出納バランスと呼吸状態の観察を行い，体液平衡バランスを維持できるよう援助する．

- 十分な栄養摂取を促し，体力の回復，感染を予防する（図8-14）．

  腹痛や嘔吐などにより食事摂取量は低下するが，PDの排液からはAlbやKが喪失するため，低タンパク血症，低K血症を起こす．低栄養により抵抗力が低下し，感染を起こし

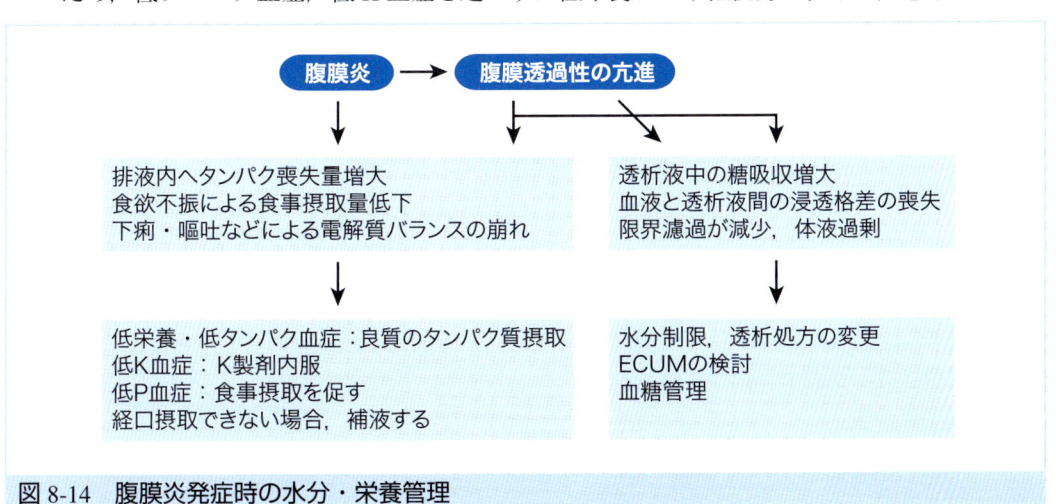

```
腹膜炎 → 腹膜透過性の亢進

排液内へタンパク喪失量増大          透析液中の糖吸収増大
食欲不振による食事摂取量低下        血液と透析液間の浸透格差の喪失
下痢・嘔吐などによる電解質バランスの崩れ  限界濾過が減少，体液過剰
            ↓                              ↓
低栄養・低タンパク血症：良質のタンパク質摂取   水分制限，透析処方の変更
低K血症：K製剤内服                            ECUMの検討
低P血症：食事摂取を促す                       血糖管理
経口摂取できない場合，補液する
```

図8-14 腹膜炎発症時の水分・栄養管理

やすい状態である．高齢者は特に予備力が低く，重症化しやすい．食欲不振で摂取できないときは，PD食にこだわらず，患者の好きなものを摂取するなど十分な栄養摂取を促し，抵抗力を付ける．

・腸管蠕動の維持

　　腹膜炎時は，排液中へのタンパク喪失に伴う低タンパク血症が起こりやすい．また，重症の場合，腹膜の炎症や腸管浮腫からイレウス様症状をみることがある．長期のPD患者では，被囊性硬化性腹膜炎の危険性があり，イレウスの予防のために腸管蠕動を維持することが大切である．排便状態，腸管蠕動音を観察していく．身体状態が回復後は適度な運動を促し，排便がないときは下剤を投与するなど排便コントロールする．

・精神面の援助

　　腹膜炎や今後の治療に対する不安の軽減に努める．原因が不明のまま，何回か腹膜炎を繰り返している患者は，何を注意すれば防げるのか悩み，腹膜透析治療継続への不安を抱く．原因を追及するような問いをすることで追い詰めることにもなりかねない．患者の訴えを傾聴し，不安や疑問に思っていることに不安を残さないよう十分説明する．

腹膜炎の原因を確認する

〈観察項目〉

・バッグ交換手技の確認，自宅の環境（ペットの有無，部屋の換気状態など）．
・出口部・トンネル感染の有無．
・デバイスを使用している場合は機械の点検．
・血行感染の有無．
・消化器系の出血の有無，内臓炎症（膀胱炎，急性腸炎など）の有無，大腸憩室の既往の有無．
・子宮がん検診（細胞診の有無），婦人科疾患の既往．
・出口部トンネル感染の有無．
・自己管理状況：腹膜炎の認識，視力障害の進行，末梢神経障害の程度，家族の介護能力．
・バーンアウトの有無．

〈腹膜炎の原因を明らかにする〉

・いつ頃から排液量が減少し，排液が混濁したのか，バッグ交換のミスなど不潔操作はなかったか確認する．
・腹膜炎の既往がある場合は，腹膜炎を反復性に繰り返していないか，前回の起炎菌を確認する．出口部・トンネル感染から腹膜炎を発症した患者や，同一菌種で腹膜炎を繰り返している患者では，再燃させないためにカテーテルを抜去する．
・バッグ交換手技を確認し，視力低下や手指機能に問題がある場合，システムの変更を検討する．
・精神的に不安定な状態では，自己管理に集中できず操作のミスを起こしやすい．バーンアウトに留意し，患者の言動や表情を観察する．

腹膜炎の再教育

　　患者が自信をもてるようなかかわりが重要であり，再教育時においては，患者の学習準

備ができている状態であるか，モチベーションを確認しながら進めていく（表8-9）．

■ 表8-9 再教育の内容

外因性：経カテーテル感染，傍カテーテル感染	内因性：経腸感染，経腟感染，血行感染
・環境整備 ・手洗いの励行 ・デバイスの掃除方法 ・デバイスの定期点検 ・バッグ交換手技，清潔操作の徹底 ・カテーテルの収納法（折り曲げない） ・カテーテル汚染時，切断時の対応 ・出口部ケア 　カテーテルの固定方法 　皮膚の清潔 　出口部・トンネル部の機械的刺激の除去	・貧血・低栄養の改善，抵抗力を付ける ・排便コントロール ・内臓疾患と腹膜炎の関連について ・子宮がん検診や抜歯時は医師に相談すること

(3) 腹膜機能低下

　腹膜の劣化の誘因として，高濃度ブドウ糖液や高浸透圧液，酸性液の使用，可塑剤やブドウ糖分解産物などが考えられている．6年以上継続している患者の約半数は限外濾過が低下し，PD中断を余儀なくされている[8]．腹膜硬化症の管理として，PETを定期的に行い，腹膜透過性亢進の有無を確認，限外濾過の低下（体重増加，体液量が増加）をみる．PETの腹膜機能結果から治療法の検討を行う．予防として，生体適合性の高い透析液の使用，高濃度液の使用を制限，過度の塩分・水分の摂取を避けることである．

〈腹膜平衡試験〉

　腹膜平衡試験（peritoneal equilibration test；PET）は，米国Missouri大学のTwardowski ZJらによって確立された再現性に優れた腹膜機能検査法である．PETの目的は，腹膜透過性の評価，至適透析法の選択，透析法の処方の決定，水分および溶質除去低下の原因究明である．腹膜透析が問題なく実施されている場合，腹膜機能の検査は患者の状態を把握するために，6カ月～1年に1回を目安に定期的に行うことが望ましい[8]．

❶ 腹膜平衡試験（PET）の実際

〈必要物品〉

　2.5%2.0lの透析液1袋（PETの検査時に使用する），PET終了後の使用する透析液，キャップ2つ，血液検査用スピッツ（ブドウ糖，クレアチニンの測定）1セット，排液用スピッツ（ブドウ糖，クレアチニン）3セット，排液採取時に必要な消毒液と器材．

開始から貯留2時間まで

① 前夜のバッグ交換から8時間以上経過しているか確認する．
② 前夜の透析液を立位または座位で，20分以上かけて排液する．
③ 体温程度に温めた2.5%2.0lの透析液を，10分かけて注液する．このとき，2分ごとに仰臥位 → 右側臥位 → 左側臥位の順に体位を変える．

④ 注液完了後すぐに透析液バッグ側に 200ml 排液し，透析液バッグを 2 ～ 3 回転倒混和する．薬剤注入ポートから無菌操作で排液 10ml を採取する［排液サンプル 1］．
⑤ 残り 190ml を再び腹腔へ注液する．
⑥ 透析液バッグは切り離さず，携帯してもらう．
　※開始後 2 時間までは自由時間となり，待機してもらう．検査中の飲食の制限はなく食事摂取も可能である．

> **コラム　無菌性腹膜炎・好酸球性腹膜炎とは**
> 　細菌性腹膜炎以外に，無菌性腹膜炎，好酸球性腹膜炎がある．これらは，一種のアレルギー反応と考えられ，導入初期やシステム変更の場合にみられる．
> 　排液中，末梢血の白血球の増加（そのうち好酸球が上昇する）で診断され，無症状で腹膜透過性の変化はない．特に治療は行わず，ほとんど 1 カ月以内に寛解する．
> 〈原因として考えられるもの〉
> 　腹膜カテーテルの刺激，透析液の刺激，薬剤の刺激，EOG 滅菌，手術中の空気混入

貯留 2 時間め
① 透析液バッグ側に 200ml 排液し，透析液バッグを 2 ～ 3 回転倒混和する．薬剤注入ポートから無菌操作で排液 10ml を採取する［排液サンプル 2］．採血を行う［採血サンプル 1］．
② 残りの 190ml を再び腹腔へ注液する．
③ 透析液バッグは切り離さず，携帯してもらう．

貯留 4 時間め
① 立位または座位で，20 分以上かけて透析液バッグ側に排液する．薬剤注入ポートから無菌操作で排液 10ml を採取する［排液サンプル 3］．
② 新しい透析液を注液し，バッグを切り離す．
③ 排液バッグに排液した昨夜からの排液量を測定する．

❷ 評価方法
　PET では，血液中と PD 排液中のブドウ糖とクレアチニンの濃度の変化を測定する．注液 2 時間め，4 時間めにおける透析液中クレアチニン濃度（D）と血液中クレアチニン濃度（P）の比（D/P-Cr），および透析液中ブドウ糖濃度（D）とその初期濃度（D_0）の比（D/D_0-Glu）を測定し，前者で小分子物質の除去効率，後者で除水効率を評価する[9]．透過性の高い方から順に「High」「High Average」「Low Average」「Low」の 4 段階に分類する（表 8-10）．
- High（H）：非常に効率のよい膜で，溶質がすばやく移行し，ブドウ糖吸収が増加するが，除水が悪く，アルブミンは低値になる．
- High Average（HA）：効率がよい膜で，溶質移行は良好，除水は良好である．
- Low Average（LA）：やや効率が悪い膜，溶質移行はややゆっくり，除水は良好である．
- Low（L）：効率の悪い膜，溶質の移行は遅く，残腎機能がないとよいクレアチニンクリアランスが得られない，除水は非常に良好である．

■ 表8-10　PET結果にもとづく療法選択の基本指針

カテゴリー	限外濾過	溶質除去	溶質除去
H	悪い	十分	APD，DAPD
HA	比較的良好	十分	standard PD
LA	良い	十分	standard PD，high does PD
L	非常に良い	不十分	High dose PD or HD

APD：夜間8〜12時間に10〜20lの透析液を使用する．
DAPD（daytime ambulatory peritoneal dialysis）：昼間に3〜4回交換する．
Std PD：1日に7.5〜9.0lの透析液を使用する．
Std CCPD：夜間6〜8lと昼2l使用する．
High dose PD：1日9l以上の透析液使用によるCAPD．
夜間8l以上，昼2〜4lの透析液使用によるCCPD．

（4）被囊性腹膜硬化症

　被囊性腹膜硬化症（encapsulating peritoneal sclerosis；EPS）は，びまん性に肥厚した腹膜の広範な癒着により，持続的，間欠的，あるいは反復性にイレウス症状を呈する症候群と定義されている[10]．EPSの原因は明らかにされていないが，これまで高濃度透析液の使用，腹膜炎の反復，ブドウ糖分解産物，長期間のPDなどの誘因が報告されている．これらの誘因により腹膜が劣化し，それに伴い，腸管がフィブリンの堆積した被膜に覆われ，その被膜が強固になることにより腸管蠕動が阻害され，腸閉塞の症状を起こすと考えられている．EPSの治療方法は病期によって異なる．川西らは，EPSの臨床病期を，①発症前期，②炎症期，③被囊期，④イレウス期の4つに分類している．その治療は，発症前期と炎症期の早期ではステロイドが投与され，被囊期はTPNで腸管の安静を保ち，イレウス期では外科的に腸管癒着剝離術が行われる[11]．

看護目標
・腸管蠕動を維持し，腹部症状の観察を行い，異常の早期発見に努める．
・TPN，絶食によるストレス，病状悪化による不安の軽減ができる．
・腸閉塞による腹痛，低栄養に伴う循環動態の変動など身体的苦痛の緩和に努める．

観察項目
・イレウス症状（悪心，嘔吐，腹痛）の有無
・栄養状態：低栄養の有無，るいそうの有無
・下痢，便秘の有無
・血性排液の有無（PD中，腹腔洗浄中）
・限局もしくはびまん性の腹水貯留の有無（カテーテル抜去後）
・腸管蠕動音聴取：金属音，蠕動音低下
・腹部に塊状物の触知
・血液検査所見（炎症反応，低アルブミン血症，貧血，高エンドトキシン血症）

看護活動
・血液透析移行への準備

　　EPSの予防を考慮し，PD療法をいつの段階で中止するかが大きな問題である．一般的

には8年以上で除水能500ml以下，PETがHighであれば，腹膜透析中止を考慮する．しかし，患者にとって血液透析へ移行することは，生活の再編成をすることになり心理的な負担が大きい．EPSの危険性について十分説明し，患者が納得し自分の意思で決定できるよう援助する．

・腸管蠕動音の確認，腸閉塞の早期発見

わが国のEPS例の70%はPD離脱後に発症していることから，PD離脱後の腹腔内の変化を観察することは臨床的に重要である[12]．毎回，透析開始前に腸管蠕動音を聴取し，異常の早期発見に努める．患者指導としては，便秘の予防，腹部に塊が触れるような場合は伝えるよう説明する．

・心理的サポート

EPSが発症した場合，現在の医療では完治することは困難であり，対症療法が主となる被囊期ではTNPとなり，食への欲求も満たされない状態で長期間経過することになる．先行きがみえない治療のため，治療に伴う身体的苦痛，不安や恐怖心などから心理的ダメージが大きく，うつ症状を起こす可能性がある．身体的苦痛を最小限にし，疾病への不安の軽減を図り，患者の訴えを傾聴し，共感し支持的姿勢でかかわる．患者が安楽と思えるような快の刺激を与える．

6 適正透析

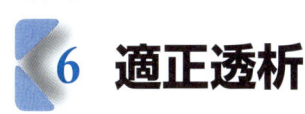

　腹膜透析は残腎機能の保持に優れ，在宅で行われる透析療法であることから，自己のライフスタイルに合わせて透析時間を調整することができ，高い QOL が得られるといわれている．残腎機能が維持されている段階では，腹膜透析で十分に透析効率が得られ，身体状態も安定し日常生活も安楽に過ごすことができるが，残存腎機能や腹膜機能が低下した場合，適正透析量を維持することができなくなり，尿毒症症状が出現し日常生活行動に支障をきたすこととなる．つまり，腹膜透析患者は適透析量を維持するために自己の健康状態を把握し，体液バランスの調整，腹膜炎などの感染を防ぎ腹膜機能を温存していくことが必要である．そのために，看護師は患者の生活状態から自己管理状況を把握し，患者の生活と腹膜透析治療上の問題を捉え，患者に必要な情報を提供し，患者自らが自己の健康状態から適正透析を理解し，よい状態に整えることができるよう支援することが重要となる．

(1) 適正透析所見

　症状：消化器症状，中枢・末梢神経，皮膚掻痒感など尿毒症症状がない状態が理想
　貧血：Hb $11 \sim 13$g/dl で貧血症状がない．
　溶質：BUN 70mg/dl 以下，クレアチニン $18 \sim 20$mg/dl 以下
　クレアチニンクリアランス：$50 \sim 60l$/週/$1.73m^2$
　尿素カイネティック（Kt/V）：1.7 以上
　栄養：血清アルブミン値 3.5g/dl

(2) 外来での管理・指導

　腹膜透析は，残腎機能（尿量＞100ml/日）と透析による除水により体重管理を行う．透析処方（透析液濃度・透析液量・透析貯留時間・交換回数）と食事管理の調整を行いながら，適正透析量を維持する．

❶ 外来受診時の観察項目
- 体液バランス：バイタルサイン，体重，尿量，除水量，浮腫の有無，心胸比，水分摂取量，塩分摂取量
- 透析不足による症状：イライラ，不眠，気力減退，食欲不振，嘔気，皮膚掻痒感など
- 生化学検査データ：Cr, BUN , Na, K, Cl, Ca, IP, 血糖，TG
- 栄養状態：血清総蛋白，血清アルブミン，ヘマトクリット，尿素窒素，食事摂取量
- 貧血：ヘモグロビン，ヘマトクリット，総蛋白，血清アルブミン
- 療養生活状況：腹膜透析スケジュール，日常生活動作，活動量，入浴方法，出口部ケアの状況
- 出口部の状態：発赤の有無，排膿の有無，圧痛の有無，不良肉芽，皮膚損傷
- 心理状態：バーンアウト，不安感，うつ症状，等

❷ 水分・体重管理

　体重は毎日決まった条件で計測し，自己管理ノートに記録する．尿量は外出先などで測定することが難しいなど諸事情により計測できない場合が多いが，1回尿量を測定し排尿毎に加算していく方法や休日に24時間尿量を計測する管理方法を指導する．体重・尿量の計側は透析による体液量の変化を捉え，溢水や脱水など体液バランス異常を早期発見し対処することを目的とする（図8-15）．自己のデータ（体重・除水量・血圧）の見方と目標体重を伝え，体液過剰，脱水状態など異常時の対応と連絡方法を指導する．浮腫が強い状態では食塩摂取量が過剰となっている場合が多いので，食事内容を確認し，減塩を促す．浮腫の程度によっては透析液濃度を高濃度に変更する必要もある．

IN		OUT	
食物中の水分	800〜1000m*l*	腹膜透析除水量	（　）m*l*
飲水量	（　）m*l*	尿量	（　）m*l*
代謝水	300m*l*	不感蒸泄	800m*l*
計：	（　）m*l*	便	100m*l*
		計：	（　）m*l*

図 8-15　体液バランスの考え方

7 食事管理

腹膜透析の食事管理の特徴として，食事摂取量不足，透析不足，ブドウ糖負荷，排液中へのタンパク喪失によるタンパク質・エネルギー低栄養状態を起こしやすい．残腎機能の消失した後，腹膜透析単独の治療では透析不足から栄養状態を悪化する[13]．腹膜透析患者の食事状管理状況や検査データを確認しながら，個々の病態に合わせた栄養指導が必要とされる．

(1) 総摂取エネルギー量

腹膜透析液は，除水を行うための浸透圧物質としてブドウ糖を使用しており，腹膜を通してブドウ糖が体内に吸収される．食事からのエネルギー量は必要エネルギー量から，腹膜から吸収されるブドウ糖のエネルギー量（表8-11）を差し引いた量とされる．ブドウ糖は単糖類であるため，炭水化物の摂取量を総エネルギー内の50％程度に制限する必要がある．エネルギー摂取が過剰となりやすく，肥満，高脂血症，糖尿病などに悪影響を及ぼし，とくに肥満は腹腔容積の低下を起こし，腹部膨満感の増悪，腰痛の悪化の原因となる．

> 食事摂取エネルギー量 ＝ 総エネルギー量 － 腹膜吸収エネルギー量

■ 表8-11　持続型腹膜透析（CAPD）食事療法

総エネルギー（kcal/kg*/日） （透析液からの腹膜吸収を含む）	29～34
蛋白質（kcal/kg*/日）	0.9～1.2
食塩（g/日）	CAPD除水量(l) × 7.5 （残腎尿量100mlにつき0.5g追加）
カリウム（g/日）	2.0～2.5
食事外水分（ml/日）	CAPD除水量 ＋ 残腎尿量
リン（ml/日）	700
カルシウム（mg/日）	600

＊は標準体重

（日本透析医学会：腹膜透析ガイドライン2009．を参考に作成）

(2) 良質なタンパク質の摂取

腹膜透析では，1日5～10gのタンパク質と1.5g～3.5gのアミノ酸が透析液へ喪失するとされるが，透析処方により喪失量は影響を受け，交換する液量が増えるとタンパク質・アミノ酸の喪失は増加する[14]．エネルギー摂取量が十分な場合，タンパク摂取量は0.9～1.2g/kg/日を目標とする．

> **コラム　腹膜透析患者の栄養障害と栄養介入**
>
> <原因> 栄養摂取量不足（腹部膨満感，老化による消化器機能衰えなど），透析液への栄養素の喪失，慢性炎症巣の存在，透析不足による尿毒症の増悪など
>
> <介入> 栄養摂取不足は経口エネルギー摂取量が要因であり，十分な栄養が摂取できる摂取方法を検討する必要がある．経口高エネルギー濃度流動食が有効である．慢性炎症状態では，基礎にある炎症の改善が必要であり，透析不足では適正透析量が確保できるよう治療方法を検討する必要がある[15]．
>
> つまり，栄養介入は慢性透析不足と低栄養状態を見逃さないこと，早急に栄養学的な改善と適正透析量を確保することが重要であり，それが健康な生活を営むための基本である

(3) 食塩摂取量

　腹膜透析患者の塩分と水分の摂取量は，1日の除去量（腹膜透析除水量＋排尿）とのバランスを保つ．塩分を摂りすぎると必然的に水分摂取量も増加し，除水不良による浮腫や高血圧の誘因となる．食塩の除去は，腹膜透析除水量1000mlにつき7.5g，尿量100mlにつき約0.5gである．水Na貯留による高血圧の管理からも，1日塩分摂取量は6～8gに制限する．

（藤田文子）

■ 文　献

1) 中山昌明：最近の治療モード：インクルメンタルPDと併用療法の現況．臨床透析，24(2)：181-185，2008．
2) 中元秀友：療法選択―各種療法の長所を生かした選択を目指して．臨床透析，24(4)：423，2008．
3) 鈴木一之：周辺知識（接続補助具，APD機器）．臨床透析，16(14)：2096，2000．
4) 前掲書3)：p2098．
5) 宮崎歌代子，鹿渡登史子編：在宅療養指導とナーシングケア退院から在宅まで3．p31，医歯薬出版，2002．
6) Twardowski ZJ, Prowant BF：Classification of normal diseased exit-sites. Perit Dial Int, 16(Subl1.3)：S32-S50，1996．
7) TERUMO：かわらばん．30(1)，2005．
8) 川西秀樹編：新しいCAPDケアマニュアル．p127，メディカ出版，2005．
9) 日本透析医学会：腹膜透析ガイドライン．日本透析医学会雑誌，42(4)：299，2009．
10) 下条文武監修：よくわかる腹膜透析の実際CAPD患者のQOL向上を目指して．p79，西村書店，2005．
11) 川西秀樹：被嚢性腹膜硬化症の治療戦略．腎不全外科 2002, pp 8-12, 2002．
12) 前掲書9) p302．　13) 前掲書9) p295．　14) 前掲書9) p296．　15) 前掲書9) p297．
16) 中元秀友：腹膜透析―腹膜炎，出口部感染症．臨床透析，25(1)：111-120，2009．
17) 日本腎不全看護学会編：腎不全看護．第3版，医学書院，2009．
18) 富野康日己編：よくわかるCAPD療法―腹膜透析のノウハウ．改訂3版，医薬ジャーナル社，2009．
19) 石崎　允監修：逆引きPD事典．東京医学社，2008．
20) 飯田喜俊，秋葉　隆編：透析療法パーフェクトガイド．医歯薬出版，2007．
21) 西田英一，安永親生，中本雅彦：CAPD出口部・トンネル感染症．腎と透析，59(4)：714-718，2005．
22) 佐藤明美，寺田章子，古谷隆一：腹膜透析導入時の患者教育 スキンケアに基づいたカテーテル出口部ケア．看護技術，50(13)：42-44，2004．
23) 石崎　充監，今井裕一編：CAPD実践マニュアル．医学書院，2004．
24) 川口良人，宇田有希，佐中　孜監：腹膜透析入門 これで安心！PDライフ．東京医学社，2008．

IX 腎移植の看護

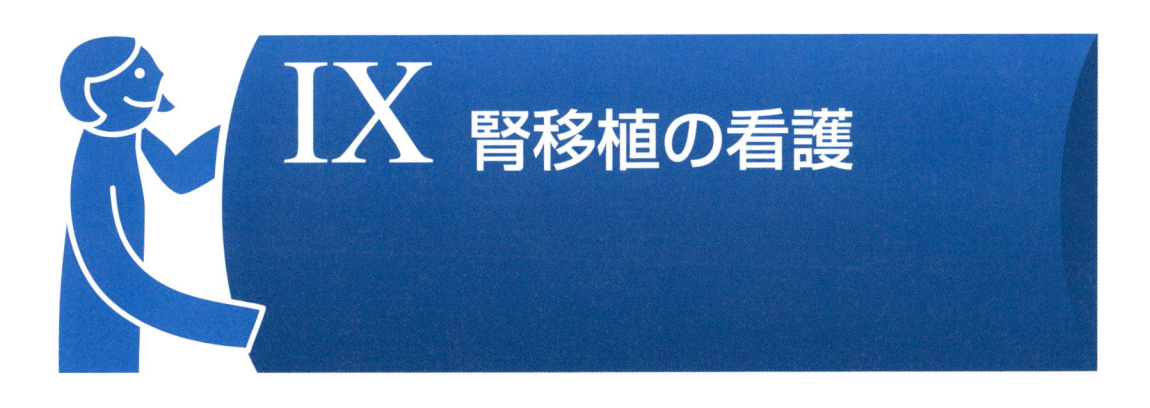

近年,免疫抑制剤の進歩により腎移植後の生着率,生存率がともに上昇し,移植件数が増加している.移植件数のなかでは生体腎移植件数が増加しており,今後,移植医療の進歩や末期腎不全者数の増加に伴い,移植を希望する患者数がさらに増えることが予測される.そのため,透析看護に従事する看護師は,患者の関心に心を寄せ,末期腎不全患者の治療方法の選択枝として,腎移植に関する情報が必要となる.また,看護師は,透析患者の身体の管理状況について,移植の視点を含めて観察,セルフケアへの支援をすることが望まれる.移植の多数を占めるのが透析患者であるが,日常患者が通う透析施設の看護師にとって,移植に至るまでの看護について書かれたものは少なく,本項では透析看護に従事する看護師に必要な視点を中心に,腎移植前看護をまとめた.

(1) 腎移植の現状

手術件数は,2001年よりわずかながら増加を続け,2007年には,献腎移植(163例),生体腎移植(1,037例),脳死腎移植(24例)を合わせて総数1,224例と過去最高数となった.この間,献腎数は122～173例の間で推移し,生体腎移植数は,2002年から毎年約100例近くの増加がみられる.

2009年(12月31日現在)の腎移植登録患者数は11,940名で,全透析患者の約4.2%となっている.献腎・脳死腎移植数からみると登録者の1%強が献腎移植を受けたことになる.死体腎移植について欧米諸国と比べると,欧米では人口比における移植数が多いこと,その中でも死体腎移植数の占める割合が非常に高いことが,日本との違いである.

(2) 生体腎移植 (図9-1)

生体腎移植の増加の理由として,献腎移植数が思うように増えないこと,ABO血液型不適合での手術成績が向上し血液型適合例と遜色なくなってきたこと,夫婦間での移植が増えてきたことがある.2006年度の生体腎移植では,両親からの提供が52.2%,夫婦間が27.4%で,夫婦間の移植は2003年度より6%増加している.生体腎移植ドナーの平均年齢は50歳代が34.5%と多く,次いで60歳代25%となっている(日本臨床腎移植学会報告,2007より).

日本移植学会指針では,生体臓器移植ドナーは「原則として血縁者または家族に限定する」と

```
┌─────────────────────────────────────────────────────────┐
│  1. 希望する腎移植施設を受診                                │
│     （現在かかっている病院の紹介状が必要）                   │
│     ①献体腎移植希望者登録用紙の記入，提出                   │
│     ②HLA検査                                             │
│     ③新規登録料3万円を振込み                              │
│  2. 臓器移植ネットワークに登録完了                          │
│  3. 登録の更新                                            │
│     ①1年ごとの更新（更新用紙の記入，提出）                  │
│     ②更新料5,000円振込み                                  │
│     ③クロスマッチ採血                                     │
│                                                         │
│              （ドナー発生）                               │
│                                                         │
│  1. コーディネーターからレシピエント候補，移植希望施設に連絡が入る │
│  2. 移植への意思を確認                                    │
│  3. 入　院                                               │
│     術前検査，必要により術前透析を受ける                    │
│  4. 手　術                                               │
└─────────────────────────────────────────────────────────┘
```

図 9-1　献腎移植登録の流れ

してきたが，2003年，「第三者の生体移植の臓器提供者について，症例ごとに医療機関の倫理委員会で検討することを条件に容認する．ドナーの意思が他人からの強要でないことを，ドナーの権利を保護する立場にある第三者（家族や医療関係者以外）が確認する」に改定された．また同指針で，条件つきで16歳以上の未成年の提供も認められた．

1) インフォームドコンセントにかかわる支援

(1) インフォームドコンセントにおける看護師の役割

　腎不全は，透析を受けることで生命は保障され，ある程度の時間的制約があるものの，社会生活を送ることができる．また，移植医療は他の人の自発的な臓器提供があって初めて成立する治療方法である．そのため，移植を選択するうえで，手術による利益と不利益を十分理解し，自らの意思を確認しながら時間をかけて決定しなければならない．

　日本看護協会は「看護者の倫理綱領」(2003)のなかで「看護師は，人々の知る権利及び自己決定の権利を尊重し，その権利を擁護する」[1]と看護師の行動指針を示している．看護師には，レシピエント（移植希望者）およびドナーの立場に立ち，インフォームドコンセント（informed consent；IC）の内容の理解を助け，自立した自己決定を支える役割がある．

　レシピエントおよびドナーは，身体的侵襲に加え，精神的，社会的，経済的な問題を抱えることになるが，腎移植専門のコーディネーターがいる医療機関は少ない．そのため患者にかかわる病棟や外来，透析室の看護師がその役割の一端を担う意義は大きい．

(2) インフォームドコンセントの内容

ICでは，患者の病状，手術方法，手術までの検査，移植の成功率，術後経過や社会復帰，拒絶反応，免疫抑制剤とその副作用，合併症，セルフケア，移植費用などについて説明する．ICは医師から行われるが，初めてICを受ける患者・家族は緊張感や耳慣れない言葉によって内容が十分理解できないこともある．看護師はその場に同席し，患者・家族が説明された内容を正しく理解し，治療方法を選択できるよう援助する必要がある．

また，治療選択まで説明の機会を幾度か設け，時間的余裕をもち，移植に対する間違った知識をもっていないか，不明な点がないかを確認していく．確認を繰り返すことで，移植に対する意思が固まり，手術に関する対処能力を高めることができる．

2) 心理・社会的側面への支援

(1) レシピエントの心理状態

レシピエントの抱える問題として，堀川らは9つの点を挙げている[2]．

〈レシピエントの心理社会的負荷〉
・ドナー選択にかかわる負担
・ドナーへの感謝，信頼，それとともに生じるドナーへの負債感
・ドナーやその他の家族からの大きな期待
・ドナーとの過剰な一体感
・手術に対する恐怖
・免疫抑制剤服用の負担とその副作用の苦痛
・移植腎脱落の恐怖
・透析施設から受けていたサポートの消失
・社会的役割の変化

レシピエントは，「透析からは解放されたいが，他の人を傷付けてまで」と思う気持ちをもっている．臓器提供を受けることへの感謝や罪悪感，ドナーの術後の身体的影響への思いなど複雑な心理を有している．看護師は，家族内でレシピエントのQOLが改善することを最優先に願うという意思が共有できるようにかかわり，移植に対する動機を強める支援を行う．

(2) ドナーの心理状態

生体腎移植の多くは親子，夫婦間である．親子間の場合，両親は子供に対して慈悲や何とかしてやりたいという気持ちが先行する．特に母親は子供に対する自責の念が強く，周囲への気遣いもあり，手術に対する不安や疑問を表出できない傾向にある．手術を受けるうえでのデメリットについても，十分理解，納得できているか気持ちの表出を促す必要がある．日本移植学会の

倫理指針（生体腎移植の提供に関する　補遺）には，「提供候補者は提供手術が実施されるまで，提供の意思をいつでも撤回できることを，医療者は保障する」とある．看護師は，ドナー候補者に心理的圧力がかかっていないか，何らかの理由で提供への意思が揺らいでいないかなど，ドナーの率直な気持ちの表出を助ける．さらに，小さな変化に気付ける細やかな観察を行う．

(3) チーム医療

生体腎移植では，レシピエントおよびドナーが家族の中にいて，非常に近い関係にあることがほとんどである．家族だからこそ言いにくいことがあったり，お互い相談できないことが出てくる．また，レシピエントおよびドナーという立場が生まれることで，それまでの家族内での役割関係に変化を生じる．そのため，家族間での移植は，第三者である医療関係者が患者・家族を支える役割を担い，カウンセリングが受けられるようにコーディネートし，チームでかかわることが大切である．看護師はチーム医療の一員として，患者とその家族の気持ちに寄り添い支援していく．

(4) ピア・グループ

患者・家族は，移植を考える時点から，決定，手術まで，そのときどきに応じて適切な情報を必要としている．特に体験者の話は，これから手術を受ける者にとって非常に有益な情報となる．体験者は，患者にとってこれからの体験をうまく乗り切るための道標であり，また実践的な助言者となる．肯定的な役割モデルをコーディネートすることで患者・家族は勇気付けられ，エンパワメントすることになり，手術を克服していこうとする力につながる．

3) 腎移植手術までの看護

生体腎移植の流れを図 9-2 に示す．

腎移植は，全身麻酔下で行う侵襲の大きい手術である．術後の大量輸液や体液バランスを保ち循環動態を安定させるには，心血管系機能をよい状態に保つことが必要となる．また，術後は免疫抑制剤の服用が必要不可欠であり，術後増悪するリスクの高い消化管潰瘍や，感染症の原因となるむし歯や扁桃腺炎，副鼻腔炎など慢性炎症の治療，糖尿病のコントロールが必要となってくる．そのため，透析期における体重管理や移植前検査の必要性について理解を促し，術前の体調管理を自ら整えられるように支援する．

(1) レシピエントの適応・基準

吉村らは，腎移植のレシピエントの選択基準は慢性腎不全で透析を受けている患者のほとんどに適応があるとし，腎移植を行っている外科医の立場から，現在注意している腎移植の適応について述べている[3]．

〈レシピエントの選択基準〉

明らかに移植不能と考えられる病態
- 胆がん者で根治でない状態
- 重度の肝硬変
- 重篤な心血管合併症：心筋梗塞，脳出血（梗塞）
- 難治性下肢壊疽を有する糖尿病性腎症
- 駆出率30％以下の心機能低下
- HIV感染者
- 自己管理不能者
- 蓚酸症

移植のためにあらかじめ十分な検討を要する病態
- 65歳以上
- 透析歴20年以上などの長期透析者
- 糖尿病性腎症
- 下部尿路疾患
- 巣状糸球体硬化症
- 抗ドナー抗体陽性
- 血液型不適合
- 精神疾患の既往
- 血管合併症の既往：虚血性心疾患，脳血管障害，閉塞性動脈硬化症
- 繰り返す胃十二指腸潰瘍
- 治療中の感染症

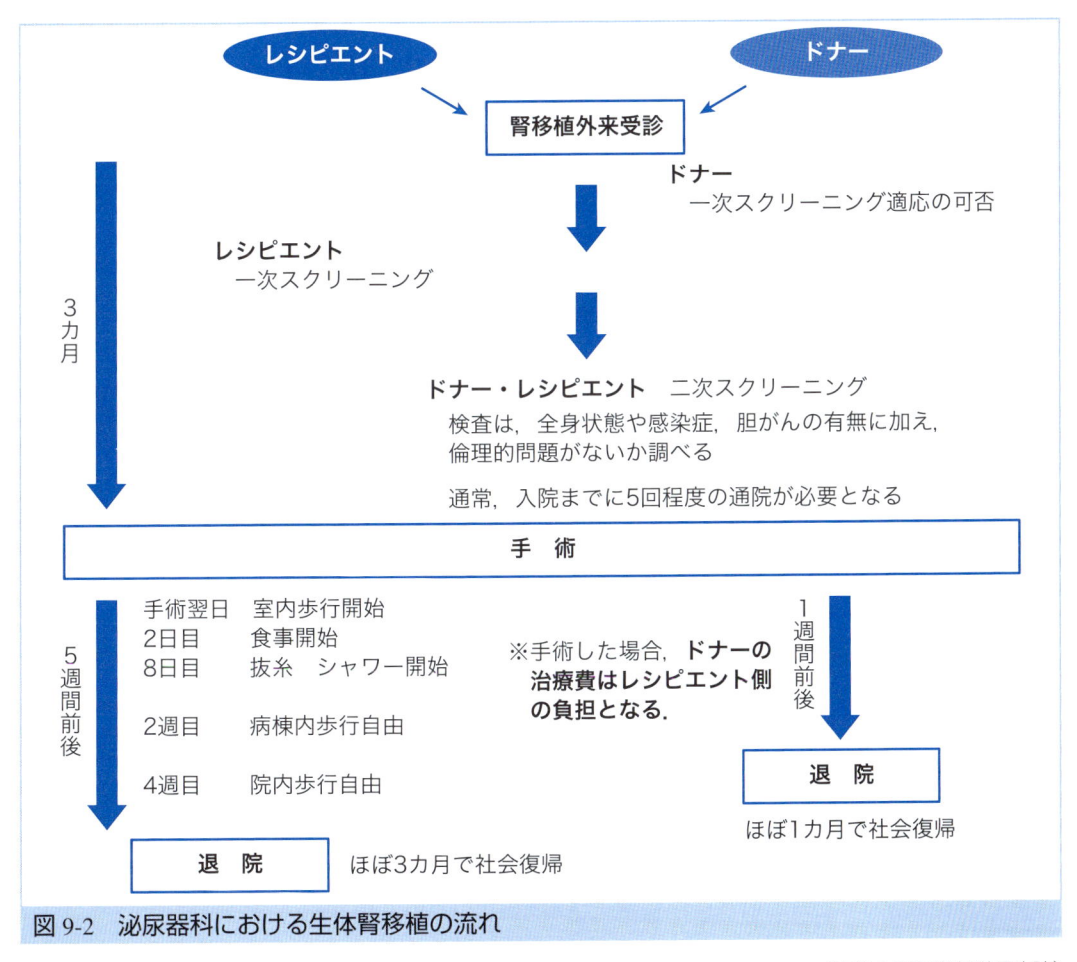

```
レシピエント                    ドナー
      ↓                          ↓
        腎移植外来受診
              ↓
                    ドナー
                      一次スクリーニング適応の可否
  レシピエント
    一次スクリーニング
              ↓
        ドナー・レシピエント  二次スクリーニング
        検査は，全身状態や感染症，胆がんの有無に加え，
        倫理的問題がないか調べる
        通常，入院までに5回程度の通院が必要となる
              ↓
              手 術
              ↓
  手術翌日  室内歩行開始
  2日目    食事開始              ※手術した場合，ドナーの
  8日目    抜糸　シャワー開始      治療費はレシピエント側
  2週目    病棟内歩行自由          の負担となる．
  4週目    院内歩行自由
              ↓                          ↓
            退 院                       退 院
      ほぼ3カ月で社会復帰         ほぼ1カ月で社会復帰
```

図9-2　泌尿器科における生体腎移植の流れ

（京都大学医学部附属病院）

(2) 透析患者で注意を要する状態

手術に影響を及ぼす透析療法に伴う身体障害について，主な項目を挙げる．

❶ 循環器系

全身麻酔手術を受けるにあたり，透析患者および腎不全患者の身体的変化のなかで，特に循環器系の障害が手術侵襲のリスクとなる．心臓の拡張能，収縮能，弁の開放・閉鎖機能は，透析で繰り返される体液量の増減や，リン（P）・カルシウム（Ca）代謝異常，高血圧などにより動脈硬化が強まるなど，日常的に障害を受けている．

❷ 栄養障害

透析患者は，心機能障害，消化吸収障害，中枢神経障害，慢性炎症，気分不快症状，食事内容の制限などから，低栄養状態にある患者が多い．

❸ 感染症

常に細胞性免疫機能が低下しており，易感染状態にある．また，場合により移植前から始まる免疫抑制剤の服用により，より感染を受けやすくなる．

(3) 身体状態の観察と看護

❶ 体重コントロール

毎透析時の大量水分除去は，心機能や血管の収縮能に負荷をかけることになる．1回の透析で除去する水分量が多い程その負荷が大きくなるので，適切な体重増加となるよう水分コントロールを指導する．また，高血圧がみられる場合は，血圧の日内変動を把握し，体液過剰の防止や降圧剤治療が適切に行われているかを検討する．

❷ 栄養状態の保持

良好な栄養状態にあるか，検査データや他覚的栄養評価によりアセスメントする．低栄養の場合は，食事内容が適切な良質タンパクとカロリー摂取となっているか情報収集し，摂取内容を工夫する．

❸ 貧血の改善

心機能を守るうえで，貧血の改善は重要である．食事が十分とれているか，必要な薬剤が内服されているかを把握し，食事摂取内容の工夫や，必要により医師に相談する．

また，消化器系など出血を有する疾患の有無を把握する．

❹ リン・カルシウムのコントロール

血管および全身の石灰化を抑えるために，P・Ca濃度が適正な値でコントロールできるよう，食事内容の調整，服薬のコンプライアンスの確認，排便状況をアセスメントする．

筆者は，栄養状態，貧血の改善を図りながら，Pを抑えた食事を考えることは難しいと感じている．食事内容の調整のポイントとして，改善点の優先順位を決める，補助食品を活用する，栄養士との連携を図るなどがあり，患者の社会的状況を考慮しながら具体的な摂取方法を考えていく必要がある．

❺ 糖尿病の血糖コントロール

血糖コントロール不良は手術後の感染や心血管系のトラブルのリスク要因である．HbA1cや

空腹時血糖が正常範囲に保たれるように，食事の調整やインスリンの適正量を検討する．

❻ 感染予防

透析者は免疫調節異常があり，免疫力が低下している．そのため感染症に罹患しやすく，手洗いやうがい，人混みのなかではマスクを着用するなど，日常的な感染予防行動が習慣づけられるようにする．

(4) 至適透析の実施

患者のセルフケアと併行して，至適透析を実施する．

❶ 透析量の確保

ダイアライザーの選択，血流量，透析時間など透析量の効率を図り，検査データの改善，保持を確保する．

❷ 循環動態が安定する透析方法

目標体重や除水量の設定，透析中のモニタリング，カリウム値の測定など，透析中の身体状態が安定するよう透析方法を考える．

4）術前・術後の自己管理行動への支援

(1) 自己管理教育とその必要性

腎移植後は，免疫抑制剤を長期にわたって服用し続ける必要がある．免疫抑制剤は，移植した腎臓の拒絶反応を抑える一方，感染に対する免疫力も抑える．そのため，拒絶反応の兆候を早期に発見すること，薬剤の血中濃度を一定量に保持する服薬方法を守ること，免疫抑制剤の副作用である合併症の予防が主な自己管理内容となる．術後の外来受診で，移植腎の生着状態を定期的に観察するが，その間の日常生活では，自分で身体状態を観察する必要がある．術後の急性期を過ぎ，状態が安定した時点で自己管理を始めるが，術前よりその必要性を説明し，予防行動を開始することで術後の自己管理がスムーズになる．

透析患者は，普段から透析療法に必要とされる体重コントロールや服薬，食事内容の調整を行っている．移植手術が決定すれば，新たな項目として，厳密な服薬方法や拒絶反応の兆候の観察，尿検査，感染予防行動などが必要となる．そのため，これまでの内容を変化，発展させた形で知識の提供と指導を行い，移植後の自己管理の確立に向けて支援する．

(2) 自己管理能力の把握

移植後は，免疫抑制剤を正しく服用し，拒絶反応や薬による合併症に対する観察を行う．感染予防をするなどの日常行動を習慣づけ，自らの責任で身体状態を守っていくことが大切となる．

自己管理能力の要素として，移植に対する意思や期待，自己管理の必要性の理解，実践を継続していく力などが挙げられる．そのため，患者や家族との面談や，これまでの疾病の経過，対処方法を情報収集し，自己管理に対する意識や行動能力について評価する．そして，退院後の社会

復帰について生活スタイルや活動内容を聞き，服薬や感染予防行動を実践していくための方法を患者とともに考え，対処能力を高める支援を行う．また，自己管理を継続していくための力として，家族や周囲の人たちのサポート力がどの程度であるか把握しておく．

（3）手術後の自己管理項目

❶ 服薬管理
- 薬の必要性を理解する．
- 薬の種類，服用量，服用方法，副作用とその症状を理解し，正しく服用する．

❷ 腎機能，拒絶反応，感染兆候の観察
- 体重の変化，尿の性状，バイタルサイン（血圧，体温），自覚症状を知る．
- 自己管理ノートに観察項目，服薬状況を記録する．

❸ 感染予防行動

免疫抑制剤の種類や服用量が多い手術後3～4カ月間は，注意が必要である．
- 肺炎，上気道感染：人混みを避ける．外出後はうがいをする．
- 尿路感染：膀胱炎症状（排尿時痛，頻尿，残尿感など）があるときは，水分摂取を多くする．シャワーや入浴で陰部や肛門部を清潔にする．
- 口内炎：うがいをする．
- 食前や外出後の手洗いをする．

❹ 活動
- 休息によって疲労が回復する程度の運動量にする．
- 腹部が圧迫されるような柔道やボクシング，骨折の危険性の高いスキーなどのスポーツを避ける．
- 徹夜など免疫力を低下させる行動を避ける．

❺ バランスのよい食事

免疫抑制剤の副作用の1つに食欲亢進がある．定期的に体重測定する．食事摂取量や内容を振り返り，カロリーやタンパク質摂取が過剰にならないように注意する．

❻ その他
- 屋内でのペット飼育については，医療者とよく相談する．
- 禁煙する．

5）特殊血液浄化法

　免疫抑制剤の進歩によりABO血液型不適合＊やリンパ球クロスマッチ陽性＊＊でも腎移植が可能となった．このため，腎移植前後に抗体除去を目的とした血漿交換（plasma exchang；PE）や二重膜濾過法（double filtration plasmapheresis；DFFP）を行う．

＊血液型不適合：抗血液型抗体により移植腎が攻撃を受け，血栓性微小血管症によって数時間で腎循環が閉塞する．免疫抑制剤で抗体産生を抑制し，移植前に抗血液型抗体を除去する．

** リンパ球クロスマッチ陽性：過去の移植や輸血，妊娠などを契機にドナー抗原に感作され抗体をもつようになる．ドナーとのクロスマッチが陽性となるため，移植前に抗体を除去する．

（1）血漿交換

血液を血漿分離器で分離し，廃棄する患者血漿を同量の新鮮凍結血漿（fresh frozen plasma；FFP）で置換する．通常，循環血漿量の 1 ～ 1.5 倍の血漿を置換する．血液型不適合移植の場合は，抗 A・抗 B 抗体がない AB 型の血漿を使用する．

❶ 治療方法に伴う副作用と症状
- アレルギー反応：アナフィラキシー反応では，気道粘膜の浮腫による呼吸苦やショック症状を呈する．遅延型アレルギー反応では，痒み，蕁麻疹様発疹が出現する．
- 低 Ca 血症：クエン酸保存液による低 Ca 血症から，口唇周囲や指先のしびれ感が出現する．
- FFP に存在する可能性のあるウイルス感染

❷ 看　護
- 治療法の目的・方法が理解，納得されているかを確認し，起こりうる合併症と自覚症状の変化を説明する．また，対処方法を説明し患者の安心感を得る．
- 治療中は，経時的にモニタリング〔血圧，脈拍数，心電図モニター，経皮的酸素含有量（SpO_2），しびれ感の有無，皮膚症状や痒みの有無〕する．
- 遅延型アレルギー症状の発現に対して，医師の指示により止痒性軟膏の塗布や抗ヒスタミン，ステロイド剤の静脈内投与が行われる．
- 治療前および治療経過中の血中 Ca 濃度を測定し，テタニー症状の予防，早期発見に努め，医師の指示により Ca 製剤が静脈内投与される．
- 治療時間が 3 ～ 4 時間に及ぶため，その間の安楽に対しての援助を行う．

（2）二重膜濾過法

患者血液を分離した血漿からさらに大分子量物質（グロブリン）を選択的に分離，廃棄する．抗体が含まれるグロブリンはアルブミンより分子量が大きく，アルブミンの分子量と同等以下の血漿成分が回収される．しかし，分離回収しきれなかったアルブミンは廃棄されることとなり，廃棄量を低濃度アルブミン製剤で補充する．

❶ 治療方法に伴う副作用と症状
- アルブミンの喪失により血液中の膠質浸透圧の低下とそれに伴う循環血液量の減少により，血圧低下や浮腫が起こる．
- 血漿成分に含まれる凝固因子が喪失するため，一時的に凝固能が延長する．

❷ 看　護
- 治療法の目的，方法が理解，納得されているかを確認し，起こりうる合併症と自覚症状の変化を説明する．また，対処方法を説明し患者の安心感を得る．
- バイタルサイン（血圧，脈拍数）のモニタリング，特に血圧低下に注意する．
- 終了後の止血や出血傾向に注意する．
- 治療時間が 2 ～ 3 時間に及ぶため，その間の安楽に対しての援助を行う．

6) 医療費について

　透析は，健康保険や更生医療により定額の自己負担で済む場合が多く，移植費用にどのくらいかかるのか，不安をもつ人は多い．国内での腎移植費用は350～400万円かかるが，健康保険や各種医療保障制度を組み合わせて利用でき，自己負担はほとんどない．多くの場合，1万円以下の自己負担であるが，入院中の食費，差額ベッド代，診断書など書類にかかる費用は別途必要となる．どの医療保障制度を利用するかなど費用負担の仕組みが複雑で，個人の条件により変わる．また，地方自治体により補助の内容に違いがある（p224も参照のこと）．

(1) 健康保険

　生体腎移植，献腎移植ともに適応され，通常1～3割の自己負担となる．
　さらに1カ月の医療費が一定額（通常80,100円）を超えた場合は，申請により高額医療費の払い戻しを受けることができる．

(2) 特定疾病療養費制度

　長期間（ほとんど一生），高額の医療費を必要とする疾病をもった人の負担軽減を図る制度で，透析療法はこの対象疾病である．通常1カ月1万円を超えた額が医療保険から支払われる．移植手術もこの制度から支給を受けることができる．

(3) 更生医療

　身体障害者福祉法による身体障害者手帳の交付を受けている人が対象であり，障害の程度を軽くし機能の回復を目指す医療の費用負担を補助する制度．腎移植にかかる入院や術後の免疫抑制剤の服用について自己負担分を公費で負担するが，補助額は世帯の所得税額によって変わる．

（山田敦美）

■ 文　献

1) 日本看護協会編：看護者の基本的責務看護者の倫理綱領．pp9-15，日本看護協会出版会，2003.
　http://www.nurse.or.jp/nursing/practice/rinri/rinri.html
2) 堀川直史・小林清香・大村裕紀子・他：精神症状とサイコネフロロジー．腎と透析，61(4)：545-548，2006.
3) 吉村了勇・岡本雅彦・秋岡清一・他：腎移植の適応と準備．臨床透析，22(7)：196-207，2006.
4) 日本移植学会ホームページ
　http://www.asas.or.jp/jst/
5) 日本臨床腎移植学会：腎移植臨床登録集計報告(2007)-2 2006年実施症例の集計報告(2)．移植，42(5)：414-422，2007.
6) 渡井至彦・他：腎移植と血液浄化療法．維持透析患者の周術期管理，大平整爾監，扶桑薬品，2007.
7) 杉本徳一郎：維持透析患者の手術危険度把握，特に心機能について．維持透析患者の周術期管理，大平整　爾監，扶桑薬品，2007.
8) 寺田亨志・落合亮一：腎移植と麻酔．腎と透析，61(4)：493-498，2006.
9) 田中紘一監，嶋森好子・平田明美・任　和子・他編：看護技術．51(12)，2005.
10) 日本臓器移植ネットワーク：News Letter Vol.10．2006.
11) 出口香緒利・八木澤隆：腎移植・看護の現状と展望 新しい透析看護の知識と実際．メディカ出版，1998.

X 透析患者の合併症

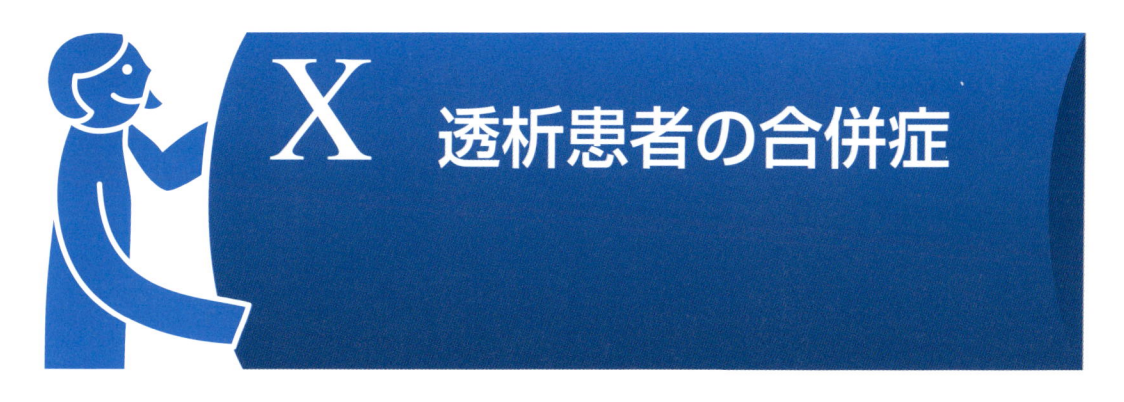

1 血液系合併症―腎性貧血

(1) 概念

慢性腎臓病（chronic kidney disease；CKD）という考え方が近年普及しているが，腎性貧血との関連が深く，後述するCRA（cardio-renal anemia）症候群とも密接な関係がある．CKDの病期分類には，腎機能の評価指標である糸球体濾過量（GFR）を用いる．ステージ分類において5つのステージに分かれ，GFRの15および30の倍数で区切られている．

腎性貧血とは，腎不全が進行することにより，腎臓から産生されるエリスロポエチン（EPO）の低下により，ヘモグロビン（Hb）値を基準値に維持できなくなった状態の貧血のことをいう．加えて鉄欠乏，赤血球寿命の短縮，炎症などにより貧血がさらに進行する．狭義の腎性貧血は，腎機能低下以外に貧血の原因を認めないことが必須である．広義には，赤血球寿命の短縮，造血細胞のEPO反応性の低下，栄養障害，血液透析患者における回路内残血などの要因も含まれる[1]．

(2) 病態

EPOの大部分は，腎皮質尿細管近傍の線維芽細胞類似の間質細胞で産生され，骨髄のEPO受容体に作用して造血が行われる．腎機能低下に伴いEPOの産生が低下すると，腎性貧血が発症する．Hb濃度が$1g/dl$低下すると，末期腎不全に至るリスクが11%上昇するといわれているが，Hb値が低下することで，腎不全の進行による尿細管間質の低酸素と線維化が進む．そのため，EPO産生が低下し，さらに貧血が進行するという悪循環を繰り返すことになる．逆にヘマトクリット（Ht）値を1%上昇させると，末期腎不全へのリスクは0.9%低下するともいわれる．

(3) 検査データ

貧血の程度を評価するには，赤血球数，Hb値，Ht値が代表的である．補佐する検査として，鉄の評価があり，血清鉄（Fe），総鉄結合能（TIBC），トランスフェリン飽和度（TSAT）〔（Fe/TIBC）×100〕，血清フェリチンから判断する．

検査データの目安として，腎性貧血治療ガイドライン[2]では，赤血球造血刺激因子製剤（ESA）

療法の目標 Hb 値は，週初め（前透析2日後）の透析前の仰臥位採血による値で，「Hb 値10〜11g/dl」を推奨する．ただし，活動性の高い比較的若年者では「目標 Hb 値11〜12g/dl」を推奨する．また，Hb 値12g/dl を超える場合は減量，休薬を推奨するとある．

鉄補充療法の開始基準は，TSAT20% 以下，および血清フェリチン濃度100ng/ml 以下と推奨している．

貧血の原因検索の一助として，定期的に便潜血検査を行うと消化管出血や他の消化管疾患の早期発見につながる．

> **コラム　採血時の体位が Ht 値に影響する！**
> 健常人に比べ HD 患者の方が，座位採血よりも臥位採血のときの Ht が低下することが報告されている[1,2]．座位時の94.3% の値であった．

(4) 症　状

腎性貧血の頻度が急激に増加する GFR 低下の目安は，血清クレアチニン（Cr）値≧2mg/dl，またはクレアチニンクリアランス（Ccr）値＜20〜35ml/分程度である．糖尿病性腎症では，非糖尿病性腎症患者より早期に腎性貧血が出現するといわれ，その目安は Ccr 値＜45ml/分程度である[2]．

腎性貧血の臨床症状としては，一般的に眩暈，ふらつき，立ちくらみ，労作時の息切れがあるが，心機能に及ぼす影響として，心拍出量の増加，心筋酸素供給量の低下などがある．これらから CKD 患者の QOL の低下につながっていく．

(5) 原　因

主たる原因は，腎臓から産生，分泌される EPO の低下，つまり，腎機能低下である．悪化させる他の要因としては，低栄養，炎症，鉄欠乏，心不全がある．心不全に関しては，腎不全，心不全，貧血の3病態の密接なかかわり（CRA 症候群）[3,4]が最近多くの文献でいわれており，心不全の重症度が増すごとに貧血が悪化することが報告されている．

(6) 対　策

腎性貧血の治療としては，主たる原因である EPO の補充を行うことにある．前述したとおり，腎性貧血治療ガイドライン[1]では，ESA 療法の目標 Hb 値は，週初め（前透析2日後）の透析前の仰臥位採血による値で，Hb 値10〜11g/dl を推奨するとある．現在，治療薬として，ESA 療法が主であるが，その中で遺伝子組換えヒトエリスロポエチン製剤（rHuEPO）（エポジン®，エスポー®）とダルベポエチンアルファ（ネスプ®）が使用可能な薬剤である．

しかし，中には ESA 療法低反応性（抵抗性）を呈するケースもあり，その原因は絶対的または機能的な鉄欠乏状態であるという．それでも改善しない場合は，他の原因（失血，出血，腫瘍，炎症，低栄養，透析不足，透析液など）を検索する必要がある．

看護のポイント・アドバイス

① 1～2回/月の採血データに注目し，現在投与されている薬剤の量が適正かをチェックする．薬剤の指示は医師の範疇であるが，透析看護師も関心を持っていたい．
　データを患者にフィードバックし，カリウム，リン（P）とともに，患者と一緒に食事内容を振り返る．
② データ（Ht，Hb）が下降してきたら，原因は何かを患者とともに話し合う．
　　Q「最近，食事内容・量の変化はないか？」
　　A「風邪をひいて食欲がなく，半分くらいしか食べられなかった」
　　Q「どこか出血してはいないか？」
　　A「最近胃が痛くて，便が黒っぽいような気がする」
　　Q「感染症はないか？」
　　A「仕事が忙しくて食事がおろそかだった」
③ 上記問診で，原因らしいことが把握できれば，その原因除去や生活改善を薦める．

■ 文　献（1節）
1) 日本透析医学会：慢性血液透析患者における腎性貧血治療のガイドライン．透析会誌，41(10)：661-716，2008．
2) 日本透析医学会：慢性血液透析患者における腎性貧血治療のガイドライン．透析会誌，37(9)：1737-1763，2004．
3) 常喜信彦・長谷弘記：CRA（cardio-renal anemia）症候群．臨牀透析，24(9)：1263-1273，2008．
4) 椿原美治：図解CRA症候群 貧血治療がカギとなる-慢性腎臓病と心・血管病の悪循環．医薬ジャーナル社，2008．
5) 日本腎臓学会：CKD診療ガイド．東京医学社，2007．
6) 秋澤忠男：透析療法と合併症対策ハンドブック．pp272-279，先端医学社，2005．

2 心・血管系合併症

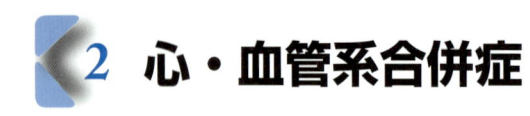

A. うっ血性心不全・肺水腫

(1) 概念

　うっ血性心不全とは，心臓の機能低下によって末梢組織の代謝に必要な酸素供給を十分にできなくなった臨床的症候群で，体循環，肺循環にうっ血をきたす状態である．左室収縮障害をきたした状態を一般にうっ血性心不全と称することが多い．

　わが国の透析導入時の臨床症状の中で50%に体液貯留を認め，心不全が死亡原因の約24%を占めていることから重大な症状である．

　さらに，肺静脈のうっ血から漏出，または浸出液が肺間質や細胞内に浸潤した状態を，肺水腫という．

(2) 病態

　透析患者では，体重増加に伴う水・ナトリウム (Na) 貯留の結果，循環血液量の増大（容量負荷）をきたす．これは拡張期心室容積の増大をもたらし，心拍出量の増大から高血圧を呈する．透析患者は，原疾患や体重増加から高血圧を合併している場合が多く，長期にわたると心筋負荷が大きく，心機能低下を引き起こす．また，過剰な体液貯留による肺毛細血管内圧の上昇により肺うっ血状態となり，特に糖尿病性腎症では，血管壁の透過性亢進が加わり，肺水腫をきたす．

(3) 検査データ

　胸部X線では，心胸比 (CTR) の増大（特に左室の拡大），肺血管陰影の増強，間質性浮腫，肺胞性浮腫，胸水などを認める．

　心電図は，心機能状態を反映するため，各循環器疾患の診断に有効である．

　心エコー検査は，心臓の形態異常だけでなく，心機能の評価や左室内径，下大静脈径 (IVC) の測定により体液量の評価に有効である．体液量の評価としては，他にhANP（心房性Na利尿ペプチド），BNP（脳性利尿ペプチド）の推移によっても評価できる．

(4) 症状

　うっ血性心不全は，簡単に分類すると左心不全，右心不全，両室不全がある．

　左室の機能低下による左心不全では，肺うっ血が主体で，呼吸困難（起座呼吸），息切れが特徴的である．また，心機能低下により心拍出量が減少し，主要臓器に血液，酸素が不足すると，疲れやすさ，眩暈，動悸，胸痛を訴える．急激に心機能が低下すると強い呼吸困難を感じ，血性泡沫状の喀痰が出現する．これが肺水腫である．

　右心不全では，肺動脈，肺静脈が収縮し右心室圧が上昇し，全身にうっ血症状を起こすため，頸静脈怒張，肝腫大，嘔気，腹部膨満，腹水，下肢浮腫，疲労感などがみられる．

(5) 原　因

透析患者の場合のうっ血性心不全は，主な原因としては体重増加による体液貯留の増加と循環血液量の増加による．また，慢性的な貧血との密接な関連もいわれている（腎性貧血の項 p185 参照）．透析患者では，過度のシャント量によっても心不全を起こしやすいので，体重管理や血圧管理に注意を要する．

(6) 対　策

❶ 原因の除去

体液貯留による心負荷を取り除くため，透析による除水を行う．ドライウエイト（DW）の再検討により，余分な水分の除去に努める．

心不全による心機能低下のため，血圧下降や循環状態が悪化している状況のときは，透析による除水も十分にできないことがある．透析困難時の除水の方法としては，限外濾過（ECUM），血液透析濾過（HDF），持続的血液濾過（CHF），持続的血液濾過透析（CHDF）などがある．

❷ 心不全の改善

一般的に心不全というと，慢性腎臓病（CKD）を伴っている場合が多いので，保存期治療の際は，腎機能低下を想定した治療が必要となる．腎機能評価には，推定 GFR（eGFR：糸球体濾過量の推定値）や推定 Ccr を用いて評価する．推定 GFR と推定 Ccr の計算式は以下のとおりである．その他にも計算式がある．

推定 GFR（ml/分/1.73m^2）＝194×Scr 値$^{-1.094}$×年齢$^{-0.287}$（×0.739：女性の場合）

推定 Ccr（ml/分）
＝（140－年齢）×体重（kg）/Scr 値（mg/dl）×72（女性は×0.85）（Cockcroft-Gault の式）

❸ 貧血の改善

腎性貧血の治療として，赤血球造血刺激因子製剤（ESA）療法を行ったり，鉄剤の補充を行う．しかし，ヘモグロビン（Hb）値が高過ぎても危険であるため，Hb 値が 12g/dl 以上になったら，ESA 療法を減量，休止するよう推奨している[1]．

看護のポイント・アドバイス

> ① 呼吸困難時のケアは次のとおりである．
> 　来院時バイタルサイン，SpO$_2$ 測定，ガス分析，胸部 X 線，心電図，採血などを実施し，苦痛の緩和のため，呼吸困難時には酸素吸入を行い，座位の安楽な体位をとる．強度の呼吸困難のときは，緊急透析を行う．
> ② 透析開始の際の穿刺は，呼吸困難があるときは座位で行うこともある．除水が進み呼吸状態が改善するに従って，徐々に臥位とし，エネルギー消耗を最小限にする．
> ③ 患者の気持ちも身体も落ち着いたところで，患者・家族に問診を行い，肺水腫になった原因を探る．水分摂取過多だったのか，食欲低下による痩せなのか，塩分摂取が多かったかなどを聞き，患者・家族とともに振り返り，理解できるよう話す．

■ 文 献（2節A）
1) 日本透析医学会：慢性血液透析患者における腎性貧血治療のガイドライン．透析会誌，41(10)：661-716，2008.
2) 日本透析医学会：わが国の慢性透析療法の現況（2009年12月31日現在）．2010.
3) 椿原美治：図解CRA症候群 貧血治療がカギとなる―慢性腎臓病と心・血管病の悪循環．医薬ジャーナル社，2008.
4) 浅野泰：透析療法における心・血管系合併症と対策．日本メディカルセンター，2001.
5) 細田瑳一：心臓病と動脈硬化．主婦の友社，2006.
6) 佐藤達夫：うっ血性心不全 Common Causes of Congestive Heart Failure（CHF）．アプライ，2004.

B. 脳・心血管障害

(1) 概　念

　腎臓は，血管の集合体といっても過言ではないほど，血管に富んだ臓器である．その腎臓が機能不全を起こしているということは，腎臓内の血管が異常を起こしているということである．糖尿病から，高血圧から，また加齢から，全身の血管が動脈硬化を起こし血管内腔が狭窄し，急性に，および慢性に破綻することで，脳内，心臓内，全身のあらゆる血管の障害を引き起こす．透析患者の死亡原因の約半数が脳，心血管障害によるとの報告がある[1]．

(2) 病　態

　動脈硬化とは，動脈が硬くなることであり，動脈壁の肥厚，硬化により動脈内腔の狭窄や機能低下を起こす限局性の動脈病変である（図10-1）．脂質沈着による粥状硬化型，動脈中膜に島状・輪状の石灰沈着型，小・細動脈壁肥厚や内腔の狭窄をきたす細動脈硬化型の種類がある．どちらにしても，脳，心臓，下肢などの部位に病変が起こるかで，症状も後遺症も違う．

　ハイリスクな動脈硬化として，虚血性心疾患がある．冠動脈に粥状硬化を起こしやすく，透析が長期になりカルシウム（Ca）・リン（P）代謝異常から石灰沈着が亢進し，重複した動脈硬化も示す．虚血性心疾患には，急性冠症候群（急性心筋梗塞，不安定狭心症）と安定型狭心症，陳旧性心筋梗塞がある．透析患者の場合，除水による急激な循環血漿量の減少，血圧下降などの冠動脈血流量を減少させる要因が多いため，狭心症を誘発しやすい．

　脳血管障害は，頭蓋内血管系の破綻（出血または梗塞）によって急激に中枢神経症状を発症する脳卒中と，症状の出ない無症候性脳虚血病変などに分けられる．脳血管障害の中では，脳出血が健常人の8倍と高いが，最近は脳梗塞も増加している．

　その他，長期透析患者に多いのは下肢の閉塞性動脈硬化症（arteriosclerosis obliterans；ASO）であり，血管の狭窄の進行により，徐々に症状が重症化していく．

図 10-1 動脈硬化症の成因[1]

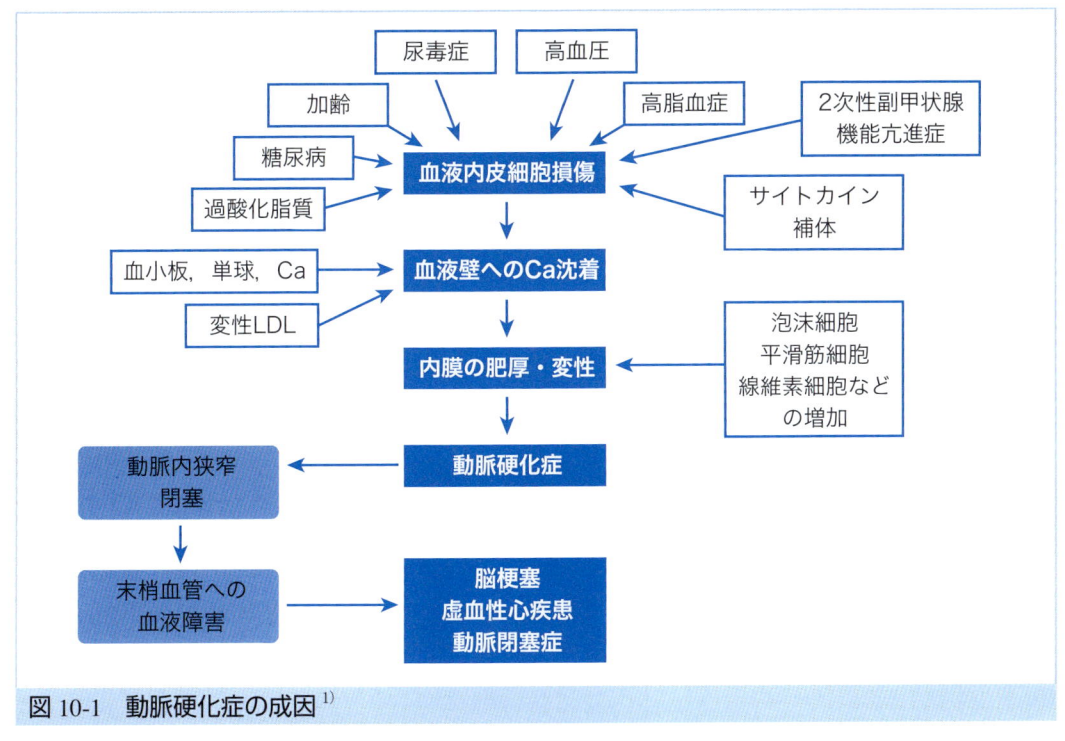

(北岡建樹:よくわかる腎不全―病態・合併症・治療. p58, 中外医学社, 2002. より)

(3) 検査データ

❶ 心 臓

心臓の検査として，基本的に発作時の心電図 12 誘導が重要である．診断確定には，負荷心電図，心エコー，負荷心筋シンチ，心臓カテーテル検査などあるが，最近特に血管病変の検索として，造影 CT による 3D 画像で狭窄など病変を特定することもできる．これは心臓のみならず，四肢血管や頭部血管の検索も可能である．血清検査では，白血球数増加，CPK（クレアチニンホスホキナーゼ）上昇，GOT 上昇，LDH 上昇などを認める．

❷ 脳

脳の検査としては，頭部 CT と MRI が代表的である．

- 頭部 CT：最も威力を発揮するのは，出血性病変である．脳梗塞を発症直後に診断することは難しく，発症後数時間経過し，低酸素状態の脳組織が浮腫状となって検出可能となる．
- 頭部 MRI：CT で出血がない場合に，MRI で梗塞病変の有無を検索する．近年，脳梗塞の早期発見，早期治療によって，回復率が非常によくなっている．また，一過性脳虚血発作で数時間以上持続した場合，CT や MRI で病巣が認められる可能性が高いとされる[6]．

❸ 下 肢

下肢の動脈硬化の程度を評価する方法として，足関節−上腕血圧比（ankle brachial index；ABI），脈波伝播速度（pulse wave velocity；PWV），頸動脈内膜中膜厚（intima media thickness；IMT）がある．

- ABI：上腕と足関節で同時に血圧測定し，その比率を求めるもので，下肢動脈に狭窄や閉塞

を認めると下肢血圧値が低下し，ABIが低値になる．0.9以下の場合は，狭窄・閉塞が疑わしい．
- PWV：動脈硬化が進行すると，血管壁の弾力性がなくなり，脈波が伝わる速度が速くなるため，PWV値は高くなる．
- IMT：粥状動脈硬化の進行により，血管壁（主に内膜）が肥厚し，IMT値は高くなる．

(4) 症　状

　動脈硬化とは，動脈壁の肥厚・硬化から動脈内腔の狭窄や機能低下を起こしている状態であるので，その症状は血管内腔の変性の程度によって異なる．

❶ 心　臓

　心臓においては，急激な狭窄によって血流が遮断されれば，心筋への酸素供給が途絶え，胸痛，胸部絞扼感，胸部圧迫感，息切れ，呼吸困難，動悸などの症状がある．

❷ 脳

　脳においては，脳への血流が減少すれば（虚血），エネルギー源のブドウ糖供給，酸素供給が不足し，認知障害，神経障害，意識障害，運動障害を起こす．脳出血を起こせば，脳圧亢進することで頭痛，嘔気・嘔吐，眩暈，意識障害，呼吸障害を招く．

❸ 下　肢

　下肢の動脈が狭窄，閉塞すると，末梢循環不全となり，ASOによる下肢の壊死を招く．糖尿病を合併していれば，神経障害などで痛みを感じにくくさらにリスクは高くなる．長時間歩行により下肢痛が起こり，休み休みでないと歩けない（間欠性跛行）と訴えることも多い．

(5) 原　因

　ほとんどは動脈硬化から起こるといえるが，直接の原因としては，血管内腔の狭窄による虚血，または破綻による出血である．その誘因としては，長期の高血圧，糖尿病血糖コントロール不良，高脂血症，長期透析，Ca・P代謝異常による石灰沈着，体液管理不良による除水過多，食事コントロール不良など，日々の積み重ねであるといえる．また，透析患者の高齢化も無視できず，血管の加齢（透析患者は，健常人に比べ加齢の進行が速いといわれる）も一因であろう．

(6) 対　策

❶ 心　臓

　心臓血管の狭窄に対しては，基本的には血管拡張薬や強心薬などの薬物療法が行われる．腎性貧血のある場合は，貧血改善を行うことも有効である．その他，経皮的冠動脈インターベンション（PCI）はステントを挿入し血管拡張する方法で，患者への侵襲が少ない利点があるが，再狭窄の可能性が高い．PCIでは無理な場合は，冠動脈バイパス術（CABG）を行う．

❷ 脳

　脳血管の場合，脳梗塞の早期治療（発症から数時間以内）として，血栓溶解療法（t-PA療法）があり，回復率が高いが，t-PA療法が適応でない場合は，脳浮腫対策と抗血小板療法や抗凝固療法を行う．脳出血の場合は，外科適応でなければ，降圧しながら再出血予防，脳浮腫防止を行う．

❸ 下　肢

　ASO の場合，自覚症状がなくても，特に糖尿病がベースにあると気付かないうちに悪化していくので，足趾の創傷をチェックしつつ普段からの歩行状態，間欠性跛行の有無，痺れ，痛みなどに注意し，早期発見，早期治療が望ましい．下肢の経皮的血管拡張術（PTA）を行うことで，栄養・酸素が供給されるようになるため壊死が治癒することも多い．壊死に陥ってしまった足趾は切断を余儀なくされる．

　できるだけ動脈硬化の進行を防ぐことが予防となる．そのためには，上記（(5) 原因）に挙げたように誘因の除去に心がけることが大切である．以下に看護のポイントを挙げる．

看護のポイント・アドバイス

① 血圧コントロール：毎日の測定と薬剤調整．季節のかわりめに注意．
② 血糖コントロール：血糖自己管理と栄養指導．
③ 高脂血症治療：薬物療法．食事療法．
④ Ca・P コントロール：食事療法．Ca と P の積 $\leqq$ 60 を目標．
⑤ 適正な DW 管理．過度な除水はしない．透析中の血圧下降を防ぐ．
⑥ 塩分制限，水分管理，体重コントロール．
⑦ 貧血治療：適正な薬物療法．Hb・Ht の変化に注意．
⑧ フットケアへの意識を高める：透析日のフットケア，観察の継続．
⑨ 患者の訴えをよく聞く．高齢者は重大な症状をうまく表現できないことが多く，また無症状で進行することもあるため，いつもと違う様子であれば，時間をかけて聞き出し情報を得る．
⑩ 脳・心血管症状のあるとき（例：四肢麻痺，心臓発作など）は，予後に大きな影響がある場合が多い．精神的に不安が強いので，安静を保つ意味でも，精神の安寧となるような働き掛けや見守りが必要である．
⑪ 患者だけでなく，家族やキーパーソンとも連絡をよくとり，連携を密にし，日頃の患者の状態を把握しておくことが，変化を発見しやすく，お互いの信頼関係を築くことにつながる．

（1節～2節：高嶋節子）

■ 文　献（2節 B）
1) 北岡建樹：よくわかる腎不全—病態・合併症・治療．p58, 中外医学社，2002.
2) 日本透析医学会：わが国の慢性透析療法の現況（2009年12月31日現在）．2010.
3) 浅野　泰：透析療法における心・血管系合併症と対策．日本メディカルセンター，2001.
4) 池田宇一：血管障害．臨牀透析，24(9): 1287-1292, 2008.
5) 鶴屋和彦・平方秀樹：中枢神経障害．臨牀透析，24(9): 1293-1303, 2008.
6) 秋澤忠男：透析療法と合併症対策ハンドブック．pp272-279, 先端医学社，2005.
7) 畑　隆志・篠原幸人：脳循環・代謝検査法(1) 脳血管障害の CT と MRI．臨牀透析，13(2): 191-204, 1997.
8) 重松　隆：透析患者の検査と検査値．透析ケア（夏季増刊号），pp213-225, メディカ出版，2009.

3 骨・ミネラル代謝異常（CKD-MBD）

透析患者のミネラル代謝異常により引き起こされる疾患は，骨の異常（骨代謝障害）のみであると長らく考えられてきた．しかし，腎機能低下に伴って出現してくるCa，P，ビタミンD，副甲状腺ホルモン（parathyroid hormone；PTH）などの異常は，血管壁を含めた軟部組織の石灰化を引き起こし，透析患者の生命予後を著しく悪化させることが明らかとなってきた．このことから最近，慢性腎臓病に伴うCa，P代謝異常を「骨代謝障害」と「血管壁を含めた軟部組織石灰化」という全身性疾患として総合的にとらえる慢性腎臓病−骨ミネラル代謝異常（CKD-MBD）の概念が提唱された．本項ではこのCKD-MBDの概念を理解したうえで特に重要な病態である"二次性副甲状腺機能亢進症"と"血管壁を含めた軟部組織石灰化"について述べる．

米国のDOQIガイドラインでは，CKD-MBDに関するより臨床的判断のしやすい新しい分類法（LBD分類）が提唱された（表10-1）．すなわち，①血液検査値異常（L），②骨代謝異常（B），③異所性石灰化（C）の3項目を評価し，その"ある""なし"でL，LB，LC，LBCの4タイプに分類する方法である．検査値異常のみならL，骨疾患を伴えばLB，石灰化を伴えばLC，骨疾患と石灰化の両者が伴えばLBCタイプとなる．①の評価には血清Ca，P，PTH，アルカリフォスファターゼ（alkalinephosphatase；ALP），VD濃度，②の評価では各種画像診断，骨密度測定，血清骨代謝マーカー，③では画像診断が推奨されている．

■ 表10-1　CKD − MBDの分類（LBC分類）

タイプ	血液検査値異常 （L）	骨代謝異常 （B）	異所性石灰化 （C）
L	＋	−	−
LB	＋	＋	−
LC	＋	−	＋
LBC	＋	＋	＋

L＝血液検査値異常（カルシウム，リン，PTH，ALP，ビタミンDの代謝）
B＝骨代謝異常（骨回転，石灰化，骨量，長軸方向成長または骨強度の異常）
C＝画像による血管または他の組織の石灰化

A．二次性副甲状腺亢進症

(1) 概　念

PTHが長期にわたり過剰に分泌された状態である．PTH分泌過剰状態では骨からCaが血中に移動し，骨は線維性骨炎という易骨折性の骨に変化する．一方，血中に移動したCaは血中のPと結合して血管壁を含めた全身の軟部組織へ沈着し，その結果，様々な臓器症状を呈するようになる．CKD-MBDの中で最も重要な病態である．

(2) 病態

PTHが過剰に分泌された結果生じる種々の病態を総称して，副甲状腺機能亢進症という．原因が副甲状腺の腫瘍によるものを原発性といい，腎不全の合併症として発症してくるものが二次性である．典型的な病態は骨代謝異常である線維性骨炎の発症と，血管壁を含む軟部組織の異所性石灰化である．

(3) 検査データ

診断には現在 Intact (I)-PTH 値と Whole-PTH 値が用いられる．その他，骨代謝状態の把握には，血清 ALP，骨型 ALP，ボーングラプロテイン (BGP)，I型コラーゲンN端テロペプチド (NTx)，酒石酸抵抗性酸フォスファターゼ 5b 分画 (TRAcp-5b) などが用いられる．そのほか，画像診断として頸部超音波検査での副甲状腺腫大数，サイズ，および血流状態の把握が重要である．透析患者では I-PTH 値で 60〜300pg/ml の範囲に調整することが生命予後の改善および骨代謝異常是正の面で重要と考えられる．

(4) 症状

I-PTH が上昇し，副甲状腺の腫大が確認される．骨の Ca が減少し線維性骨炎となり，骨痛や関節痛などが出現し，運動時に増強する．

単純骨 X 線検査での代表的な骨所見は，手指骨の骨膜下吸収像，頭蓋骨側面像での salt and pepper like 像，腰椎側面像での骨硬化像 rugger jersey 像である（図 10-2）．

A. 手指骨骨膜下吸収像

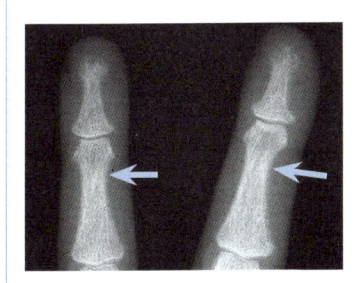

手指骨X線像
骨の辺縁が不鮮明

B. 胡麻塩状変化 (salt & pepper like 像)

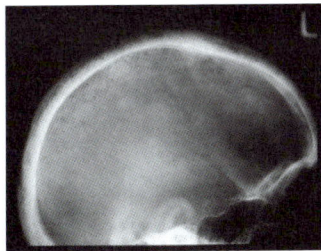

頭部X線の側面像
頭蓋骨に不均一な濃淡を認め辺縁は不鮮明

C. 帯状硬化像 (rugger jersey change)

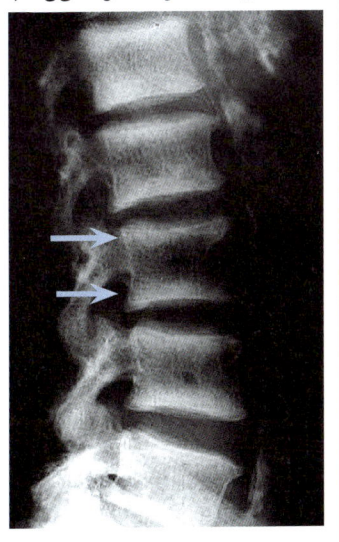

腰椎側面像：椎体の上下部で骨硬化中間部では脱灰が起こるため、ラグビー選手のジャージのしま模様のようにみえる．

図 10-2　二次性副甲状腺機能亢進に特徴的な骨単純X線所見

骨密度の減少は，病的骨折（大腿骨頸部や肋骨）などの骨折頻度を増加させる．過剰なPTH状態は異所性石灰化をきたし，腱断裂やイライラ感などの精神症状を引き起こす．

(5) 原　因

副甲状腺とは，通常甲状腺の裏側に位置する米粒大の4～5個の腺組織である．このうちの1腺のみ腫瘍性に腫大したものが原発性副甲状腺機能亢進症である．

腎不全患者に合併するものが二次性，あるいは腎性副甲状腺機能亢進症とよばれ，Pの体内蓄積，血中活性型ビタミンD濃度の低下，血清Ca濃度の低下などが原因で発症する．二次性の場合には通常2腺以上，複数腺の腫大が認められるのが特徴である．

(6) 対　策

対策の基本は，血清P値，血清Ca値，血清PTH値を適正範囲に維持することであり，保存的な治療とインターベーションおよび観血的な治療に分類される（図10-3）．

わが国でも2006年に「透析患者における二次性副甲状腺機能亢進症治療ガイドライン」が提唱された．P，Ca，PTHのいずれの目標値についても生命予後を基準として定められた点が特徴的である．ガイドラインでは，Pは3.5～6.0mg/dl，補正Caは8.4～10.0mg/dl，インタクトPTHは60～180pg/mlにされている．まずP，Caの補正を十分に行った後にPTHのコントロールを行うよう推奨された．

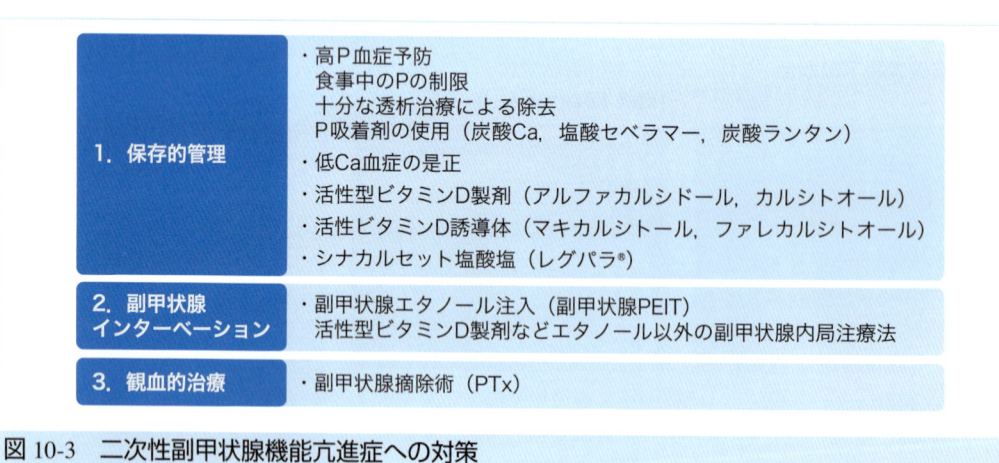

1. 保存的管理	・高P血症予防 　食事中のPの制限 　十分な透析治療による除去 　P吸着剤の使用（炭酸Ca，塩酸セベラマー，炭酸ランタン） ・低Ca血症の是正 ・活性型ビタミンD製剤（アルファカルシドール，カルシトオール） ・活性ビタミンD誘導体（マキカルシトール，ファレカルシトオール） ・シナカルセット塩酸塩（レグパラ®）
2. 副甲状腺インターベーション	・副甲状腺エタノール注入（副甲状腺PEIT） 活性型ビタミンD製剤などエタノール以外の副甲状腺内局注療法
3. 観血的治療	・副甲状腺摘除術（PTx）

図10-3　二次性副甲状腺機能亢進症への対策

看護のポイント・アドバイス

① 二次性副甲状腺機能亢進の進行を抑制するためには，高P血症の予防が最も大切である．そのためには食事中のPを制限し，透析で十分なPを除去する必要性を理解してもらう．
② P吸着剤服用の方法や飲み忘れがないか，副作用などをチェックし確認する．特に塩酸セベラマーは適切な服用時間（食直前～食直後）が守られているか，腹部膨満や便秘などの出現，あるいは増悪がないかなどの注意が必要である．

③ シナカルセット塩酸塩（レグパラ®）服用中の患者では消化器症状など副作用に対する注意が必要である．また，就寝時や空腹を避けた服用法の指導をする．
④ 活性型ビタミン D による治療に対して，高 Ca 血症や高 P 血症の出現，PTH の過剰抑制に注意が必要である．
⑤ 検査データをこまめにチェックして，痒みが出現している場合は高 Ca 血症，高 P 血症がないか注意が必要である．
⑥ PEIT 施行後，副作用として嗄声の出現（反回神経麻痺）に注意が必要である．
⑦ PTx 直後は，PTH 濃度の急激な低下に伴い，著しい低 Ca 血症が生じるため，血清 Ca 値をモニターし，適正な Ca 値に補正することが大切である．

B. 異所性石灰化

(1) 概　念

異所性石灰化とは，本来あるべきところでない軟部組織（血管壁を含む）に，カルシウム成分が沈着した状態である．

(2) 病　態

二次性副甲状腺機能亢進症状態の持続，Ca 製剤や活性型ビタミン D 製剤の過剰投与などにより，Ca × P 積が高まることで，カルシウム成分が軟部組織に沈着することで生じる．また，骨代謝回転が低下した"無形成骨症"の場合には，Ca，P に対する骨の緩衝作用が低下しているため異所性石灰化が生じやすい．

(3) 検査データ

単純骨 X 線検査で動脈壁や軟部組織の石灰化が確認される（図 10-4）．胸部 CT や骨シンチグラムでは肺内石灰化，心エコーでは弁膜の石灰化が診断できる．

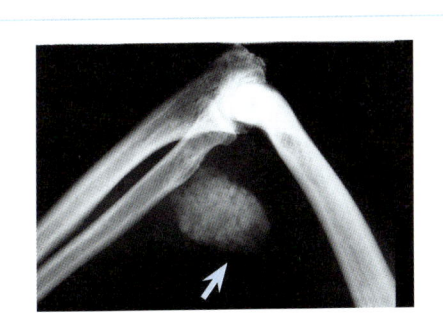

図 10-4　異所性石灰化（右肘関節部軟部組織）

(4) 症　状

異所性石灰化は，疼痛の原因となるばかりでなく，関節の運動障害などを引き起こす．血管の石灰化が進行すると四肢の閉塞性動脈硬化症，脳血管障害，虚血性心疾患などを発症する．さらに肺の石灰化は拡散能を低下させ呼吸不全を引き起こす．眼球結膜への石灰沈着が起こると，いわゆる red eye を呈する．

(5) 原　因

異所性石灰化の発症要因は多因子（図 10-5）が考えられているが，最も重要な因子は高 P 血症，高 Ca 血症，副甲状腺機能異常である．

副甲状腺機能亢進症では，骨から溶出した Ca，P が骨以外の軟部組織に沈着し各種臓器の障害をきたす原因となる．

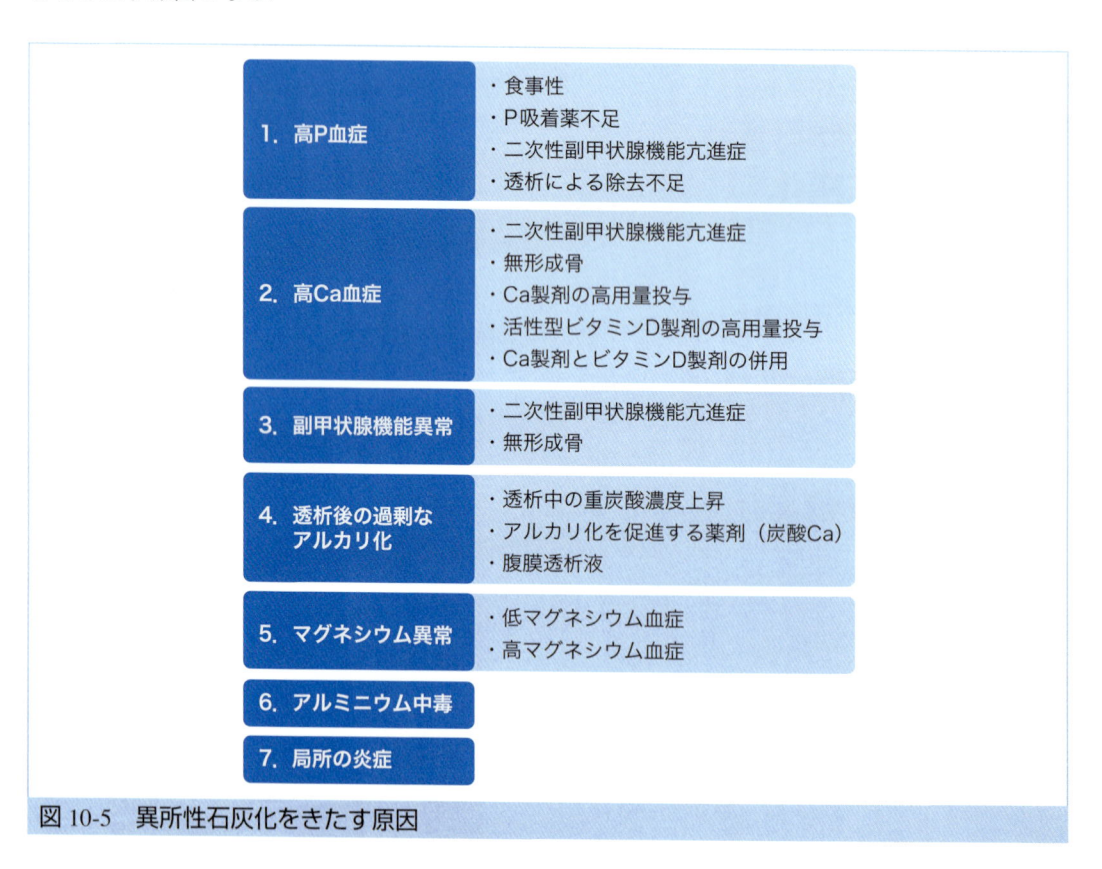

1. 高P血症	・食事性 ・P吸着薬不足 ・二次性副甲状腺機能亢進症 ・透析による除去不足
2. 高Ca血症	・二次性副甲状腺機能亢進症 ・無形成骨 ・Ca製剤の高用量投与 ・活性型ビタミンD製剤の高用量投与 ・Ca製剤とビタミンD製剤の併用
3. 副甲状腺機能異常	・二次性副甲状腺機能亢進症 ・無形成骨
4. 透析後の過剰なアルカリ化	・透析中の重炭酸濃度上昇 ・アルカリ化を促進する薬剤（炭酸Ca） ・腹膜透析液
5. マグネシウム異常	・低マグネシウム血症 ・高マグネシウム血症
6. アルミニウム中毒	
7. 局所の炎症	

図 10-5　異所性石灰化をきたす原因

(6) 対　策（図 10-6）

まず実施すべき基本的な対策は，厳重な Ca と P の管理，二次性副甲状腺機能亢進症の治療である．

1. Pの厳重な管理	・高P血症の予防 ・食事中のPの制限 ・十分な透析療法による除去 ・P吸着剤の使用（炭酸Ca，塩酸セベラマー，炭酸ランタン）
2. Caの厳重な管理	・高Ca血症の予防 ・活性型ビタミンD製剤の減量，中止 ・P吸着剤として用いられるCa製剤の減量 ・低Ca透析液の使用
3. 二次性副甲状腺機能亢進の治療	・副甲状腺摘除術 ・副甲状腺PEIT ・シナカルセット塩酸塩の使用（レグパラ） ・活性型ビタミンD静注療法

図 10-6　異所性石灰化の対策

看護のポイント・アドバイス

① Ca と P の管理で Ca × P 積が $60\,mg^2/dl^2$ 以下を，可能であれば $50\,mg^2/dl^2$ を目指す．
② 自己管理における P 摂取量の制限である．
③ 高 P 血症は，血清 Ca × P 積の上昇により，血管壁石灰化による脳血管障害，虚血性心疾患の原因となるなど将来的に QOL の低下をもたらすことを十分に理解してもらえるように指導する．

■ **文　献**（3節）
1) 秋葉　隆・秋澤忠男編：透析療法ネクスト．医学図書出版，2009.
2) 飯田喜俊・秋葉　隆編：透析パーフェクトガイド．医歯薬出版，2009.
3) 深沢雅史編著：CKD-MBDハンドブック．日本メディカルセンター，2009.
4) 日本腎不全看護学会：腎不全看護．医学書院，2009.
5) 秋澤忠男編：透析療法と合併症ハンドブック．先端医学社，2005.
6) 岩満裕子編：透析療法の理解とケア．学習研究社，2004.
7) 細谷龍男・重松　隆：透析患者合併症のマネジメント．医療ジャーナル，2002.

4 透析アミロイドーシス

　透析アミロイドーシスは，β_2ミクログロブリン由来のアミロイドタンパクが主に関節，滑膜を中心に沈着して発症する長期透析患者に多い合併症である．アミロイドの沈着部位によって，手根管症候群，破壊性脊椎関節症など固有の疾患名がある（図10-7）．ここでは，もっとも発生頻度の高い手根管症候群と破壊性脊椎関節症について述べる．

　透析患者では，腎機能の低下とともにβ_2ミクログロブリン（β_2-MG）の体内濃度が高まり，その結果β_2-MGを前駆タンパクとしたアミロイドタンパクが合成され，関節近傍の滑膜を中心に沈着が起こってくる．通常，アミロイドタンパクの沈着だけでは臨床症状を示さず，沈着が進行していく過程で様々な修飾を受け，その結果周囲の組織に炎症性変化を引き起こされて諸症状が発現する．透析アミロイドーシスの発症にはいくつかの危険因子が知られており，特に血中β_2-MG値，透析期間，透析導入年齢が重要である．

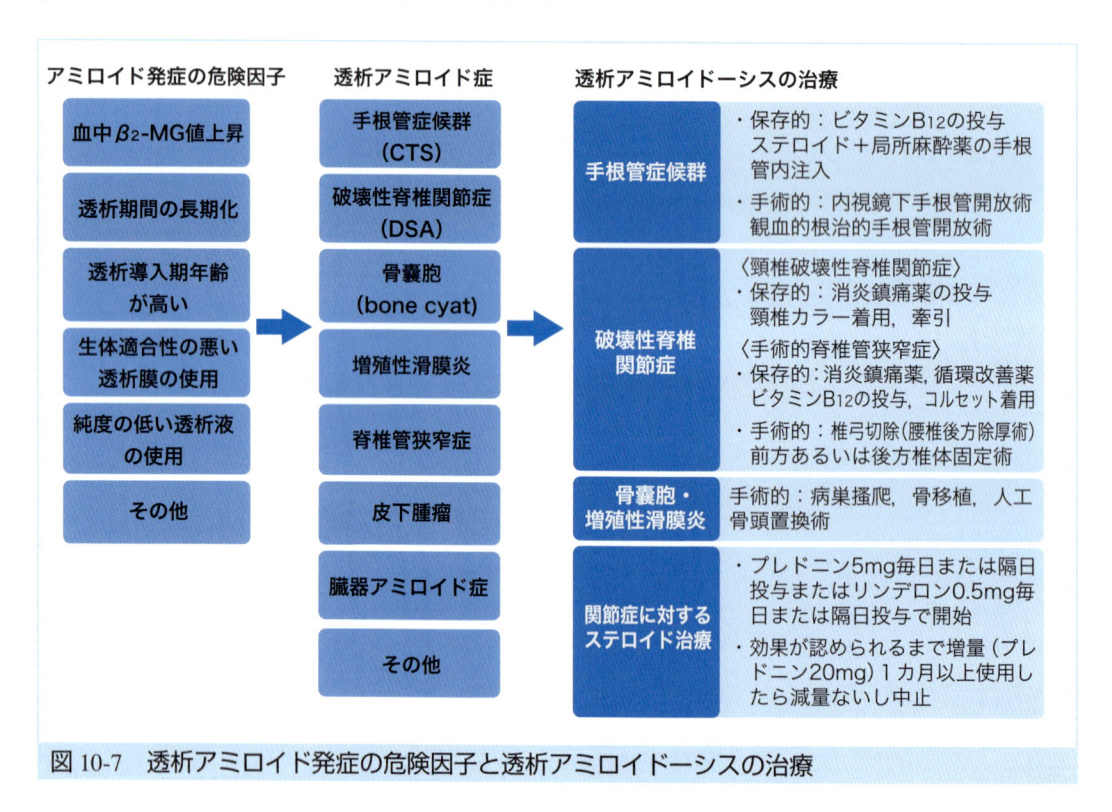

アミロイド発症の危険因子	透析アミロイド症	透析アミロイドーシスの治療	
血中β_2-MG値上昇	手根管症候群（CTS）	手根管症候群	・保存的：ビタミンB12の投与　ステロイド＋局所麻酔薬の手根管内注入 ・手術的：内視鏡下手根管開放術　観血的根治的手根管開放術
透析期間の長期化	破壊性脊椎関節症（DSA）	破壊性脊椎関節症	〈頸椎破壊性脊椎関節症〉 ・保存的：消炎鎮痛薬の投与　頸椎カラー着用，牽引 〈手術的脊椎管狭窄症〉 ・保存的：消炎鎮痛薬，循環改善薬　ビタミンB12の投与，コルセット着用 ・手術的：椎弓切除（腰椎後方除圧術）前方あるいは後方椎体固定術
透析導入期年齢が高い	骨囊胞（bone cyat）		
生体適合性の悪い透析膜の使用	増殖性滑膜炎		
純度の低い透析液の使用	脊椎管狭窄症	骨囊胞・増殖性滑膜炎	手術的：病巣掻爬，骨移植，人工骨頭置換術
その他	皮下腫瘤	関節症に対するステロイド治療	・プレドニン5mg毎日または隔日投与またはリンデロン0.5mg毎日または隔日投与で開始 ・効果が認められるまで増量（プレドニン20mg）1カ月以上使用したら減量ないし中止
	臓器アミロイド症		
	その他		

図10-7　透析アミロイド発症の危険因子と透析アミロイドーシスの治療

A. 手根管症候群（CTS）

(1) 概　念

　手根管とは，手関節末梢部で手根骨と屈筋支帯（横手根靱帯）により囲まれた管腔である．手根管内を通る手指屈筋腱群の滑膜性腱鞘にアミロイドが沈着し，腱鞘炎が引き起こされ正中神経

A. 手根部断面図

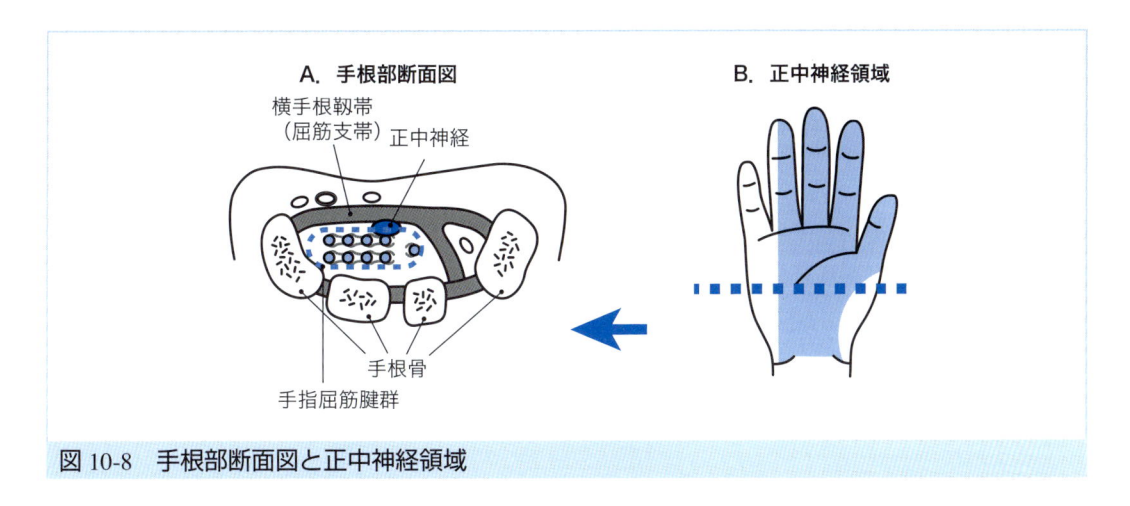

横手根靱帯（屈筋支帯）
正中神経
手根骨
手指屈筋腱群

B. 正中神経領域

図 10-8 手根部断面図と正中神経領域

が圧迫された結果発症する絞扼性神経障害である（図 10-8）．

(2) 病　態

手根管という狭い空間内の滑膜組織にアミロイドが沈着し，炎症性変化が引き起こされる．その結果，浮腫，腫脹，滑膜肥厚が発生して手根管内圧が高まり，正中神経が圧迫を受けてニューロパチー（神経障害）を発症する．

(3) 検査データ

電気生理学的検査で正中神経伝導速度（NCV）の遅延を認める．骨嚢胞を合併する症例も多く，骨 X 線単純写真で手根骨の嚢胞を認めることが診断の助けとなる（図 10-9）．

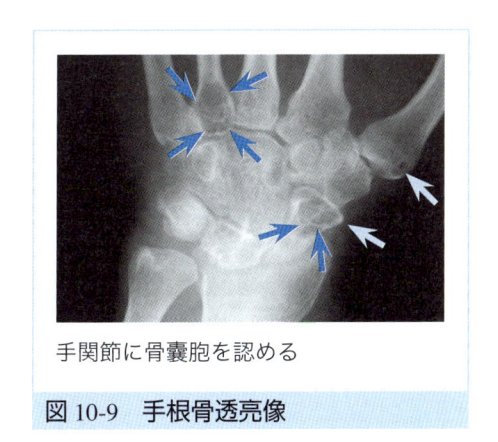

手関節に骨嚢胞を認める

図 10-9 手根骨透亮像

(4) 症　状

初期症状は母指，示指，中指および環指内側のしびれ感や知覚低下で，進行すると透析中や夜間就寝中の疼痛，母指球筋の萎縮，脱力などが発生する．また，手指腱へのアミロイド沈着による"ばね指"の合併も多くみられる．手関節部を強く掌屈位に保持すると疼痛が増強する（ファー

レンテスト陽性)．手関節掌側をハンマーで叩打すると手掌から手指にかけて疼痛が起こる(ティネルサイン陽性) が認められれば診断は容易である．

(5) 原　因

アミロイドは関節滑膜や腱に沈着しやすい．手根管内には手指屈筋腱が多数走行しており，この部の腱滑膜にアミロイドが沈着すると手根管内圧が高まる．その結果，正中神経が圧迫されて知覚異常や疼痛，筋力低下などが出現する．

(6) 対　策

発症予防対策には，体内の β_2-MG の過剰蓄積を防止することである．それには，生体適合性のよい透析膜の使用，β_2-MG 除去効率のよい膜の使用，血液透析濾過(HDF)や血液濾過(HF)の選択，透析液の清浄化（エンドトキシン除去）などである．症状が出現した場合の保存的療法としては，消炎鎮痛薬とビタミン B_{12} の内服，手関節部の安静，夜間痛がある場合は手関節中間位の固定が有効である．

保存的療法によっても疼痛，しびれ感が改善しない場合には，手術が適応となる．診断がついたらなるべく早期に屈筋支帯切離手根管開放術を施行する．早期であれば小皮切で可能な内視鏡下開放術が有効である．しかし進行した手根管症候群では，沈着したアミロイド物質をできるだけ除去するために根治的な手根管開放術が必要となる．

看護のポイント・アドバイス

① 寒冷に暴露すると増悪する例が多いため，局所の保温に努め，冷水や冷所に手を曝さない工夫が必要である．
② 手を振ったり，握ったり，手掌を挙上するなどの運動は手指の浮腫を軽減させ，一時的な症状の緩和に有効である．
③ 手術により諸症状の改善は期待されるが，筋萎縮，筋力低下などが進行してしまうと症状が改善しない場合もあるので，早期手術が望まれる．
④ 手術後数日間は，患肢の挙上を行い，また圧迫止血と安静目的で手関節のギプスシーネ固定を行う．手指拘縮防止のためには手術直後の早期から積極的に運動を指導することも必要である．

B. 破壊性脊椎関節症（DSA）

（1）概　念

　長期透析患者に発症する脊椎関節障害で，椎体の靱帯付着部へのアミロイド沈着による炎症性破壊性の骨変化である．

（2）病　態

　アミロイドは，関節領域の滑膜，靱帯を中心に沈着する傾向が強い．運動負荷のかかる，頸椎の第4,5間と第5,6間，腰椎の第4,5間に発症しやすい．透析の長期化とともに発生頻度は上昇し，透析歴10年以上では30〜50％の発生率である．

（3）検査データ

　椎体骨X線側面像で，椎間腔の狭小化，椎体辺縁の骨硬化像，骨侵食像や透亮像が認められる．また骨棘形成が認められないことも特徴の1つである．MRI検査では，骨や椎間板の後方突出による脊髄圧迫を認める（図10-10）．

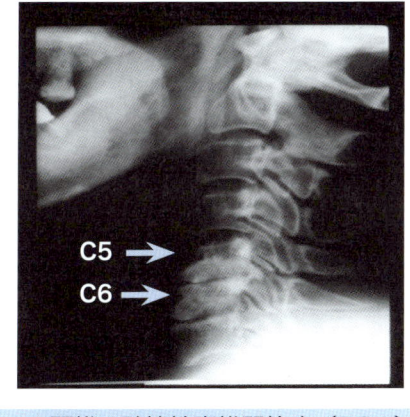

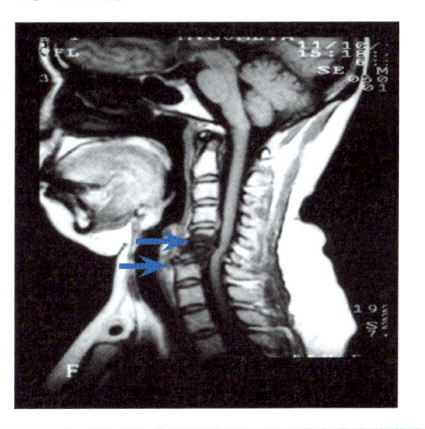

図10-10　頸椎の破壊性脊椎関節症（DSA）

（4）症　状

　初期にはほとんど症状がない．進行すると頸部痛，上肢・下肢痛，腰痛，上肢または下肢のしびれなど，該当する神経領域の神経圧迫症状が出現する．なかには四肢麻痺に陥る症例もある．

（5）原　因

　アミロイドタンパクが靱帯，椎体角などに沈着し炎症反応が引き起こされる．その結果，靱帯が肥厚し脊髄の圧迫症状を呈する．さらに，椎間板，椎体，椎間関節の破壊が進行し，神経根圧迫症状などが引き起こされる．

(6) 対　策

　発症予防対策には，体内の β_2-MG の過剰蓄積を防止することにある．それには，生体適合性のよい透析膜の使用，β_2-MG 除去効率のよい膜の使用，血液透析濾過（HDF）や血液濾過（HF）の選択，透析液の清浄化（エンドトキシン除去）などである．症状が出現した場合は，鎮痛剤の投与，ビタミン B_{12} の投与，牽引などを行う．高度に進行した場合，前方固定術や除圧固定術，椎弓形成術が行われる．

看護のポイント・アドバイス

① 椎体の安静を保つために患部の過伸展，過屈曲を避け，カラー，コルセットの装着を促す．
② 重度の DSA 症例では椎体骨折による四肢麻痺を発症する可能性が高く移動には十分な注意が必要である．

（3節〜4節：島崎玲子）

■ 文　献（4節）
1) 秋葉　隆・秋澤忠男編：透析療法ネクストIX．医学図書出版，2009．
2) 飯田喜俊・秋葉　隆編：透析パーフェクトガイド．医歯薬出版，2009．
3) 深沢雅史編著：CKD-MBD ハンドブック．日本メディカルセンター，2009．
4) 日本腎不全看護学会：腎不全看護．医学書院，2009．
5) 秋澤忠男編：透析療法と合併症ハンドブック．先端医学社，2005．
6) 岩満裕子編：透析療法の理解とケア．学習研究社，2004．
7) 細谷龍男・重松　隆：透析患者合併症のマネジメント．医薬ジャーナル，2002．

5 消化器合併症

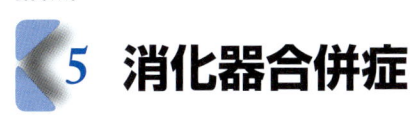

A. 便　秘

(1) 概　念

　1日の糞便量は約100〜200g，含まれる水分はその70〜75％である．食事をとってから排便までに要する時間は24〜72時間程度で，1〜3日に1回は排便がある．便秘とは，3日以上排便がない場合，または毎日排便があっても1日の便量が35g以下や少量で十分な排便感が得られず，不快を感じる場合をいう．

　便秘は透析患者の約40〜70％[1]に発症するといわれており，頻度が高い．急な便秘では大腸がんの可能性もあるので便の性状や量に注意する．透析患者の便秘は高K血症や虚血性腸炎，イレウス，腸管穿孔など重篤な合併症を引き起こすこともある．

(2) 病　態

　便秘は急性と慢性に分けられる．原因となる疾患がある場合（生体組織自体の異常によるもの）を器質性便秘，ない場合（生体組織の働き方の異常によるもの）を機能性便秘という．機能性便秘は，さらに弛緩性便秘，痙攣性便秘，直腸性便秘の3つに分類される．透析患者の便秘の多くは食物繊維不足，運動不足，便意抑制により大腸の運動機能が低下するもので，便の輸送が遅くなり水分が再吸収されて生じる弛緩性便秘である．

　特に糖尿病を有する患者では自律神経障害，高齢者や女性では腹筋力の低下により罹患率が高い．透析患者は腸管機能異常や大腸憩室を有する場合が多い．なかでも，PKD（多発性嚢胞腎）を有する透析患者の約85％[2]に大腸憩室を認める．憩室のため薄くなった腸壁は便秘によって内圧が上昇し，腸管穿孔を合併しやすい．また，便秘による腸管内圧の亢進は虚血性腸炎の腸管側因子に挙げられる．

(3) 検査データ

　大腸がんなど器質的疾患の除外が大切であるため，便秘の鑑別は問診が重要である．①発症のしかた（急激または緩徐），②腹痛の有無，③便の性状，外見，量，④薬の服用状況を把握する．腹部の触診で圧痛や腫瘤の有無，聴診でグル音の状態を確認し，直腸診で硬便や肛門疾患の有無を確認する．上記をふまえて必要に応じ，糞便検査（便潜血），腹部超音波検査，腹部単純X線検査，腹部CT検査，注腸検査，大腸内視鏡検査を行う．

(4) 症　状

　便秘の症状は，通常より排便回数が減少する，便が硬い，便の量が少ない，排便が困難である，便意がない，排便の後も十分な排便感が得られず便が残っているような不快を感じる（残便感），が主である．随伴症状として，腹部膨満感，腹痛，鼓腸，食欲不振，悪心，嘔吐，痔核がみられる．

(5) 原　因

透析患者の次のような特徴が便秘の原因となる．

- 腸内細菌叢に異常をきたしやすい．
- 食事で水分制限のほか，Kの制限により食物繊維が十分に摂取されず不足しやすい．
- 運動不足により腸管の働きが低下している．
- 便秘をきたしやすい薬物（食事中のKやPの吸収を抑制させる陽イオン交換樹脂，炭酸カルシウム，塩酸セベラマー，降圧剤の抗コリン薬やCa拮抗薬）を内服している．
- 高齢者や糖尿病患者は腸の蠕動運動が低下することで便秘が悪化した結果，食欲不振になり食事量の減少からさらに便秘へと悪循環になる．
- 糖尿病患者は，自律神経障害による糖尿病性胃腸障害となり，便秘を引き起こしやすい．

(6) 対　策

❶ 情報の把握

排便状況や性状，食事，運動，薬剤の服用，症状についての情報を把握する．排便についての情報は羞恥心を伴うため患者から言い出しにくく，情報不足になりやすい．たとえば，体重増加の原因について便通や腹部膨満感の有無を触診，聴診するなどスタッフから尋ねることが必要だが，周囲に聞こえないようプライバシーに配慮する．便に血が混じる，便が細い場合は大腸がんの可能性もあるので，患者に便の観察，異常の報告をするよう説明する．

❷ 規則正しい生活習慣の指導

食　事

食事は抜かずに3食きちんととり，十分な食物繊維の摂取を心がける．食物繊維は摂取目安量20～25g/日を目標とし，野菜350g/日程度摂取が勧められている．透析患者では現状9～12gしか食物繊維を摂取できていないため，不足分を補うことで便容量を増加し，結腸粘膜刺激により排便を促進させる．野菜に含まれるKはゆでこぼす，細かく刻んで水にさらすなど，K処理を行ってから調理する．食事だけで食物繊維の摂取が難しい場合は，手軽に摂取できる補助食品もある（例：セルリーハイ®は1日量8.5gのセルロース含有）．また，寒天やこんにゃくを利用した食品も多種あるので，工夫して摂取するとよい．

腸内細菌叢の異常には整腸作用があるビフィズス菌，オリゴ糖などの補助食品を活用するとよい．

水分摂取は限られた飲水量の中で配分を考え有効的に飲む．起床時や朝食前に冷たい水や牛乳を飲むと胃結腸反射が起こりやすいだけでなく，便の通過を促す（乳製品はPを多く含むため，P値が高い場合の摂取は注意）．

排　便

毎日定時の排便習慣を心がける．朝食後に腸管蠕動が亢進するので胃結腸反射のタイミングを利用し，毎日朝食後に排便の時間をゆっくりとる．便意がなくても朝食後に排便を試みる習慣を付ける．硬結便がある場合はグリセリン浣腸や摘便を行い，硬結便を除去する．排便時は腸管内圧亢進による増悪を避けるため，努責をしないで排便するよう指導する．

運 動

体調に合わせ適度な散歩や腹部マッサージを行い，腸の蠕動力，排便力を増加させる．散歩ができなくても，身体をねじる，腹部を大腸に沿って時計まわりに円を描くようマッサージすると便意を誘発しやすい（図10-11）．

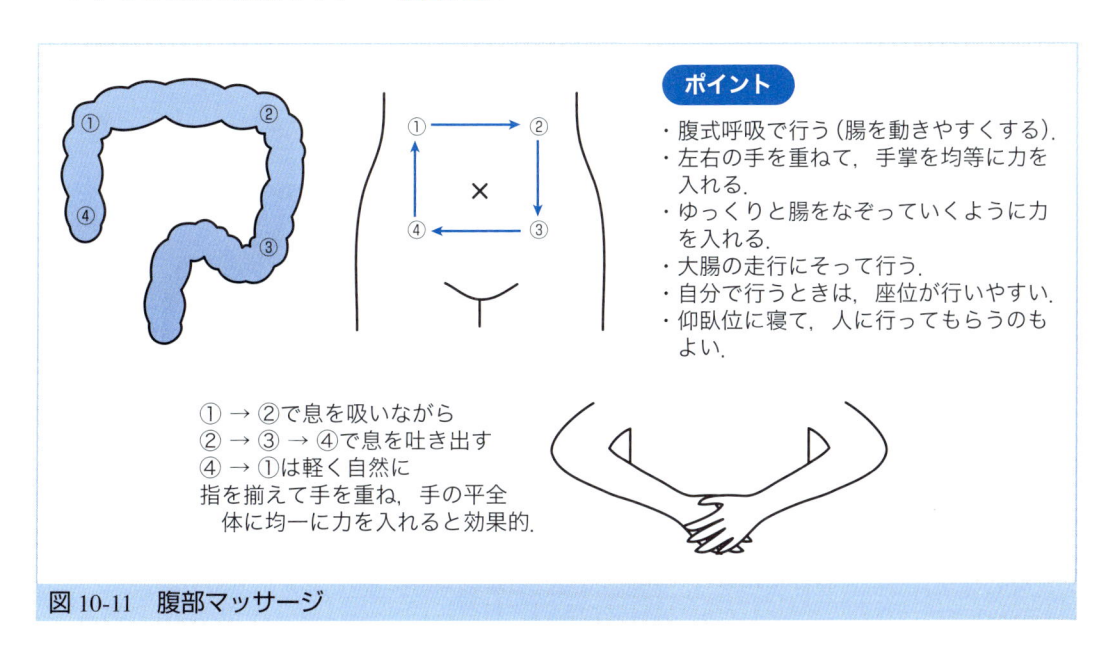

ポイント
・腹式呼吸で行う（腸を動きやすくする）．
・左右の手を重ねて，手掌を均等に力を入れる．
・ゆっくりと腸をなぞっていくように力を入れる．
・大腸の走行にそって行う．
・自分で行うときは，座位が行いやすい．
・仰臥位に寝て，人に行ってもらうのもよい．

① → ②で息を吸いながら
② → ③ → ④で息を吐き出す
④ → ①は軽く自然に
指を揃えて手を重ね，手の平全体に均一に力を入れると効果的．

図10-11 腹部マッサージ

透析中に便意がある場合は，バイタルサインをチェックし，我慢させずに可能な限りトイレ離脱させる．血圧低下の恐れがあるので，必要に応じて生理食塩水の補液を行うなどの対応後に離脱し，付き添う．

❸ 薬剤の再検討

便秘の原因となる薬剤の服用状況を見直し，使用量や代用薬も考慮する．下剤の使用や種類，量を検討する．KやPの吸収抑制剤，特に塩酸セベラマーは副作用に便秘が多いことを説明し，食事療法で減量できるよう再指導を行う．

看護のポイント・アドバイス

> 透析日に患者が便秘を訴えた場合は，便秘している日数により体重が増加している場合もあるため，バイタルサインに注意し血圧低下をきたさないよう除水設定を行う．

■ 文 献 （5節 A）

1) 斉藤　明：患者さんにキチンと説明できる透析合併症の基礎知識．pp148-152，メディカ出版，2004．
2) 大平整爾・他：透析患者における消化管異常．臨床透析 18(12)：1549-1553，2002．
3) 飯野四郎・陣田泰子：Nursing Selection ②消化器疾患．pp96-105，学習研究社，2006．
4) 山崎親雄：透析看護のポイント200．pp142-144，メディカ出版，2005．
5) 浅野　泰：そこが知りたい　透析ケアQ&A ─ 透析現場からの質問110．pp192-195，総合医学社，2006．
6) 臼井照子：透析食ガイドブック．pp50-52，日本メディカルセンター，2006．

B. 消化管出血

(1) 概　念

　消化管出血は食道から直腸に至るまでの部位から出血をきたす状態で，出血部位により上部消化管出血（食道，胃，十二指腸）と下部消化管出血（小腸，大腸）に分類される．上部消化管出血の主な原因は，胃・十二指腸潰瘍，急性粘膜病変，angiodysplasia が多い．下部消化管出血の主な原因は，大腸がん以外に虚血性腸疾患，angiodysplasia，大腸憩室症が挙げられる．特に大腸憩室症は多発性囊胞腎で発生頻度が高い．

(2) 病　態

　消化管出血の主な徴候は吐血，下血である．透析患者では尿毒症物質により血小板機能が低下しているため，出血傾向や消化器症状を呈しやすい．さらに血管壁が脆弱になっていることや血液透析でのヘパリンの使用，抗血小板薬や多種類の薬剤を多量に服用しているため，消化管の病変から消化管出血が起こりやすく，重症化しやすいのが特徴である．透析患者は上記のことを背景に，様々な消化器疾患の合併症を引き起こすので注意を要する．

❶ 虚血性腸炎

　全身の動脈硬化や二次性副甲状腺機能亢進症による異所性石灰化により，腸管の血流障害をきたすため虚血性腸炎を合併しやすく，重症化すると潰瘍，壊死に陥り消化管出血を引き起こす．

❷ 大腸憩室

　腸管機能異常により便秘を併発しやすいため，腸管憩室を有する患者では排便時の努責により薄くなった腸管が穿孔する恐れがある．

❸ 透析アミロイドーシス

　長期透析患者では透析アミロイドーシスを発症することで便秘，イレウス，腸管壊死，穿孔を起こしやすい．

❹ 薬　剤

　高 K 血症に対する陽イオン交換樹脂，P 吸着剤は便秘になりやすく，非ステロイド性抗炎症薬（NSAIDs），抗生物質も出血の原因となる．日常的に使用されるヘパリンは出血を助長する．

(3) 検査データ

　至急，内視鏡検査を行う．血液学的検査〔無症状でも定期的な血液検査で 2 週間前と比較し，ヘモグロビン（Hb）値が 1g/l 低下したり，Ht 値が 3〜4％低下したりする急激な変化は，消化管出血の可能性が高い〕．また，血液尿素窒素（BUN）や K 値の上昇有無を確認する．便中ヒト Hb 検査を行う．

(4) 症　状

　腹痛，嘔気，食欲不振などの消化器症状のほか，コーヒー残渣様吐物，タール便，貧血亢進がみられる．出血の程度により動機，息切れ，血圧低下，頻脈，脈拍微弱，顔面蒼白，冷汗，生あ

くび，不穏，意識障害，体温低下，呼吸不全がみられる．透析中はショック状態に陥りやすいので，冷汗，あくび，意識状態の観察は前駆症状の早期発見となる．

(5) 原　因

　透析患者の消化管出血の主な原因は，①便秘が増悪因子となる腸管穿孔，②全身の動脈硬化や二次性副甲状腺機能亢進症に伴う血管の石灰化による虚血性腸炎，③多種類の薬剤服用による胃炎，びらん，潰瘍，④日常的な抗凝固薬の使用によるもの，である．

(6) 対　策

- 日常的に便通を整え，便秘を予防し，腸管穿孔のリスクを軽減する．
- 高K血症や高P血症のコントロールは薬剤に頼らず，できるだけ食事でコントロールできるよう再指導する．
- 出血時はメシル酸ナファモスタットでの透析を行う．
- 必要に応じて輸血を行い，貧血の改善をする．
- 酸素必要時，SpO_2を測定しながら行う．
- 出血状況，程度，病状に応じ出血部位の手術を施行．腸管憩室炎による腸管穿孔や虚血性腸炎による腸管壊死では緊急性が求められる．

看護のポイント・アドバイス

> 透析患者の消化管出血では，出血した血液が消化吸収されるためBUNの上昇や高K血症をきたしやすく，十分な透析を行う必要がある．

（5節：伊東久美子）

■ **文　献**（5節 B）
1) 岡山ミサ子・千葉志津子：新人教育のなぜ？がわかる．透析新人スタッフ・プリセプティ指導術．pp132-133，メディカ出版，2004．
2) 水附裕子・大坪みはる：透析看護 QUESTION BOX4 ハイリスク患者の看護ケア．pp57-59，中山書店，2007．
3) 飯田喜俊・椿原美治：専門医に聞きたい コメディカルのための腎不全・透析療法 Q&A101．pp36-37，140-141，医歯薬出版，2005．

XI 検査データの見方

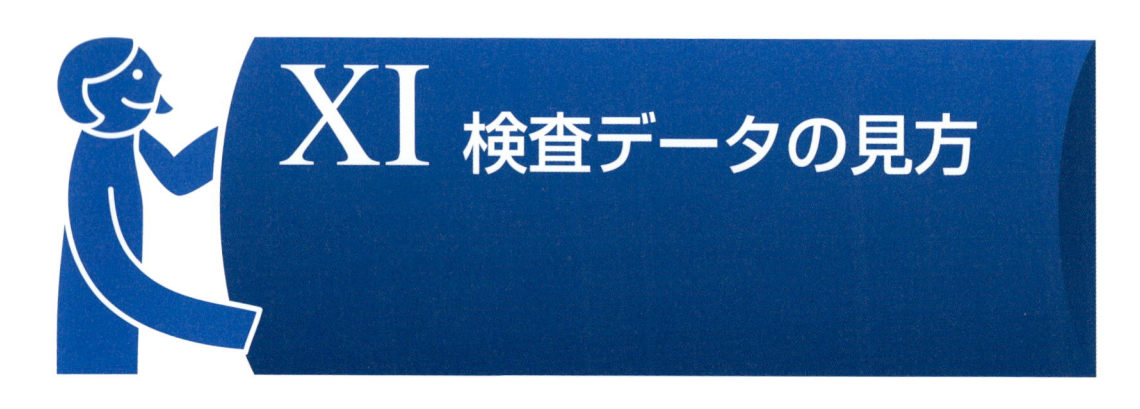

看護師には検査結果を読み解き，患者の透析条件，透析条件や身体状態のアセスメントを行い，患者にフィードバックし自己管理や生活調整に役立てることが求められる．透析患者には定期的に様々な検査が行われているが，本項では，透析室でよく行われる血液透析患者の検査値の意味と読み方について述べる．

1) 血液透析効率を判断するために必要なデータ

患者にとって適正な透析が行われているかの判断として，透析中の尿素の除去を規定する標準化透析量，尿素除去率と，透析間の尿素の産生に関連する指標である標準タンパク異化率との関連で判断されている．

(1) 標準化透析量

標準化透析量（Kt/V）は，血液透析中の尿素の除去を規定し，透析量の指標として用いられている．死亡リスクを考慮すると，Kt/V の値が 1.2 〜 1.6 のときに最もリスクが低いといわれており，目標値は「1.2 以上」とする．

Kt/V が 1.2 未満の場合，透析不足が考えられ，透析条件（ダイアライザー，血流量，透析液流量，透析時間など）の見直しや，バスキュラーアクセスに問題がないか（再循環の有無，静脈側の狭窄など），体重増加率や食事摂取状況などを確認する必要がある．

$$spKt/V(\text{single pool Kt/V}) = -Ln(Ce/Cs - 0.008 \times t) + [4 - (3.5 \times R)] \times UF/BW$$

K：ダイアライザーの尿素クリアランス　　Ce：透析前 BUN
T：透析時間　　Cs：透析後 BUN
V：体内水分量　　UF：透析中の除水量
Ln：自然対数　　BW：ドライウエイトあるいは透析後体重

(2) 尿素除去率

尿素除去率（UPR）は，透析前後の尿素の血中濃度の差を表している．
Kt/V とほぼ同じ意味をもつ指標であり，目標値は「60％以上」である．

$$UPR = (1 - Ce/Cs) \times 100 \, (\%)$$

(3) 標準タンパク異化率

体タンパクの異化の速度は体タンパクの同化速度に等しく，タンパク同化速度はタンパク摂取量に等しいと考えられる．よって，標準タンパク異化率（nPCR）は，タンパク摂取量をほぼ反映する．

「非糖尿病症例で，1.1 以上」「糖尿病症例で，0.9 以上」に保てるように治療するのがよいと考えられている．

$$nPCR = Co / \{36.3 + (5.48)(spKt/V) + [(53.5)/(spKt/V)]\} + 0.168$$

Co：週はじめの透析前 BUN

(4) 血中尿素窒素

尿素には毒性はなく，タンパク質の最終産物であり，血中尿素窒素（BUN）は体に取り込まれたタンパク質の量を反映する．また，尿毒症症状と BUN がよく相関するため，透析効率をみるための指標の1つとなる．

週3回の透析を行っている場合，透析前の値で，「70～90mg/dl」を目標値とする．

BUN の値が低い場合は，タンパク摂取量の低下，肝不全などの尿素の産生低下，体液量の増加などが疑われる．高値を示す場合には，タンパク摂取量の増加，異化亢進，消化管からの吸収増加（胃腸出血，イレウスなど）などの尿素の過剰産生，循環血液量の減少（脱水，心不全など）による尿素の排泄障害が考えられる．

(5) クレアチニン

クレアチニン（Cr）は筋肉の代謝産物である．Cr は筋肉の量を反映するため，値はかなり一定している．

透析患者の目標値は「男性：12～14mg/dl」「女性：10～12mg/dl」である．

透析患者で Cr が異常高値を示した場合は透析不足を疑う．しかし，Cr が低い場合には必ずしも透析が十分行えていることを意味しない．この場合，筋萎縮，やせ，低栄養による筋肉量の減少などを考える必要がある．Cr 値は高い方が死亡リスクが低いといわれている．

2) 適正体重を判断するために必要なデータ

ドライウエイト（基礎体重，目標体重，dry weight；DW）とは，目標とする透析後体重のことであり，過剰な水分が除去された状態で，顔や手足に浮腫がなく，血圧が正常に維持できる体重を指す．検査数値だけでなく，患者の透析中の血圧の変化や身体症状，生活状況とも併せて設定することが重要である．

(1) 心胸比（図11-1）

心胸比（CTR）は血漿量増加に伴う心容積を反映しているため，DWの指標としてもっとも用いられている．測定を透析前に行うか，透析後に行うかは施設によって異なるが，いずれにせよ経時的変化をみることが重要である．

目標値は，透析後で，「男性：50%以下」「女性：55%以下」である．

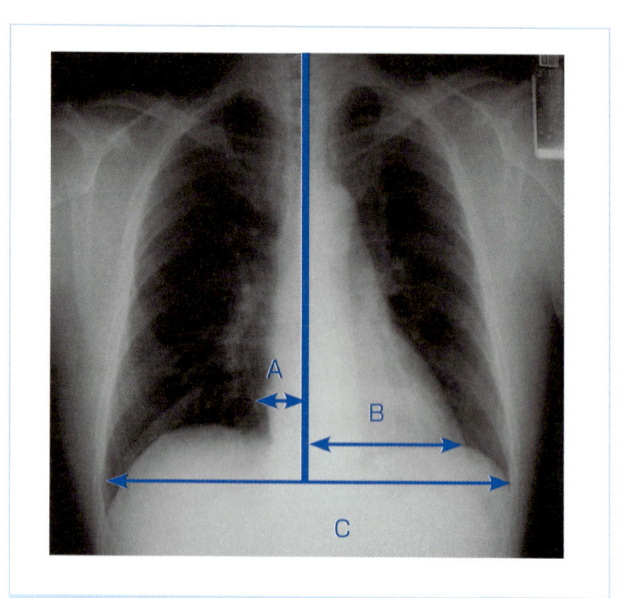

図11-1 心胸比の測定方法
$[(A + B)/C] \times 100\ (\%)$

(2) 総タンパク，アルブミン，ヘマトクリット

上記の透析前後の総タンパク（TP），アルブミン（Alb），ヘマトクリット（Ht）の濃縮の程度をみることにより，水分除去の程度がわかる．

「（透析後値－透析前値）／透析前値」が10～20%になれば，およそDW付近といえる．

(3) ヒト心房性ナトリウム利尿ペプチド

ヒト心房性ナトリウム利尿ペプチド（hANP）は心房負荷を反映しているといわれており，透析患者の場合，DWの適否の判断に使用されることが多い．

透析後，「40～50pg/dl」が適正域であるといわれている．

しかし，高血圧や心疾患の影響を受けやすく，血管内脱水の場合は過小評価となりやすいなどの問題もある．

(4) 下大静脈径

下大静脈径（IVC）は中心静脈圧を反映し、体液量や循環血液量の指標となる。

目標値は、透析終了時に「下大静脈径が、8～10mm（透析翌日16mm未満）」で、「下大静脈呼吸性虚脱指数が、0.8以上」である。

(5) 超音波検査

内径計測、左室駆出率（ejection fraction；EF）の測定、合併する弁膜症、心嚢液貯留の有無と程度などを検査する。EF50％以上を正常とする。

3）貧血を評価するために必要なデータ

血液透析患者における貧血の治療目標は、「ヘモグロビン：10～11g/dl」「ヘマトクリット（Ht）：30～33％」である。目標値の維持のために遺伝子組み換えヒトエリスロポエチン製剤（rHuEPO）などが投与される。Hb12g/dlを超える場合を減量、休薬基準とする。

血液透析に伴う失血などにより、鉄欠乏状態になりやすいため、rHuEPOの反応が乏しい場合は鉄欠乏を疑う。鉄剤の投与は、血清フェリチン100ng/ml以下、トランスフェリン飽和度（TSAT）20％以下のとき検討する。

4）栄養状態を評価するために必要なデータ

栄養状態は、透析患者の生命予後に関連するといわれており、様々な検査を組み合わせて栄養状態を評価することが重要である。体重やBMI、体脂肪率などの身体計測値、全身状態や浮腫の有無、皮膚や爪の状態、食事摂取状態をみるとともに、以下に示す検査項目のチェックを行う。

(1) アルブミン

血清Albは肝臓で合成されるタンパクで、膠質浸透圧の維持と物質の運搬に重要な役割がある。透析患者では、水分希釈の影響を受けるので注意を要する。

基準値は、「3.8～5.3g/dl」である。

低いときは、低栄養状態、肝硬変、異化亢進、慢性消耗性疾患などの栄養状態の指標となる。

(2) 総タンパク

総タンパク（TP）基準値は、「6.2～8.3g/dl」である。

透析患者では、水分希釈の影響を受けるので、注意を要する。透析患者で低タンパク血症を認めた場合は、食事摂取不足、慢性炎症、タンパク尿などによる低栄養状態を考える。また、透析不足や異化亢進状態が続くと低タンパク血症が続くといわれている。

(3) クレアチニン，BUN，nPCR，貧血データ

前述（p211，213）参照．

5) 電解質

(1) ナトリウム

血清ナトリウム（Na）濃度は，体内の Na 量と水分量の比により決まるため，血清濃度だけから体内の Na 量を判断することはできない．

基準値は，「135～142mEq/l」である．

高 Na 血症の場合，相対的，絶対的な水分不足を意味し，水分欠乏の場合と Na 摂取量の過剰によるものが考えられる．

低 Na 血症は，相対的，絶対的な水分過剰を意味し，細胞外液の希釈による場合，心不全などが一般的である．

(2) クロール

クロール（Cl）の基準値は，「98～109 mEq/l」である．

Na と Cl の差は，HCO_3 の変化を推測することができる．

低 Cl 血症は水分過剰や Na の摂取不足，喪失が過剰な場合にみられる．高 Cl 血症は水分喪失，塩分過剰な状態のときにみられる．いずれの場合も，Na と Cl の差を求めることが重要である．

(3) カリウム

カリウム（K）の透析前目標値は，「4.0～5.5mEq/l」であり，高いときには K 含有量の多い食事，アシドーシス，異化亢進，消化管出血を疑う．高 K 血症の症状として，嘔気・嘔吐，知覚異常，脱力，心停止がある．K が低いときは，K の摂取量が少ない，下痢や嘔吐による喪失，過度のアルカローシスが考えられる．

低 K 血症は心疾患を合併する患者で不整脈を生じやすく，特にジキタリス製剤の毒性を生じやすいので注意が必要である．

6) 骨代謝

「透析患者における二次性副甲状腺機能亢進症治療ガイドライン」（日本透析医学会）では，目標値の設定は，生命予後への影響を重視したものになっている．ルーチン検査の結果を読み取り，リン（P），カルシウム（Ca）のコントロールを優先させることが大切である．

(1) カルシウム

透析患者の目標値は，「8.4〜10.0mg/dl（血清アルブミン 4.0g/dl 以上）」である．

低アルブミン血症では（血清アルブミン 4.0g/dl 以下のとき），Ca 値を過小評価するため，以下に示す補正式を用い Ca 濃度を補正することが必要である．

> 補正式：血清カルシウム濃度＋（4－血清アルブミン値）

(2) リン

腎機能の低下に伴い，高 P 血症が出現し，二次性副甲状腺機能亢進症，血管の石灰化などを引き起こす．

透析患者の目標値は，「3.5〜6.0mg/dl」で，P を含む食事の制限，十分な透析，P 吸着薬の服用によってコントロールされる．

低 P 血症では，栄養不良，P 吸着薬の過剰投与などが考えられる．

(3) インタクト副甲状腺ホルモン

透析患者では，副甲状腺ホルモン（PTH）に対する骨抵抗性が認められる．そのため，正常の骨回転を維持するために健常人の 2〜5 倍の PTH 濃度が必要である．

透析患者での目標値は，「60〜180pg/ml」である．

7）その他の検査

β_2 ミクログロブリン

分子量 11,800 の低分子タンパクであり，透析アミロイドーシスの原因となる．

I 型の透析膜ではほとんど除去できないため，高性能膜による透析，HDF，吸着法（リクセル®）などにより，血清濃度を低下させ，30mg/l 以下にすることが目標となる（表 11-1）．

■ 表 11-1 血液透析患者の検査データ目標値と異常時に考えられること

検査項目	目標値・基準値	高いときに考えられること	低いときに考えられること
標準化透析量(Kt/V)	1.2以上	透析過剰	透析不足 バスキュラーアクセスに問題
尿素除去率(UPR)	65%以上		透析不足
標準タンパク異化率(nPCR)	非糖尿病例：1.1以上 糖尿病例：0.9以上		栄養不良
総タンパク(TP)	透析前6.2～8.3(g/dl)	脱水 異常ガンマグロブリン血症	食事摂取不足，慢性炎症，タンパク尿，栄養不良 透析不足，異化亢進
血清アルブミン(Alb)	透析前3.8～5.3(g/dl)	脱水	栄養不良，肝硬変，異化亢進，慢性消耗性疾患
血中尿素窒素(BUN)	透析前70～90mg/dl	タンパク摂取量の増加 異化亢進 尿素の過剰産生，排泄障害	タンパク摂取量の低下 尿素の産生低下（肝不全など）
クレアチニン(Cr)	透析前 男性：12～14mg/dl, 女性：10～12mg/dl	透析不足	筋萎縮，やせ，栄養不良 筋肉量の減少
ナトリウム(Na)	透析前 135～142Eg/l	水分欠乏 塩分過剰	細胞外液の希釈 心不全
クロール(Cl)	透析前 98～109mEq/l	水分喪失，塩分過剰	水分過剰，塩分摂取量不足
カリウム(K)	透析前 4.0～5.5mEq/l	K含有量の多い食事 アシドーシス，異化亢進 消化管出血	Kの摂取量が少ない 下痢や嘔吐による喪失 過度のアルカローシス
補正カルシウム(Ca)	透析前 8.4～10.0mg/dl	薬剤性，不動，悪性腫瘍	高リン血症，薬剤性
リン(P)	透析前 3.5～6.0mg/dl	リン含有量の多い食事 骨からのリン遊出 透析不足	栄養不良
ヘモグロビン(Hb)	透析前 10～11g/dl	エリスロポエチン過剰腎細胞癌	鉄欠乏性貧血，出血，慢性炎症，透析不足
ヘマトクリット(Ht)	透析前 30～33%	エリスロポエチン過剰腎細胞癌	鉄欠乏性貧血，出血，慢性炎症，透析不足
血清フェリチン	透析前 100ng/ml 以上	慢性炎症，悪性腫瘍，鉄過剰ヘモクロトーシス	鉄欠乏性貧血
インタクト副甲状腺ホルモン	透析前 60～180pg/ml		無形成骨
β_2ミクログロブリン	透析前 透析前30mg/l 以下	透析アミロイドーシス 透析不足	
ヒト心房性ナトリウム利尿ペプチド(hANP)	透析後 40～50pg/dl	水分・塩分過剰 心不全	
心胸比(CTR)	透析後 男性：50%以下, 女性：55%以下	水分・塩分過剰 心不全，心機能低下 心外膜炎	透析心

（永井美裕貴）

■ 文 献

1) 黒川 清監：透析患者の検査値の読み方．改訂第2版，日本メディカルセンター，2007.
2) 日本透析医学会：2008年版 慢性血液透析患者における腎性貧血治療のガイドライン．透析会誌, 41 (10)：661-716, 2008.
3) 日本透析医学会：透析患者における二次性副甲状腺機能亢進症治療ガイドライン．透析会誌, 39(10)：1435-1455, 2006.

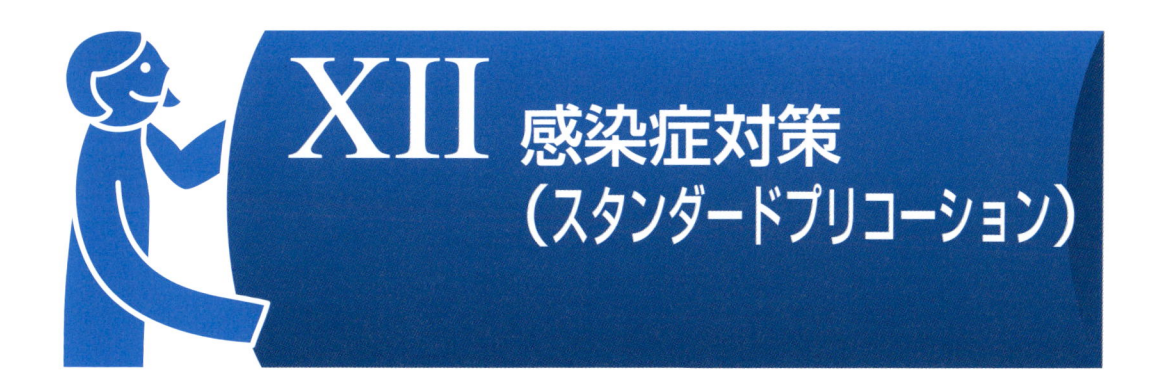

XII 感染症対策（スタンダードプリコーション）

　感染症は透析患者にとって重要な合併症の1つであり，わが国の透析患者死亡原因の第2位を占めている．透析患者では免疫能の低下，低栄養状態，頻回の血管穿刺などといった感染症にかかりやすい素地を有していること，血液透析療法は同一のスタッフ，同一の機器を多人数で共有することからMRSA，緑膿菌，腸球菌，セラチアなどによる接触性の細菌感染症が同時多発的に発生しやすい．観血的処置を伴う特殊性から，血液を媒介とするB型およびC型肝炎の発症も多い．さらに狭いオープンフロアで複数の患者が同時に長い時間を過ごすことから，インフルエンザや結核といった飛沫感染あるいは空気感染による感染症も発生しやすく，透析室は院内集団感染発生の場になりやすい環境にある．

　このようなことから，透析室において的確な感染防止対策がとられているか否かは患者にとってもスタッフにとっても極めて重要な問題である．本章では「米国疾病予防管理センター（CDC）のガイドライン」および，わが国の「透析医療における標準的な透析操作と院内感染予防に関するマニュアル」を参考に，日常の透析室作業における基本的感染症防止対策の要点について述べる．

1) 標準予防対策法（スタンダードプリコーション）

　"すべての患者が感染症を有している"ということを前提に，患者に関連した血液，体液（分泌物，排泄物），粘膜，損傷した皮膚などは「すべて感染性がある」と考え，これらの取り扱いに十分な注意を払うことが感染を減少させる最も基本的な予防対策法であり，透析室に限らずすべての部門に共通する方法である．この標準予防対策法は日常の透析業務で必ず遵守すべきものであり，次項の2) 感染症の特徴に合わせた予防対策（p221）で述べる個々の感染症に対する予防対策法に先駆けて行うべきものである．

（1）スタッフ側における対策

❶ 手洗いの励行，ディスポーザブル手袋の着用，他
・穿刺，止血，創傷処置前後には手洗いを励行する．

- 処置前には常に新しい清潔なディスポーザブル手袋を着用する．
- 手袋は患者ごとに新しいものに交換する（使用済み手袋を着用したままの透析室内移動を禁止する）．
- 勤務前後での含嗽の習慣を付ける．
- 常に清潔な白衣やエプロンを着用する．
- 感冒罹患時にはマスクを着用する．

❷ 防護用具
- 血液が飛び散るような処置（透析開始時と終了時，血液遠心分離施行中など）を行うときは，必要に応じてマスク，ゴーグル，ガウンなどを着用する．

❸ 物品・薬剤の準備と取り扱い（図 12-1）
- 薬剤を準備するスタッフは清潔操作を遵守する．
- 透析室に持ち込んだ物品は，使い捨てにするか，1人の患者のみに使用するように指定する（テープ，血圧計など）．また，1度持ち込んだ薬剤は，清潔区域には戻さない．
- 患者に薬剤を運ぶための共通薬剤カートを使用しない．薬剤を患者に運ぶためにトレイを使用する場合は患者ごとに洗浄する．
- 薬剤や未使用サプライおよび物品の準備，取り扱い，保存するための清潔区域と使用済みサプライや物品が取り扱われる汚染区域と明確に分離する．
- 透析に必要な物品には，鉗子，ガーゼ，処置シーツ，テープ，駆血帯，肘枕，回路，ダイアライザー，穿刺針などがあり，どの器具に洗浄，消毒，滅菌が必要であるか理解することが大切である．テープ，駆血帯，肘枕は個人用とする．
- 透析装置の圧モニターの血液汚染を防ぐために，おのおのの患者治療には静脈圧および動脈圧の外部トランスデューサー・フィルター／プロテクターを使用する．

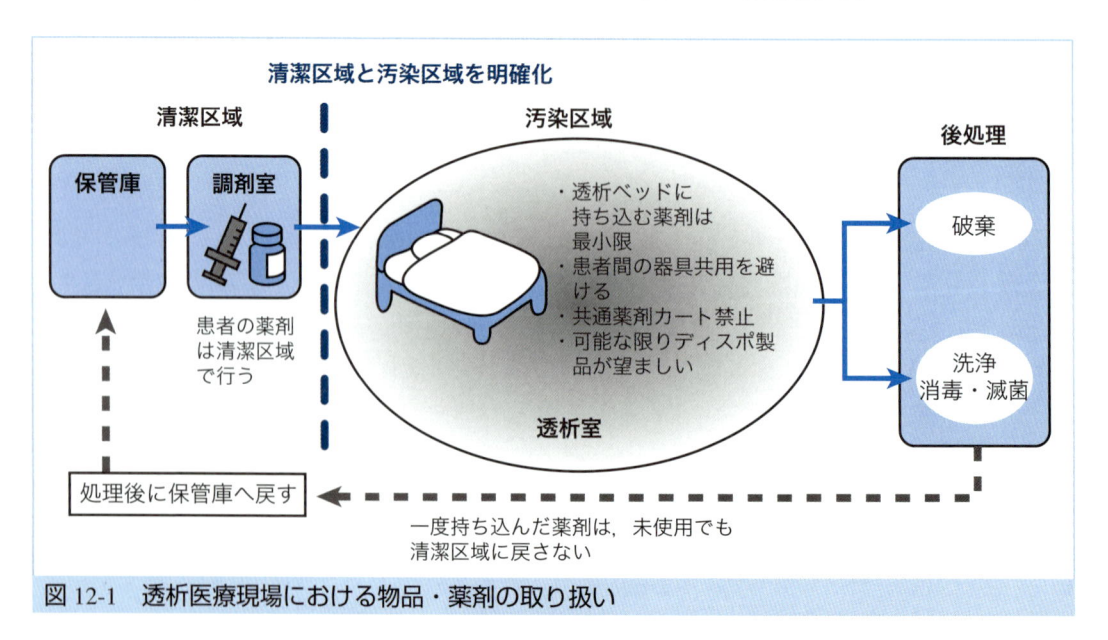

図 12-1 透析医療現場における物品・薬剤の取り扱い

❹ 無菌操作の徹底，器具・器材の消毒（表 12-1, 12-2）

- 滅菌物品の取り扱い，プライミング操作，穿刺操作，回収操作，注射薬剤の取り扱いなどでは常に無菌操作を徹底させる．
- 聴診器，血圧計のカフ，体温計（口腔用，直腸用）は，患者ごとに 70% 以上のアルコールで拭き取り消毒を行い，常に良好な衛生状態を維持する．
- 器具・器材に血液が付着した場合はすみやかに血液を拭き取り，1% 次亜塩素酸ナトリウム溶液か 70% 以上のアルコールで消毒する．

■ 表 12-1　標準的洗浄消毒

	消毒剤	方　法
透析装置外装	①0.05〜0.1%次亜塩素酸ナトリウム溶液 ②0.5〜1%次亜塩素酸ナトリウム溶液	透析終了ごとに清拭． 血液付着時：廃棄可能なペーパータオルで拭き取り後，水拭きし①で清拭． 直接血液を処理する場合②を用いる．
医療器具 鉗子・トレイ類 聴診器，体温計 手術器具	①0.1%次亜塩素酸ナトリウム溶液 ②消毒用アルコール ③オートクレーブ，エチレンオキサイドガス	熱水消毒（80℃10分）あるいは中性洗剤または酵素洗剤で予備洗浄後①に30分間浸漬後，十分水洗いをする． 使用後に毎回清拭を行う． 滅菌する．
リネン類 シーツ・枕カバー 毛布カバー	①0.1%次亜塩素酸ナトリウム溶液 （血液汚染時）	リネン類は患者ごとに交換が望ましい．患者ごとの交換が困難な場合は，使用後にシーツ，枕カバーの上の埃，髪の毛などを清掃し，最低週1回は交換する． 血液汚染時：発生現場で袋に入れ感染性を明記して運搬する．80℃の熱水で10分間以上の洗濯処理を行う．熱水が使用できない場合は，すすぎの段階で①に30分間浸漬する．汚染強度の場合は，感染性廃棄物として処理する．
ベッド柵 オーバーテーブル	①0.05〜0.1%次亜塩素酸ナトリウム溶液 ②0.5〜1%次亜塩素酸ナトリウム溶液	透析終了ごとに清拭． 血液，体液汚染がある場合：廃棄可能なペーパータオルで拭き取り後，水拭きし①で清拭． 直接血液を処理する場合，②を用いる．作業は手袋および防護具を装着する．
食　品 ガーグルベース類	①0.02〜0.1%次亜塩素酸ナトリウム溶液 ②0.1%次亜塩素酸ナトリウム溶液	食器洗浄器による洗浄熱水処理（80℃・10秒間） 熱水消毒できない場合，①に30分浸漬後，水洗い，乾燥する． 血液汚染された食器など：熱水消毒（80℃・10分間），あるいは②に30分浸漬後，水洗い，乾燥する．
便器，尿器類	①0.1%ベンザルコニウム塩化物液 　または，0.05〜0.1%次亜塩素酸ナトリウム溶液 ②0.1%次亜塩素酸ナトリウム	便器洗浄機（90℃・1分間の蒸気）による洗浄・消毒を行う． 用手による洗浄・消毒：汚物処理後，洗剤を用いて洗浄．①に30分浸漬する． 血液が大量に混入した排泄物：吐血，下血の際に使用した膿盆や便器を用手にて処理する場合，②に30分浸漬する．
室　内	①0.05〜0.1%次亜塩素酸ナトリウム溶液 ②0.5〜1%次亜塩素酸ナトリウム溶液	毎日清掃する． 血液付着時：廃棄可能なペーパータオルで拭き取り後水拭きし，①で清拭． 直接血液を処理する場合，②を用いる． 止血ガーゼなど血液汚染された物品が発生：感染性廃棄物入れに廃棄する．

■ 表12-2 物品・環境表面の消毒の具体例

物品・環境表面	低水準消毒レベル グルコン酸クロルヘキシジン 塩化ベンザルコニウム	中水準消毒レベル 次亜塩素酸ナトリウム溶液 アルコール
血液汚染された物品 目に見えて汚染されている物品		○
ダイアライザーのポートキャップ		○
透析機器の内部回路		○
透析濃縮液の水処理,配給システム	○	○バイオフィルムあり
聴診器,血圧計のカフ,体温計	○	○血液汚染あり
血管鉗子,クランプ,鑷子,はさみ	○	○血液汚染あり
透析機器の外表面, ベッド周辺環境表面	○	○血液汚染あり

❺ **穿刺および回収操作での注意**
- 消毒にはディスポーザブルセットを用いることが望ましい.
- 穿刺時,回収時には患者側および機器側の2名での操作を基本とする.
- 穿刺時,回収時にはベッドごとに一時的な廃棄物入れを用意する.
- 抜針後の穿刺針はリキャップせず,感染性廃棄物として処理する.
- 使用済み回路は残血が漏出しないよう密閉し,感染性廃棄物として処理する.

❻ **環境整備・清掃**（表12-1, 12-2）
- 患者が頻回に触れるベッド周辺の環境表面（ベッド柵,オーバーテーブル,ナースコール,リモコンなど）や,血液汚染の可能性がある透析機器表面,コントロールパネルなどは目にみえる汚れがなくても,患者ごとに拭き取り消毒を行う.
- 環境表面（床,壁）は消毒の必要はなく,通常の掃除を行う.
 ただし,血液や体液が付着している場合は,器具,器材と同様の消毒を行う.

❼ **リネン**（表12-1, 12-2）
- 明らかな感染症を有する患者では,患者ごとに使い捨てのシーツを使用するのが望ましい.
- 再生する場合は,80℃10分の熱水洗濯を行う.熱水洗濯できない場合は,0.05～0.1%次亜塩素酸ナトリウム溶液に30分漬けておいた後に,洗濯する.

(2) 患者側での対策

❶ **患者教育**
- 感染防止予防法について普段から小冊子などを用いて教育を行う.

- 穿刺前にはシャント肢全体を石鹸で流水洗浄するよう指導する．
- 止血に用いたガーゼやタンポンは感染性廃棄物入れに廃棄するよう指導する．
- サーベイランス検査時には，その意義と必要性を十分に説明し，理解と同意を得る．
- 検査結果を本人に伝えるとともに，プライバシー保護には十分配慮する．
- 隔離が必要な感染症患者では，患者・家族に十分説明し，同意を得る．

2) 感染症の特徴に合わせた予防対策

　すべての施設において感染対策委員会を設置し，院内感染予防ならびに感染症発生時の拡大防止に努める義務がある．委員会は定期的に開催し，① 院内感染対策マニュアルの作成と実行，② 院内サーベイランスシステムの構築，③ スタッフへの教育，④ 患者への教育，情報提供などを行う必要がある．これらの予防対策を進めていくうえでは，透析室で発生しやすい感染症の特徴を把握しておくことが重要である．

　本項では，発生頻度の多いメチシリン耐性黄色ブドウ球菌（MRSA）感染症，B型およびC型肝炎ウイルス感染症，結核症，インフルエンザ感染症についての発症予防対策について考えてみたい．

(1) メチシリン耐性黄色ブドウ球菌（MRSA）感染症

- 血感染経路は主に医療スタッフの手指によって媒介され伝播する（接触感染）．
- 健常人や元気な透析患者では問題とならないが，重い合併症を有する患者，あるいは術後の透析患者，高齢透析患者などでは感染後に難治化することがある．
- 腸炎，尿路感染症，呼吸器感染症，開放性膿瘍などからMRSAが検出された場合，感染性が高いため，原則的に隔離が必要となる．
- 感染症患者の移送は最小限とし，やむを得ない場合にはシーツなどで覆って移送する．
- MRSA感染者に対しては，2週に1回程度の咽頭，鼻腔，痰，膿などの細菌培養検査を陰性となるまで継続する．
- 他の患者への感染拡大防止のため，スタッフの予防衣，マスク，手袋の着用を行う．
- 使用した機器，器具は消毒し，リネン類はビニール袋に密閉し搬出する．
- 健康な家族やスタッフがMRSA感染症を発症する可能性は極めて低いが，うがいの励行を勧める．

(2) B型・C型肝炎ウイルス，HIV

- 血液媒介感染症であり，透析室においてはもっとも注意を払うべき感染症である．
- B型・C型肝炎ウイルスの新たな感染が起こっていないか，B型に対してはHBs抗原，HBs抗体の検査を，またC型に関してはHCV抗体検査を年2回以上定期的に行う．
- 検査結果は患者および家族に告知し，またスタッフに周知徹底させる．

- 原則として肝炎ウイルス陽性患者（キャリア）はベッドを固定し，スタッフはシフトごとに固定することが望ましい（図 12-2）．
- ［B型］患者の血液のみならず，体液（腹水，胸水，脊髄液，精液，腟分泌物など）からも感染する．
- ［B型］B型肝炎ウイルスは感染力が強く，特に HBe 抗原陽性血は感染力が強い．
- ［B型］HBs 抗原陽性者については HBe 抗原，HBe 抗体検査を行う．
- ［B型］HBs 抗原陽性者は，別室で隔離して透析を行う．スペースに余裕のない場合は，HBs 抗体陰性の患者と分離し距離をできる限り保つ．ベッドは HBs 抗原陽性の透析患者専用とし，スタッフも専任とすることが望ましい．
- ［B型］B型に関しては有効なワクチンがあるため，HBs 抗原陽性患者の配偶者や同居者で HBs 抗原，抗体陰性者に対してはワクチン接種を薦める．
- ［C型］HCV 抗体陽性者については HCV-RNA 検査を行う．
- ［C型］C型の感染力は，B型に比して 100 分の 1 ～ 10,000 分の 1 と低い．血液さえ気を付けていれば感染の危険性は少ない．
- ［C型］患者には日常生活での注意（月経時，鼻出血時，創傷形成時の対応）を教育する．
- ［C型・HIV］HCV と HIV/AIDS も原則としてベッド固定し院内感染には十分注意する．

（3）結核症

- 咳やくしゃみにより空気中に放出され結核菌を含んだ分泌物が感染源である（飛沫核感染）．
- 結核と診断されるまでが最も危険な感染源であり，早期発見，早期治療開始が重要である．抗結核療法が始まれば比較的すみやかに（2 ～ 3 週間）で感染源ではなくなる．
- 排菌のある患者は，隔離透析のできる施設に移送する．
- 転院先がみつからないときは，個室透析を行う．
- スタッフは微粒子用（N95 規格）のマスクおよびガウンを着用する．患者はサージカルマスクを着用する．
- 部屋の換気を頻回に行う（1 時間に 6 回程度）．
- 他の透析患者，スタッフへの対応（定期検査，化学療法剤の投与など）を十分に行う．

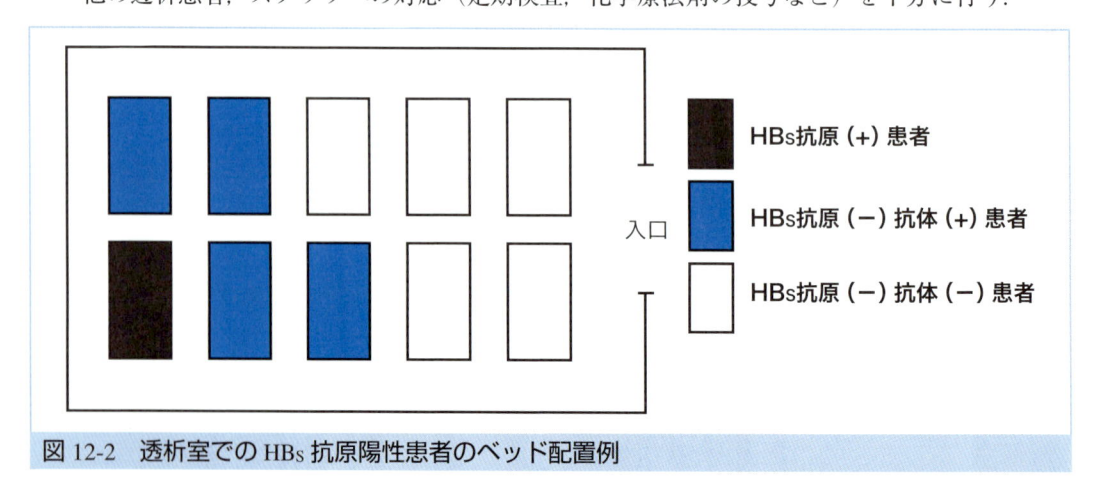

図 12-2 透析室での HBs 抗原陽性患者のベッド配置例

（4）インフルエンザ

- 飛沫直径5μm以上の飛沫により感染する（飛沫感染）．
- 飛沫が到達するのは約1mであり，スクリーンを置くことで遮断できる．
- 感染患者にはマスクを着用させる．
- 手指を介した接触感染もあるため，手洗いを実行させる．
- ワクチン接種が最も有効な予防手段であり，患者だけでなく家族，医療従事者も接種するべきである．

（5）カテーテル関連感染症

- 透析用カテーテル挿入前には，挿入部の汚れを取り除き，剃毛は実施しない．
- 鎖骨下静脈は感染リスクが他の部位より低く，固定が容易であるため，患者のADLが制限されないが，鎖骨下静脈狭窄といった問題がある．
- 内頸静脈は大腿静脈より感染性が低く，患者のADLの制限が少ないが，固定がしにくい．
- 大腿静脈はカテーテル固定が容易だが，他の部位より感染のリスクが大きく，ADLや保清が制限される．
- 挿入部の消毒には，10％ポピドンヨード，0.5％グルコン酸クロルヘキシジン，70％アルコールのいずれかを選択する．
- 透析カテーテル挿入時に，医師は帽子，ゴーグル，マスク，滅菌ガウン，滅菌手袋を着用し，大きな滅菌ドレープを使用し，マキシマム・バリアプリコーション（高度無菌遮断予防策）を実施する．

3）おわりに

　透析室における感染経路は一般病棟と異なるため，感染対策上の特殊性を理解したスタンダードプリコーションと感染症の特徴に合わせた予防対策が必要である．また，スタッフが透析患者の感染リスクを十分に理解し，院内感染防止のために各透析施設の実状に合わせた対策を実施していくことが重要と考える．

- 感染対策は知っていても，実行しなければダメという強い意志が必要．
- 常に新しい知見を基に柔軟に対応していく姿勢．

（島崎玲子）

■ 文　献

1) 秋葉　隆，厚生省厚生科学特別研究事業「透析医療における感染症の実態把握と予防策に関する研究班」：透析医療機関における標準的な透析操作と院内感染予防に関するマニュアル（三訂版）．2008
2) アメリカ合衆国国立疾病対策センター・インフェクションコントロール・透析ケア編：慢性血液透析患者における感染症のためのCDCガイドライン．矢野邦夫訳，メディカ出版，2001.
3) 矢野邦夫監：透析室の感染対策パーフェクトマニュアル．メディカ出版，2007．
4) 秋葉　隆編：透析室における感染予防・治療マニュアル．日本メディカルセンター，2005．

XIII 透析患者と社会保障

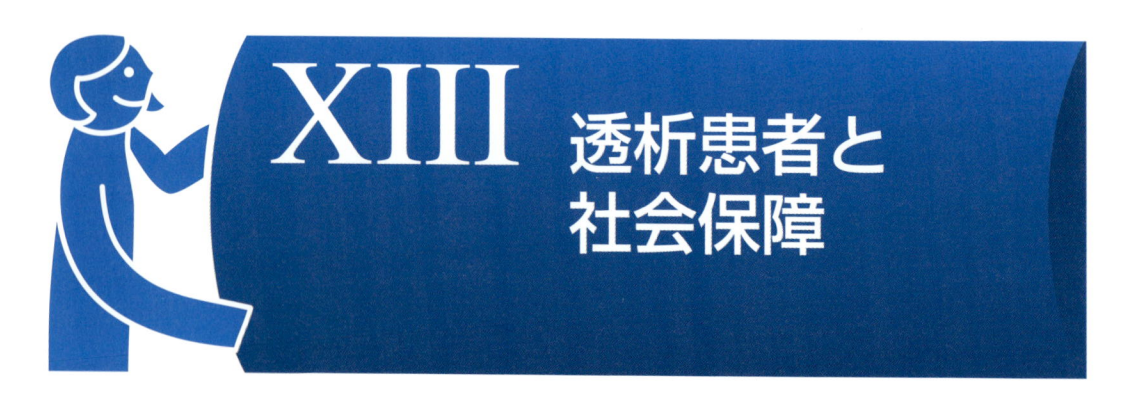

　透析治療は長期にわたり高額な医療費がかかり，患者の経済的不安は大きい．透析に携わる看護師は患者が透析治療を受けながらの生活を安定して送ることができるように，国や社会が所得や医療を保障し，社会サービスを給付する社会保障制度を活用できるようにすることが大切である．どのようなサービスがあるのか，各制度について述べる．

1) 医療費にかかわる保障

(1) 特定疾病療養受療証

　透析患者は，医療保険制度の「長期高額疾病患者」の対象となり，医療費の負担軽減制度が受けられる．これは，人工透析（腹膜透析を含む）が必要な慢性腎不全患者は，その治療に対する1カ月の医療費の自己負担限度額が，所得により月額10,000円または20,000円になるというものである．この制度を利用すれば，自己負担限度額を超えた医療費については全額が公費で負担される．制度の利用にあたり「特定疾病療養受療証」を取得しなけれならないので，忘れずに申請することが必要である．

❶ 自己負担限度額

　自己負担限度額は表13-1のようになる．

■ 表13-1 自己負担限度額

自己負担限度額	対象者
20,000円	人工透析を受けている70歳未満の上位所得者＊
10,000円	人工透析を受けている上位所得者以外の人
	人工透析を受けている70歳以上の人

＊上位所得者とは，国民健康保険年間所得（控除後）600万円を超える人，社会保険の人は標準報酬月額53万円以上の世帯を指す．
（東京女子医科大学病院医療社会福祉室「透析導入にあたって考えられる制度」より）

❷ 申請手続き方法

加入している健康保険によって窓口が違う．確認のうえ，窓口から特定疾病認定申請書，意見書を取り寄せる．

   ①必要書類 ⓐ 特定疾病認定申請書，意見書（決められた様式）
         ⓑ 保険証
         ⓒ その他，窓口より指示されたもの
  ②加入する健康保険の窓口から申請書類①を取り寄せる
         ↓
  ③ⓐの意見書欄を医師に記入してもらう
         ↓
  ④加入する健康保険窓口に提出
         ↓
  ⑤特定疾病療養受療証が発行される

❸ 注意事項

- 受療証は申請手続き後にすぐに発行され，申請をした月の1日から有効となるので，月末に透析導入した人は早急に手続きを行う必要がある．
- 入院時の食事療養費，室料などは自己負担となる．
- 更新の手続きは必要ない．
- 「勤務先が変わった」「退職した」「老人保険法医療受給者になった」など保険証が変わった場合は，そのつど申請する必要がある．

(2) 医療費助成制度

特定疾病療養受療証を取得したうえで発生した自己負担分の医療費を助成する特定疾病（難病）医療費助成，重度心身障害者（児）医療費助成などの制度がある．

各自治体により制度内容，手続き方法が異なる．

❶ 東京都の場合

特定疾病（難病）医療費助成の対象となるので，保健所などの窓口で特定疾病療養受療証を提示のうえ，申請を行う．

透析についての特定疾病（難病）医療費助成は，1カ月10,000円のため，特定疾病療養受療証の自己負担額が1カ月20,000円の人は，最終的に1カ月10,000円の自己負担が発生する．

❷ 他道府県の場合

重度心身障害者（児）医療費の助成は自治体により内容が異なるので，身体障害者手帳が交付されたときに窓口で確認する．

❸ 子ども（18歳未満）の場合

乳幼児医療費助成

義務教育就学前までの乳幼児の医療費を助成する制度．各自治体により所得制限や対象年齢に違いがあるので確認する必要がある．透析の有無は問わず，一般的な疾患も対象になる．申請窓口は各自治体の子ども担当課となる．

小児慢性特定疾患医療費助成

児童福祉法による．ネフローゼ症候群，慢性糸球体腎炎，IgA腎症，紫斑病性腎炎などが対象で，透析をしていなくても基準に該当していれば助成が受けられる．

透析導入している場合は，重症認定申請により各健康保険の自己負担分が全額助成される．

申請窓口は，各保健所，保健センターとなる．

2) 社会生活にかかわる保障

(1) 身体障害者手帳

身体障害者福祉法第15条により規定されたもので，各種社会福祉サービスを利用するうえでの証明書となる．都道府県知事の定める医師の診断書を添えて，その居住地の都道府県知事に身体障害者手帳の交付を申請することができる．

透析患者の場合，内部障害のなかの「腎臓機能の障害」として対象となる．腎機能障害は「1級，3級，4級」の3段階に区分されている．透析導入した人は，1級に該当する．また，透析導入していなくても，クレアチニン値や臨床症状，治療内容，日常生活の制限による分類に病状が該当すれば，3級または4級で身体障害者手帳の取得ができる．

申請窓口は各区市町村の役所（障害福祉課など）または福祉事務所となる．

受けられるサービスは自治体や障害の程度により異なるため，手帳が交付されたときに各自確認することが必要．

❶ 申請手続き方法

①住んでいる自治体の障害福祉課窓口で，申請書・診断書をもらう
↓
②診断書を指定医が作成する
↓
③障害福祉課窓口へ診断書，申請書，顔写真，印鑑を持参して申請する
↓
1～2カ月後，身体障害者手帳が交付される

❷ **利用できる主なサービス**

・日常生活用具の給付，補装具の交付（車椅子，義肢，装具など）．
　＊腹膜透析で使用する透析液加温器が日常生活用具の給付として利用できる．身体障害者手帳の腎機能障害3級以上で，連続携行式腹膜透析（CAPD）による透析療法を行う患者は利用できるが，所得に応じて負担がある．
・医療費の助成（重度心身障害医療費助成制度・自立支援医療の給付など）．
・所得税，地方税，自動車税の減免．
・ホームヘルパーの派遣，デイサービス事業，短期入所事業，配食サービス
・人工透析患者交通費助成または重度障害者タクシー料金助成
・JRでは障害者単独または介護者ともに運賃が割引となる．
　　私鉄各社，路線バス，タクシー，航空会社，有料道路なども，それぞれの会社で割引の制度を定めているので，窓口で確認する．
・NHK放送受信料，携帯電話料金の割引，駐車禁止規制の適応除外など
・国都道府県立博物館や美術館，劇場，動物園などの公共施設の入場料が免除または割引．

(2) 介護保険

　介護保険法にもとづき，40歳以上を対象に徴収した保険料と税を財源に提供されている．65歳以上の人，あるいは40～64歳で，糖尿病性神経障害，糖尿病性腎症および糖尿病性網膜症，閉塞性動脈硬化症，脳血管疾患など16の疾患により要介護状態となった人は介護保険を申請することができる．

　要支援あるいは要介護と認定されると，介護保険制度を利用できる．要支援と認定された場合は予防給付が，要介護と認定された場合は介護給付が受けられ，それぞれの限度額の範囲内でのサービスが利用でき，利用者はその1割を自己負担する．限度額を超えた分は保険が適用されず自費となる（表13-2）．

　利用できる主なサービスとしては，ホームヘルパーの派遣や訪問看護，通院介助などがある．利用者はサービスを提供してくれる事業者を探さなければならないが，手続きやサービスの手配は介護支援専門員（ケアマネジャー）に代行してもらうこともできる．

■ 表13-2　1カ月のサービス利用限度（2008年度）

介護予防サービスの利用限度	
要支援1	4,970単位
要支援2	10,400単位

介護サービスの利用限度	
要介護1	16,580単位
要介護2	19,480単位
要介護3	26,750単位
要介護4	30,600単位
要介護5	35,830単位

※1単位は，地域やサービスによって異なり，10.00円～10.72円になる．

❶ 介護保険利用までの流れ
　①申請：各市区町村の介護保険課，あるいは地域包括支援センター
　　↓
　②訪問調査，主治医が意見書作成
　　↓
　③介護認定審査会による審査判定（一時判定，二次判定）
　　↓
　④認定結果の通知（原則30日以内）
　　↓
　⑤サービス計画の作成
　　↓
　⑥サービスの利用

3）事例：社会保障制度の活用で退院し，外来通院透析の継続が可能となった透析患者

> 81歳，女性．慢性糸球体腎炎，独居．夫の他界後，近くに住む娘が患者の様子を気にかけ，食事の支度や洗濯など家事の援助をしていた．患者のADLは，食事やトイレ，更衣，入浴は自力で行うことができ，杖歩行で近所に買い物にも行っていた．
> 2年前より腎機能低下を認め，腎不全保存期外来に定期的に受診し，血液透析の計画的導入に向け，内シャントの作成をしていた．その折に自宅で転倒し，右大腿骨頸部骨折のため入院し，人工骨頭置換術を受けた．その際，週3回の血液透析を開始した．

看護問題として次のことが指摘できる．
＃入院中の筋力低下により退院後自力で日常生活を営むことができない．また通院透析の継続が困難となる可能性がある．

術後1週間目よりリハビリテーションセンターで非透析日にリハビリを開始した．透析中はベッド上で行える体操を透析室看護師の見守りのもと行った．病室でも病棟看護師の声かけで毎日体操を続けた．患者からは「足に全然力が入らないの．がんばってリハビリしないと歩けなくなっちゃうわね」という言葉が聞かれた．

入院中は娘が毎日面会に来ていたので，その時間帯に合わせて透析室看護師が訪室した．その際患者と娘に透析の仕組みや退院後の生活について説明を行った．娘からは退院後週3回透析に通わなければならないが，同居ではないため自分が支援できることには限界があり，また入院前と比べ身体が動かせなくなってきているので，母の生活が心配，という言葉が聞かれた．透析室看護師はそれを主治医に伝え，患者，娘の希望もあり，術後1週間目に医療ソーシャルワーカーに面談を依頼した．医療ソーシャルワーカーは患者と娘に，利用可能な社会保障制度の情報

を提供した．こうして血液透析導入に伴う特定疾病療養受領証の申請，身体障害者福祉手帳（腎機能障害1級，肢体不自由障害4級）の申請，東京都独自の制度として難病医療費助成（慢性腎不全）の申請，介護保険制度の申請手続きが娘より行われた．

術後1カ月半が経ち，リハビリも順調に進み歩行器での歩行ができるようになり，透析治療も安定してきたので，退院に向けて患者，娘，主治医，医療ソーシャルワーカーが話し合いの場を持ち，そこに透析室看護師，病棟看護師が同席した．患者からは歩行が不安定なうえ，特に透析後は立ち上がる際にめまいやふらつきがあるので転んだりしないか不安があるという言葉が聞かれた．それに対し医療ソーシャルワーカーは，家の中に手すりを取り付ける工事をした場合，費用は介護保険制度の住宅改修の適用となり助成されることを説明した．また患者が透析施設へ通院する際の介助として，介護保険制度の通院介助が利用できることも説明した．娘は，手すりとりつけ工事費の補助と，通院介助の申請を行った．

こうしたなかで患者も次第に退院を現実のものとして受け止めるようになり，術後2カ月目に退院した．現在は，介護保険制度の通院介助を利用しながら自宅近くの透析施設へ通院している．

4）経済問題にかかわる支援

(1) 傷病手当金

病気やケガにより仕事を休み，事業主から十分な報酬が受けられない場合に，健康保険から所得補償として支給される．

支給額は，標準報酬日額の3分の2に相当する額で，支給期間は1年6カ月である．申請窓口は社会保険事務所や，会社の担当部署となる．

(2) 障害年金

障害年金とは，老齢年金を受ける前に病気やけがのために一定の傷害状態になったときに受け取ることができる年金である．障害の原因となった疾病，障害の初診日において加入している公的年金制度（国民年金，厚生年金，共済年金）により，国民年金からは障害基礎年金が厚生年金保険や共済年金からは障害厚生年金，障害共済年金や障害手当金（一時金）を受けられる．

透析導入から3カ月目（障害認定日）より，2級の障害年金の裁定請求をすることができる．この等級は身体障害者手帳の等級とは異なる．受給要件として以下のことを満たしていれば，初診時に加入していた年金を障害年金として受け取ることができる．

申請窓口は自治体の国民年金課，あるいは社会保険事務所となる．

〈障害年金の受給要件〉
- ・公的年金（国民年金，厚生年金，共済年金）加入中に初診日がある病気，けがのため，障害年金の等級表に該当した場合．20歳前に初診がある場合は20歳になったら申請できる．ただし，その際は所得制限がある．また，初診日に年金保険料が未納である場合は申請できない．

糖尿病性腎症の場合は，初めて糖尿病で受診した日が初診日となる．
・初診日前の年金加入期間3分の2以上の保険料を納めていること．
・初診日から1年6カ月を経過した日（障害認定日）の状態が，障害年金の基準に該当していること．

透析患者の場合，透析導入から3カ月後と，初診日から1年6カ月後を経過した日のどちらかを比べて，より早い日で申請することができる．

5）おわりに

社会資源を活用するためには，患者本人が申請をしなければならず，各制度はそれぞれ申請窓口や手続きの方法が異なり，煩雑である．このため申請にあたっての準備や具体的な方法に関してはソーシャルワーカーの助けを必要とする場面が多い．看護師としては，日頃から接している透析患者個々の身体面，精神面および社会生活面に関心を注ぎ，目の前の患者がどのような支援を必要としているのかをとらえたうえで，患者本人とソーシャルワーカーに情報を提供し，両者の橋渡しとなることが期待される．

一方，ソーシャルワーカーのいない施設も少なくないので，看護師も年々改定される医療保険制度や社会保障制度の最新情報に関心を寄せ，患者に正確な情報提供ができるように知識を備えておく必要がある．

（戸田さやか）

■文　献
1) 東京女子医大病院医療社会福祉室：透析導入にあたって考えられる制度．pp1-6, 2006.
2) NPO法人日本ソーシャルワーク研究会，村上須賀子・佐々木哲二郎編：医療福祉総合ガイドブック2008年度版．pp58, 108-109, 132, 医学書院，2008.
3) 飯田喜俊・秋葉　隆編：透析療法パーフェクトガイド．pp322-328, 医歯薬出版，2007.
4) 磯部亜紀子：さまざまな社会資源についての知識を得よう．透析ケア（夏季増刊），166：288-295, 2007.
5) 社会保険庁ホームページ．http://www.sia.go.jp
6) 社団法人全国腎臓病協議会：腎臓病患者の社会保障ガイド．2007.
7) 水附裕子・大坪みはる監：透析看護 QUESTION BOX3 患者をサポートする法律と制度の活用．中山書店，2007.

資料 認定制度

● はじめに

透析看護を取り巻く社会現況として，医療に対するニーズがますます増大しており，有能な人材である専門性をもった看護師が求められている．

透析分野認定看護師は特化したスキルをより詳細に習得すること，透析療法指導看護師は求められる透析看護の質の向上に対して早急に対応すること，また，透析療法技術認定士は医療機器に関連した技術の向上や評価を担うこと，を主な責務としてこれら3つの制度がある．

● 1 日本看護協会認定看護師 透析看護分野

日本看護協会は，特定の看護分野において，特化したスキル（体外循環における看護技術，生活の調整に向けた援助技術）をより詳細に習得することにより熟練した看護技術と知識を用い，水準の高い看護実践ができる認定看護師を社会に送り出し，看護現場における看護ケアの広がりと質の向上を図るため，1996年に発足し，日本看護協会認定看護師規則により認定看護師を認定するとともに，制度の実施に必要な事業を行っている．透析看護の分野では，2004年10月から認定看護師の教育が実施されている．

(1) 透析看護認定看護師とは

認定看護師には「実践」「指導」「相談」の3つの役割があり，以下の通りとなっている．
実践：透析看護において，個人，家族および集団に対して，熟練した看護技術を用いて水準の高い看護を実践する．
指導：透析看護において，看護実践をとおして看護者に対し指導を行う．
相談：透析看護において，看護者に対しコンサルテーションを行う．

透析看護分野では，末期腎不全患者や患者や家族，集団に対し，科学的根拠にもとづいた専門知識と熟練した看護技術を用いて個別的ケアと教育，および自己決定の支援を行うとともに，水準の高い安全・安楽な透析治療の管理を実践し，透析看護の質を向上させることである．

(2) 透析認定看護看護師の認定審査受験資格

認定審査で求められる条件は次の通りである．
① 日本国の保健師，助産師，看護師のいずれかの免許を有していること．
② 保健師，助産師，看護師の資格取得後，実務研修が通算5年以上であり，そのうち3年以上は透析看護分野の実務研修をしていること．
③ 日本看護協会が認定した「認定看護師教育課程」を修了していること．または，外国で上記と同等と認められる教育を終了していること．

(3) 認定の更新

認定看護師のレベル保持のため，認定更新制を施行する．本会の認定を受けた認定看護師は，認定を受けてから5年ごとにこれを更新しなければならない．

認定更新申請者の資格
① 日本国の保健師，助産師および看護師のいずれかの免許を有すること
② 申請時において，認定看護師であること
③ 申請時において，過去5年間に細則に定める看護実践や自己研鑽の実績があること
④ 看護実践時間が2,000時間以上に達していること
⑤ 制度委員会が認めた学会および研究会などへの参加や発表，または雑誌発表等自己研鑽の実績が規定の内容で50点以上に達していること

※詳細は，日本看護協会公式ホームページの「資格認定制度―認定看護師」を参照のこと

■ 文 献

1) 斉藤しのぶ：腎不全医療に携わる看護職の能力評価と継続教育，看護師に対する継続教育の課題．日本看護協会が認定する認定看護師の養成，臨床透析，23(3)：311-315，2007．
2) 斉藤しのぶ：透析看護の資格制度，認定看護師制度と教育．日本腎不全看護学会誌，7 (1)：30-32，2005．
3) 日本看護協会：http://www.nurse.or.jp
4) 東京女子医科大学看護学部認定看護師教育センター：学習要項・学生便覧透析看護分野 2009．

● 25 学会合同認定 透析療法指導看護師

透析看護における社会現況は，より質の高い看護実践が求められるとともに，患者の安全・安楽の維持と，各施設における看護の質の底上げが早急に必要とされている．このように臨床看護の場で質を向上させるためには，主体的に取り組める専門性をもった人材の育成が不可欠である．看護実践を行ううえで，専門知識，技術を基盤に指導力や患者の生活調整能力など，求められる透析看護の質の向上に対し早急に対応するエキスパートナースへの期待が持たれていることから，2004年に日本腎不全看護学会を中心として，日本透析医学会，日本腎臓学会，日本移植学会，日本泌尿器科学会による5学会認定資格「透析療法指導看護師」が発足された．

（1）透析療法指導看護師とは

日本腎不全看護学会では，透析療法指導看護師に期待する能力として次の5項目を掲げている．
① 透析療法における個別的ケアの実践と評価ができる．
② 腎不全療法に関する知識と技術を知り，安全で安楽な治療環境を提供できる．
③ 患者の長期療養生活を効果的に支援できる．
④ 実践的モデルを示すことによって，医療チームに対して指導ができる．
⑤ 臨床での透析看護における質の向上に主体的に取り組める．

（2）透析療法指導看護師の認定審査受験資格

認定審査で求められる条件は次の通りである
① 日本国の看護師の免許を有している．
② 日本腎不全看護学会正会員歴が通算3年以上であること
③ 腎不全看護領域での実務経験が通算3年以上であること
④ 看護実務経験が通算5年以上であること
　※腎不全看護領域実務経験3年以上を含む．
⑤ 透析領域（血液透析・腹膜透析）実践報告を3例提出すること
⑥ 受験資格ポイントが30ポイント以上取得できていること

（3）認定の更新

認定更新申請者の資格

認定更新申請者の資格は次の通りである．
① 日本国の看護師の免許を有する．
② 申請時に日本腎不全看護学会の正会員で，認定透析療法指導看護師である．
③ 認定期間の5年間に，通算3年以上病院，クリニック，保健所等の施設で透析患者の療養指導業務に従事している（常勤・非常勤の別は問わない）．
④ 申請時において，過去5年間に規定された看護実践や自己研鑽の実績がある．
⑤ 更新申請者は，細則に定める申請書類を更新診査料とともに本会に提出する．その他，更新認定者は登録料を要する．

申請書類など

① 認定取得後5年間に規定の研修等を受講したことを証明するもの
　・学会が認めた研修会，学会への参加や発表，雑誌掲載論文など自己研鑽の実績が規定の内容で70ポイント以上に達していること
② 認定取得後5年間の実績として，透析療法指導事例5症例を提出．ただし，以下の課題にそった事例を提出すること
　・事例に対する看護過程展開とその評価：2事例
　・透析関連の医療技術に対する問題と対策，改善について：1事例
　・教育・指導・管理など指導的役割に関する活動報告：1事例

④ 資格取得後5年間における学会や社会への貢献度報告：1事例
　※詳細は，日本腎不全看護学会公式ホームページの「透析療法指導看護師」を参照のこと

■ 文　献
1) 水附裕子：透析看護の資格制度．透析療法指導看護師誕生．日本腎不全看護学会誌，7(1)：26-29,2005．
2) 水附裕子：腎不全医療に携わる看護職の能力評価と継続教育．看護師に対する継続教育の課題 5 学会認定透析療法指導看護師，臨床透析，23(3)：317-322，2007．
3) 腎不全看護学会：http://www11.ocn.ne.jp~jann1/

3 透析技術認定士

　透析医療に従事する臨床工学技士，看護師，准看護師を対象とした，学会認定の専門資格である．医療機器や医療技術の高度化に伴い，臨床工学技術面における質の向上とその評価など，新しい医療機器に関連した医療技術を学習する生涯教育の意味も兼ね備え，日本腎臓学会，日本泌尿器科学会，日本人工臓器学会，日本移植学会，日本透析医学会から選出された委員により構成されている透析療法合同専門委員会が認定する．

(1) 透析技術認定士の認定審査受験資格

　認定審査で求められる条件は次の通りである．
① 透析療法合同専門委員会の資格審査基準を満たした者
② 同委員会が実施する4日間の講習を終了した者（受講年度を含む4年間受験資格あり）

(2) 認定の更新

　認定の更新はない．
　※詳細は，透析療法合同専門委員会事務局に問い合わせのこと．

（伊東久美子）

■ 文　献
1) 透析療法合同専門委員会編：血液浄化療法ハンドブック．改訂第3版，p11-21，協同医書出版社，2004．

索引

■あ
足関節-上腕血圧比　191
アミロイド　200
アミロイドタンパク　200
アルガトロバン　90
アルドステロン　10
アルブミン　212, 213
アルブミン尿　13
維持期の看護　34
移植希望者　176
異所性石灰化　60, 194, 195, 197
一時離脱　132
溢水症状　38, 40
医療費助成制度　225
医療保険制度　184
インクルメンタル PD　136
インタクト副甲状腺ホルモン　215
インフォームドコンセント　176
インフルエンザ　223
うっ血性心不全　188
栄養　36, 45
エネルギー必要量　83
エピネフリン　10
エリスロポエチン　9, 185
遠位尿細管　6, 9
塩酸セベラマー　61
塩分
　　── の過剰摂取　52
塩分摂取量　81

■か
介護保険　22, 75, 227
外部カフ　141
拡散　87, 136
火災　126
家族関係のアセスメント　73
家族支援　28, 73
下大静脈径　213
活性型ビタミン D3　10
合併症　34, 35, 39, 44, 104, 158, 185
カテーテル　141
カテーテル関連感染症　223
カテーテル固定方法　153
加熱滅菌方式　141
カリウム　56, 83, 214
　　── の高い患者の看護　56
カリウム体内分布異常　56
カリウム上昇　57
カルシウム　83, 215
肝炎ウイルス　221

環境整備　146
間欠性跛行　192
患者教育　22, 24
患者の状態把握　90
患者把握　26, 27
感染症　217
冠動脈バイパス術　192
凝血　119
虚血性心疾患　190
虚血性腸炎　208
起立性低血圧　115
切り離し操作　149
近位尿細管　6
緊急時カード　128
緊急導入　29
均等除水　93
空気誤入　120
クレアチニン　211, 214
クレアチニン低値　38
クロール　214
計画導入　29
経カテーテル感染　162
継続支援　26
経皮的冠動脈インターベンション　192
経皮的血管形成術　118
血圧　36, 104, 107
血圧低下　53
血液型不適合　182
血液検査値異常　194
血液浄化療法　4
血液透析　1, 20, 86
血液透析効率　210
血液透析濾過　88
血液濾過　88
結核症　222
血管極　6
血管内皮障害　11
血漿交換　182
血栓溶解療法　192
血中尿素窒素　211
血糖コントロール　39, 52
血流不良　117
限外濾過　87
検査データ　36
原疾患　12
献腎移植　20
高 Cl 血症　214
高 K 血症　214
高 Na 血症　214

高 P 血症　60
抗凝固薬　67, 90
高血圧の治療　16
高コレステロール血症　38
恒常性　7
高浸透圧血症　56
更生医療　184
後天性腎疾患　48
高拍出性心不全　96
抗利尿ホルモン　10
高齢透析患者の看護　44
骨代謝　214
骨代謝異常　194
骨代謝障害　61
骨ミネラル代謝異常　194

■さ
災害時の対応　125
細菌性腹膜炎　162
細胞破壊　56
酢酸カルシウム　61
酢酸不耐症　105
残存腎機能　137
紫外線殺菌方式　141
糸球体　6, 9
糸球体濾過量　9, 10
糸球体高血圧　38
止血方法　113
自己管理　4, 34, 52, 73, 79, 181
自己管理支援　79
脂質異常症の治療　17
地震　127
持続携帯式服膜透析　136
失血　122
至適透析　35
自動接続方式　141
自動腹膜灌流装置　142, 144
自動腹膜透析　136
社会資源　22, 77
社会保障　224
シャワー浴　154
シャント　36, 93
　　── の合併症　96
シャント音　94
シャント管理　85
シャント狭窄　96
シャントトラブル　39, 109
シャント閉塞　95, 96
シャント感染　97
手根管症候群　200

手術　66
手術合併症　66
出血性合併症　67
手動接続方式　141
受容　31, 34, 63
障害年金　229
消化管出血　208
常染色体優性遺伝多発性嚢胞腎　14, 108
常染色体劣性遺伝多発性嚢胞腎　14
小児透析患者の看護　48
小児慢性特定疾患医療費助成　226
傷病手当金　229
情報収集　26
情報提供　25, 27
静脈圧・透析液圧上昇　118
静脈高血圧　96
食塩摂取量　173
食事管理　82, 173
食事指導　40
食事療法　15, 82, 87
除水誤差　100
除水設定・入力ミス　123
除水量　92
腎移植　4, 20, 49, 175
腎移植数　21
心胸比　212
神経障害　201
心血管系合併症　11, 38, 45, 49
心血管疾患　1, 11
心血管障害　190
腎硬化症　190, 14
人工血管　22
腎小体　6
腎静脈　6
腎性骨異栄養症　50
腎性貧血　185
腎臓の構造　6
身体障害者手帳　226
腎代替療法　20
浸透圧　136
腎動脈　6
腎排泄機能低下　60
心不全　53, 81
腎門　6
推定 GFR　189
スタンダードプリコーション　89, 217
スチール症候群　96
スリル　94
生活習慣　15
清潔操作　141
生体腎移植　20, 175
赤血球造血刺激因子製剤　185
接続操作　147
線維性骨炎　195

穿刺方法　97
先天性腎疾患　48
先天性ネフローゼ症候群　48
巣状分節性糸球体硬化症　48
総摂取エネルギー量　173
総タンパク　212, 213

■た
体液バランス異常　172
体液量依存性高血圧　107
体外限外濾過　88
代謝　7
代謝性アシドーシス　56
体重　36
体重管理　81
体重増加の多い患者の看護　52
体重測定　89
大腸憩室　208
ダウングロース　153
多発性嚢胞腎　14
段階的腹膜透析導入法　24
炭酸カルシウム　61
タンパク
タンパク異化亢進　82
タンパク制限　16
タンパク摂取量　83
タンパク尿　38
注液操作　149
超音波検査　213
長期高額疾病患者　224
長期留置カテーテル　22
手洗い　146
低・異形成腎　48
低 Cl 血症　214
低 K 血症　214
低 Na 血症　214
低栄養　49, 82
低血圧　104
低タンパク血症　38, 40, 213
低タンパク食　16
停電　125
ティネルサイン陽性　201
低分子ヘパリン　90
適正透析　171
適正透析所見　171
出口部・トンネル感染　161
出口部感染　152
出口部ケア　152
出口部洗浄　155
電解質　214
透析アミロイドーシス　200, 208, 215
透析液濃度異常　100, 121
透析合併症　100
透析看護認定看護師　231
透析患者の手術時の看護　66
透析技術認定士　234

透析後の看護　115
透析困難症　39
透析終了操作　112
透析条件　89
透析中の看護　100
透析中の血圧低下　45
透析導入　29
透析導入基準　30
透析導入する時期　19
透析療法指導看護師　232
透析療法選択への援助　20
導入期の看護　29
糖尿病性壊疽　41
糖尿病性自律神経障害　39
糖尿病性腎症　1, 12, 38
糖尿病性腎症生活指導基準　12
糖尿病透析患者の看護　38
糖尿病の治療　17
動脈硬化　11, 190
特殊血液浄化法　182
特定疾病療養受領証　224
特定疾病療養費制度　184
ドナー　177
ドライウェイト　52, 81, 91, 212
トラブルと事故・医療過誤　117
トンネル感染　153

■な
内シャント　21
内部カフ　141
内服状況　36
内服療法　82
ナトリウム　214
二次性副甲状腺機能亢進症　60, 100
二重膜濾過法　182
乳幼児医療費助成　225
入浴　155
ニューロパチー　201
尿管　6
尿素除去量　211
尿タンパクの減少　16
尿中微量アルブミンの減少　16
尿道　6
尿毒症症状　211
尿毒症毒素の治療　17
ネフローゼ症候群　38, 40
ネフロン　6
脳血管障害　190

■は
排液操作　147
廃棄方法　145
肺水腫　188
肺内石灰化　197
破壊性脊椎関節症　202
バスキュラーアクセス　21, 66, 93

索引

バソプレッシン 10
バッグ交換 140, 146, 147
ばね指 201
ピア・グループ 178
ヒト心房性ナトリウム利尿ペプチド 212
被囊性腹膜硬化症 137, 169
皮膚乾燥 100
皮膚の合併症 97
非分画ヘパリン 90
病期分類 11
表在化動脈 21
標準化透析量 210
標準タンパク異化率 211
標準予防対策法 217
ピローの状態 118
貧血の治療 17
ファーレンテスト陽性 201
不均衡症候群 30, 33, 104
副甲状腺ホルモン 10
腹痛 108
腹膜炎 23, 146, 153
腹膜機能低下 167
腹膜透析 1, 20, 135
　　　 に伴う合併症 158
腹膜透析カテーテル 23
腹膜透析システム 140
腹膜平衡試験 167
腹膜用カテーテル 140
服薬管理 84
不整脈 56, 107
フットケア 41
プライミング 148
プログラム除水 93
プロスタグランジン 10
閉塞性動脈硬化症 190
ヘパリン 67
ヘマトクリット 212
便秘 205
弁膜の石灰化 197
ヘンレ係蹄 6, 9
傍カテーテル感染 160
膀胱 6
傍糸球体 6, 9
ボーマン囊 6
保存期腎不全 15
保存期腎不全患者への看護 18

ボタンホール穿刺 99
ホメオスターシス 7

■ま
麻酔 67
末期腎不全 1, 10
慢性糸球体腎炎 1, 14
慢性腎臓病 6, 10
メシル酸ナファモスタット 67, 90
メチシリン耐性黄色ブドウ球菌 221
免疫抑制剤 178

■や
薬物療法 87
輸出細動脈 6
輸入細動脈 6

■ら
瘤の形成 96
療法選択 25
リン 60, 215
　　　 の高い患者の看護 60
リン含有食品 60
リン吸着薬 60
レシピエント 176, 177
　　　 の適応 178
レニン 9
レニン依存性高血圧 107
濾過 9

■欧文索引
ABI 191
ADPKD 14, 108
AFBF 105
APD 23, 136, 142, 144
ARPKD 14
ASO 190
BUN 211, 214
CABG 192
CAPD 23, 136
CaとPの積 60
CCPD 143
CKD 10
CKD-MBD 194
CKDの病気分類 11
CRA症候群 186

CTR 242
CTS 200
CVD 1, 11
DFPP 182
DN 12
DW 52, 91, 212
ECUM 88
eGFR 189
EPO 185
EPO 10
EPS 137, 169
ESA 185
ESA療法低反応性 186
ESKD 1, 10
GFR 10
hANP 212
HbA1c 40
HD 87
HD 88
HDF 88
HF 88
IgA腎症 14
Intact(I)-PTH 195
IVC 213
K含有薬剤 56
K上昇を引き起こす薬剤 56
Kt/V 210
MRSA 221
ND 38
nPCR 211, 214
NPD 143
PCI 192
PD 135
PE 182
PET 167
PG 10
plasma refilling 39, 53, 92, 115
plasma refilling不全 93
PTA 118
P制限食 61
SMAP法 24
t-PA療法 192
TPD 143
UPR 211
β_2ミクログロブリン 215

ナーシング・プロフェッション・シリーズ
腎不全・透析看護の実践　　　　　　　　ISBN978-4-263-23785-4

2010年11月20日　第1版第1刷発行

　　　　　編　者　松　岡　由美子
　　　　　　　　　梅　村　美代志
　　　　　発行者　大　畑　秀　穂
　　　　　発行所　医歯薬出版株式会社
　　　　　〒113-8612　東京都文京区本駒込 1-7-10
　　　　　TEL.（03）5395-7618（編集）・7616（販売）
　　　　　FAX.（03）5395-7609（編集）・8563（販売）
　　　　　　　　　　　http://www.ishiyaku.co.jp/
　　　　　　　　　　　郵便振替番号　00190-5-13816

乱丁，落丁の際はお取り替えいたします　　印刷・三報社印刷／製本・愛千製本所
Ⓒ Ishiyaku Publishers, Inc., 2010. Printed in Japan

本書の複製権・翻訳権・上映権・譲渡権・貸与権・公衆送信権（送信可能化権を含む）は，医歯薬出版㈱が保有します．
JCOPY ＜（社）出版者著作権管理機構 委託出版物＞
本書の無断複写は，著作権法上での例外を除き禁じられています．複写される場合は，そのつど事前に（社）出版者著作権管理機構（電話 03-3513-6969，FAX 03-3513-6979，e-mail：info@jcopy.or.jp）の許諾を得てください．

医歯薬出版 の 腎・透析 関連書

知りたいことがよくわかる
糖尿病性腎症教室 第2版

[編] 羽田勝計・飯田喜俊

■B5判 254頁 定価3,675円（本体3,500円 税5%） ISBN978-4-263-70582-7
糖尿病の新基準をいち早く収載し，新知見，新治療法，新データなどを盛り込んだ全面改訂版．
看護師・管理栄養士・糖尿病療養指導士などの医療スタッフが，最善の治療やケアを実行できるようにわかりやすく具体的に解説．

知りたいことがよくわかる
腎臓病教室 第3版

[編著] 中尾俊之

■B5判 224頁 定価3,150円（本体3,000円 税5%） ISBN978-4-263-70567-4
腎臓病の専門病院で行われている医療を具体的に解説．個々の腎臓病や治療法の説明だけではなく，患者さんが病院を受診した場合にどのような手順で診療が行われるのかという点もわかりやすく紹介．

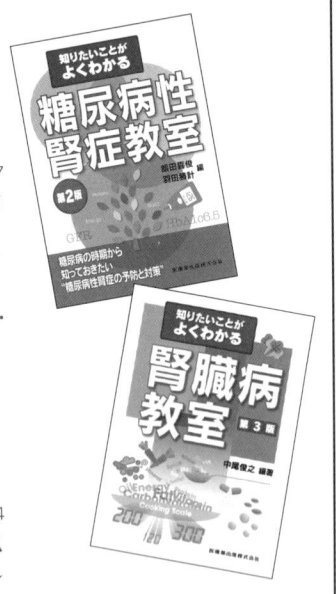

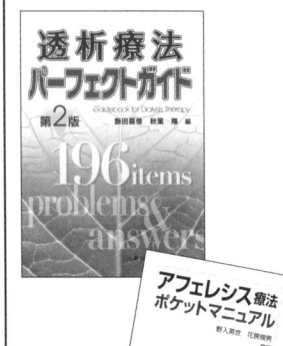

透析療法パーフェクトガイド 第2版

[編] 飯田喜俊・秋葉 隆

■B6判 416頁 定価3,990円（本体3,800円 税5%） ISBN978-4-263-70580-3
透析スタッフの"問題解決と実践に役立つ"最良のガイドブック！
「CKD診療ガイド2009」をはじめ，各種ガイドラインや用語集に準拠させた最新版．

アフェレシス療法ポケットマニュアル

[編著] 野入英世・花房規男

■新書判 304頁 定価3,360円（本体3,200円 税5%） ISBN978-4-263-20669-0
東大病院血液浄化療法部の治療プロトコルを分かりやすく解説．
アフェレシス療法のレベルアップに役立つコンパクトな実践マニュアル！

腎臓病 ポケットマニュアル

[監修] 出浦照國　[編集代表] 吉村吾志夫

■A6判変 352頁 定価4,200円（本体4,000円 税5%） ISBN978-4-263-73117-8
各種ガイドラインに即したマニュアル書．一歩踏み込んだ情報や技法を，直ちに調べることが可能．極めて多様な患者さんと病態に対し，適切・緻密に対処するために！

医歯薬出版株式会社 〒113-8612 東京都文京区本駒込1-7-10　TEL.03-5395-7610　FAX.03-5395-7611　http://www.ishiyaku.co.jp/